Carl-Auer

Jan Weinhold/Annette Bornhäuser
Christina Hunger/Jochen Schweitzer

Dreierlei Wirksamkeit

Die Heidelberger Studie zu Systemaufstellungen

Unter Mitarbeit von Andreas Reinhard,
Leoni Link, Julia Thom, Jelena Zwingmann,
Julia-Elisabeth Wolff, Julia Knierim, Theresa Koch,
Diana Drexler und Gunthard Weber

2014

Umschlaggestaltung: Uwe Göbel
Umschlagmotiv: Ausschnitt aus »Flight«, Celia Borg Cardona und Francesca Balzan
Fiberglas, Edelstahl, Licht (3m x 4m x 2m)
Installation auf dem Malta International Airport
Umschlagfoto: Beate Ch. Ulrich
Satz: Drißner-Design u. DTP, Meßstetten
Printed in Germany
Druck und Bindung: Freiburger Graphische Betriebe, www.fgb.de

Erste Auflage, 2014
ISBN 978-3-8497-0047-8

Bibliografische Information der Deutschen Nationalbibliothek:
Die Deutsche Nationalbibliothek verzeichnet diese Publikation
in der Deutschen Nationalbibliografie; detaillierte bibliografische
Daten sind im Internet über http://dnb.d-nb.de abrufbar.

Informationen zu unserem gesamten Programm, unseren Autoren
und zum Verlag finden Sie unter: www.carl-auer.de.

Wenn Sie Interesse an unseren monatlichen Nachrichten aus der Vangerowstraße haben,
können Sie unter http://www.carl-auer.de/newsletter den Newsletter abonnieren.

Carl-Auer Verlag GmbH
Vangerowstraße 14
69115 Heidelberg
Tel. 0 62 21-64 38 0
Fax 0 62 21-64 38 22
info@carl-auer.de

Inhalt

1 Wozu diese Studie und wozu dieses Buch?

Jochen Schweitzer, Annette Bornhäuser, Christina Hunger und Jan Weinhold

Wenige Innovationen in Beratung und Psychotherapie haben derart viele Kontroversen ausgelöst wie die Aufstellungsarbeit in der von Bert Hellinger begründeten und vertretenen Form (Hellinger 1995; Weber 1993). Ihre Befürworter verweisen auf intensive heilsame Einsichten, auf das Spürbar- und Erlebbarmachen komplexer Beziehungsphänomene sowie auf die Zugänglichkeit von weit zurückliegenden und nicht mehr explizit erinnerten Familiendynamiken (z. B. Schneider 2006). Ihre Kritiker verweisen auf doktrinäre Haltungen von Bert Hellinger, auf eine autoritäre Selbstpositionierung von Aufstellungsleitern, auf zu große und zu öffentliche Veranstaltungen mit zu wenig kontinuierlicher Nachbegleitung und auf einzelne Tragödien nach Aufstellungsseminaren (z. B. Dierbach 2010; Haas 2009). Diese Kontroversen durchzogen lange und durchziehen teilweise noch heute auch die systemtherapeutische Gemeinschaft. Deren Fachgesellschaften DGSF (2003) und SG (2004) distanzierten sich in öffentlichen Erklärungen von großen Teilen der Aufstellungsarbeit in der von Hellinger bekannt gemachten Form.

20 Jahre nach Erscheinen des Buches »Zweierlei Glück« (Weber 1993), mit dem die Aufstellungsarbeit umfänglich öffentlich bekannt wurde, und nachdem die Kontroverse vielerorts wieder abgeflaut ist, scheint es uns nun ein guter Zeitpunkt zu sein, die Wirksamkeit der Methode empirisch zu erforschen. Damit streben wir an, zumindest eine der teils klinisch-therapeutischen, teils weltanschaulichen Kontroversen, nämlich die über potenziell gute oder schlechte Wirkungen der Methode, mit einer etablierten wissenschaftlich-rationalen Forschungsmethode einer Klärung näherzubringen. Unabhängig von den emotional aufgeladenen Auseinandersetzungen um systemisch-konstruktivistische vs. phänomenologische Haltungen in der Aufstellungsarbeit und von Polarisierungen um Bert Hellinger untersuchten wir wissenschaftlich, wie wirksam Aufstellungsarbeit ist. Wir wollten herausfinden, welche psychologischen Wirkungen Systemaufstellungsseminare in der charakteristischen Form, wie sie im deutschen Sprachraum seit spätestens Anfang der 1990er Jahre häufig angeboten

werden, bei einer hinreichend großen Zahl von Menschen haben, verglichen mit ebenso vielen Menschen, die eine Systemaufstellung (noch) nicht gemacht haben. Und wir wollten herausfinden, ob sich Wirkungen von Systemaufstellungen nicht nur kurzfristig nach dem Seminarende, sondern auch noch 4, 8 oder 12 Monate später nachweisen lassen.

Der Buchtitel »Dreierlei Wirksamkeit« verweist neben dem Bezug auf »Zweierlei Glück« auf unsere drei Wirksamkeitskriterien. Wir prüften erstens, ob sich Aufstellungsseminare auf die psychische Befindlichkeit und Belastung auswirken – also »allgemein« psychotherapeutisch wirksam sind. Zweitens untersuchten wir, ob die Aufstellungsarbeit speziell in dem Bereich Wirkungen erzielt, in dem man sie erwartet, nämlich in der Veränderung eines Systems oder genauer: in der Veränderung des Systemerlebens des Aufstellenden. Diese »interventionsspezifische« Wirksamkeit wurde mit einem eigens konstruierten Fragebogen zum Erleben in sozialen Systemen geprüft. Drittens untersuchten wir im Sinne der »subjektiven« Wirksamkeit, in welchem Grad individuelle Anliegen bzw. Ziele für ein Aufstellungsseminar nach diesem erreicht wurden.

Dazu haben wir das Forschungsdesign einer randomisiert-kontrollierten Wirksamkeitsstudie *(randomized controlled trial,* RCT) verwendet, welches in der Psychotherapieforschung als – heftig umstrittener, aber derzeit dominanter – methodologischer *Goldstandard* gilt. Dabei müssen sich Teilnehmer einer bestimmten Therapievariante zufällig zuteilen lassen, in unserem Wartekontrollgruppendesign zu einem von zwei verschiedenen Zeitpunkten der insgesamt acht im Rahmen der Studie durchgeführten Aufstellungsseminare und zu einem von zwei verschiedenen Aufstellungsleitern. Mit diesem Forschungsdesign wollten wir prüfen, *ob* sich positive oder negative Wirkungen der Aufstellungsarbeit nachweisen lassen. Damit können wir freilich keine Aussagen darüber machen, *wie* etwaige Wirkungen zustande kommen. In dieser Studie wurden über 200 Personen untersucht, die im Februar/März oder im Juli 2011 als Aufstellende oder als teilnehmende Beobachter an acht 3-tägigen Aufstellungsseminaren im Institut für Medizinische Psychologie des Universitätsklinikum Heidelberg teilnahmen und die bis März 2012 zu mehreren Nachbefragungszeitpunkten ihre Fragebögen an uns zurücksendeten.

Geleitet wurden diese Aufstellungsseminare von Dr. med. Gunthard Weber, Facharzt für Psychiatrie und Psychotherapie, und von Dr.

phil. Diana Drexler, Psychologische Psychotherapeutin – zwei bezüglich der Methode sehr erfahrene und an ihrer Entwicklung führend beteiligte Praktiker. Gemeinsame Planungsarbeit vor dem Projekt verbunden mit strenger Rollentrennung während des Projektes haben es möglich gemacht, die Forschungsstrategie gut auf die Besonderheiten der Aufstellungsarbeit abzustimmen, ohne durch »Verliebtheit« in die eigene Arbeitsweise künstlich positive Forschungsergebnisse zu erzeugen. Wir vier Autoren dieses Buches, die wir die vorliegende Studie gemeinsam geplant und durchgeführt haben, sind überwiegend systemtherapeutisch weitergebildete Psychologen, die die Aufstellungsarbeit zwar kennengelernt haben, aber zum Zeitpunkt dieses Forschungsprojektes nicht oder nur sehr randständig aktiv betrieben und mit dem Projekt keine eigenen Interessen als Praktiker oder Weiterbildner verfolgten. Wir sehen uns bezüglich der Aufstellungsarbeit als hinreichend kenntnisreich und zugleich als hinreichend distanziert, um diese *sine ira et studio* beforschen zu können.

Die Studie war eingebettet in das von Juli 2009 bis Juni 2013 laufende Teilprojekt *Rituale in Systemen: Zur Dynamik von Familien- und Organisationsaufstellungen* innerhalb des Sonderforschungsbereichs SFB 619 *Ritualdynamik* an der Universität Heidelberg. Wir danken der Deutschen Forschungsgemeinschaft (DFG), die das Projekt und damit auch dieses Buch ermöglicht hat. Da unsere Studie einen leicht exotischen Status in einem kulturwissenschaftlichen Sonderforschungsbereich aufwies, danken wir allen Kollegen dieses Forschungsverbundes für die offene und ermutigende Atmosphäre. Besonders sind wir dessen Sprecher, dem Indologen Axel Michaels, für seinen freundlichen und beständigen Antrieb zu Dank verpflichtet. Ein großes Dankeschön geht an die Ethnologen William Sax und Karin Polit für die Kooperationen in Indien und Heidelberg sowie für die initiale Einladung zur Mitwirkung im SFB *Ritualdynamik*. Ebenso danken wir dem Stifter Werner Zapf für die großzügige Mitförderung dieses Projektes.

Kooperiert haben wir auch mit zahlreichen Studierenden vorwiegend der Psychologie, die im Projekt als wissenschaftliche Hilfskräfte oder Mitarbeiter tätig waren und/oder ihre Qualifikationsarbeiten im Rahmen des Projekts schrieben. Einige wirkten bei einzelnen Kapiteln dieses Buches als Koautoren mit. Bedanken möchten wir uns (in alphabetischer Reihenfolge) bei Julian Geigges, Jennifer Gradt, Anna Halas, Cécile Kälber, Julia Knierim, Theresa Koch, Leoni Link, Charlotte Pervilhac, Andreas Reinhard, Mareike Schwedhelm, Julia Thom, Julia-Elisabeth Wolff und Jelena Zwingmann.

Aus Gründen der Lesefreundlichkeit haben wir in diesem Buch bei Personenbezeichnungen zumeist die traditionelle männliche Form gewählt. Dafür bitten wir um Verständnis.

Einige Ergebnisse des Projekts, zu dem neben der in diesem Buch beschriebenen Wirksamkeitsstudie auch ritualwissenschaftliche Analysen gehörten (Sax, Weinhold u. Schweitzer 2010; Weinhold 2014; Weinhold u. Schweitzer 2012), sind bereits in Fachzeitschriften und -büchern veröffentlicht worden (Hunger et al. 2014; Hunger u. Schweitzer 2014; Schweitzer et al. 2012; Weinhold 2013; Weinhold et al. 2013; Weinhold, Hunger, Bornhäuser u. Schweitzer 2013). Mit diesem Buch des Carl-Auer Verlags, in dessen Publikationen die Aufstellungsdebatte ihren Ausgang nahm, wollen wir diese Resultate über die Wissenschaftsszene hinaus auch Praktikern aus Beratung und Therapie zugänglich machen. Wir hoffen, damit zu einer weiteren Versachlichung, Entideologisierung und Nutzung der rationalen Kerne der Aufstellungsarbeit beizutragen.

2 Phänomen Aufstellungsarbeit: Geschichte, Konzepte, Anwendungen, Kritik

Jochen Schweitzer und Andreas Reinhard

2.1 Grundlagen der Aufstellungsarbeit – Setting, Ablauf und Ziele von Systemaufstellungen

Systemaufstellungen sind räumliche Darstellungen von Beziehungsstrukturen innerhalb eines sozialen Systems. In den Aufstellungen fungieren typischerweise diesem System nicht angehörige Personen als Repräsentanten (Stellvertreter) für Mitglieder z. B. einer Familie oder Organisation. Systemaufstellungen sind eine Methode, um über private oder berufliche Beziehungs- und Lebensthemen sowie strukturelle Belastungen und Ressourcen in einem System Informationen zu gewinnen und zu reflektieren. Sie werden als Einzelberatung in der Gruppe verstanden und meist im Rahmen von Seminaren mit 15–30 Teilnehmern durchgeführt.

Systemaufstellungen sind keine standardisierten Verfahren. Ihre Durchführung wird von Ausbildung, Persönlichkeit, Erfahrung und Haltung des Aufstellungsleiters geprägt (Kohlhauser u. Assländer 2005). Aber sie folgen einem typischen Ablaufschema:

Vor der eigentlichen Aufstellung findet zur Gestaltung des Beratungsauftrags eine *Informationsphase* statt, in der der falleinbringende Klient dem Aufstellungsleiter sein Anliegen erläutert. Häufig ist die Informationsphase relativ kurz. Im Dialog legen Aufstellungsleiter und Klient fest, welche Aufstellungsart (z. B. Familien-, Organisations- oder Strukturaufstellung) für die Klärung des Anliegens passen könnte und welche Systemelemente aufgestellt werden sollen. Dies können reale oder bereits verstorbene Personen, Mitglieder einer Organisation, aber auch abstrakte Elemente wie Ziele, Hindernisse, Symptome oder Ideen sein. Die Kunst liegt darin, die Balance zwischen einer zu ausführlichen und zu vereinfachten Darstellung zu finden (Weber 2002).

Danach folgt eine Externalisierung der systembezogenen inneren Bilder und Empfindungen des Klienten durch das *Aufstellen des ersten Aufstellungsbildes*. Der Klient sucht sich aus dem Plenum andere Gruppenmitglieder als Repräsentanten für sich selbst, für die nicht anwesenden Mitglieder seines Systems und gegebenenfalls für die abstrakten Elemente aus. Sind die Repräsentanten ausgewählt, werden diese relativ zügig und intuitiv räumlich positioniert. Die anderen Seminarteilnehmer sind als Beobachter des Aufstellungsprozesses anwesend. Abstand und Winkel der Repräsentanten zueinander, Blickrichtung und körperliche Positionen stellen ein sozial-räumliches Szenario dar, welches das entsprechende Realsystem symbolisieren soll. Bereits aus dem Ausgangsbild und der vorherigen Informationsphase lassen sich erste Hypothesen über mögliche Sinn gebende Zusammenhänge, Beziehungsmuster und Wechselwirkungen im Realsystem generieren.

Im nächsten Schritt geschieht eine schrittweise *Befragung der Repräsentanten* durch den Aufstellungsleiter bezüglich ihrer aktuellen Gefühle, Gedanken und körperlichen Wahrnehmungen am für sie gewählten Platz – manchmal zuerst derjenigen Repräsentanten, die an ihrer Position besonders starke emotionale und körperliche Reaktionen zeigen.

Der Befragung der Repräsentanten folgt die *Stellungsarbeit*. Sie soll durch Veränderungen des Ausgangsbildes neue Sichtweisen und Lösungsansätze für das eingebrachte Anliegen erkunden. Sparrer (2006) unterscheidet drei Optionen der Stellungsarbeit: Der Aufstellungsleiter kann einzelnen Repräsentanten eine Positionsveränderung bezüglich Winkel, Abstand, Blickkontakt vorschlagen. Oder er kann ihnen anbieten, ihren eigenen Impulsen für einen Positionswechsel zu folgen (Modellmodifikation). Die Aufstellung kann um weitere Repräsentanten für weitere Systemmitglieder oder -elemente erweitert werden (Modellexpansion). Sich für die Fragestellung als irrelevant erweisende Repräsentanten können zur Komplexitätsreduktion des Aufstellungsbildes wieder entfernt werden (Modellreduktion).

Eine weitere Möglichkeit, für den Klienten positive Veränderungen im aufgestellten System zu bewirken, liegt darin, den Repräsentanten *rituelle Sätze* (z. B. zum Ausdruck von Anerkennung oder Abgrenzung), *rituelle Gesten* (z. B. Blickkontakt oder Verneigung) oder *Haltungsänderungen* (z. B. aufrechtere Körperhaltung) vorzuschlagen. Wichtig ist, dass die Repräsentanten die Angebote nur umsetzen, wenn sie diese als stimmig erleben. Für diese Phase der Aufstellung haben Varga von Kibéd und Sparrer den Begriff der *Prozessarbeit* geprägt (ebd.). Zur Überprüfung von Hypothesen und der Auswirkungen einer Umstellung können auch *diagnostische Tests* verwendet werden, indem ein Repräsentant an einen entfernten Platz gestellt wird, um zu testen, ob sich dadurch sein Befinden positiv oder negativ verändert (ebd.).

Am Ende einer gelungenen Aufstellung steht ein *Lösungsbild*, das primär der Klient, aber auch die Repräsentanten sowohl passend als auch wohltuend erleben. Aus dem Lösungsbild sollen sich neue Erkenntnisse und Impulse für den Klienten ableiten. Unterstützend kann der Klient die Position seines Stellvertreters im Lösungsbild probeweise einnehmen, um dieses intensiver auf sich wirken zu lassen. Abschließend werden die Repräsentanten explizit aus ihren Rollen entlassen (*Entrollen*) (Erb 2001).

Abschließend werden gegebenenfalls in einem kurzen *Gruppengespräch* offene Fragen geklärt und dem Klienten Rückmeldungen von Repräsentanten und Beobachtern gegeben. Liegt es nicht im Interesse des Klienten, sich über die Aufstellung auszutauschen, sollte dies akzeptiert werden (Weber 2002).

In Aufstellungen können die subjektiven inneren Bilder eines Realsystems in sehr kurzer Zeit externalisiert werden und Klienten können Veränderungen der simulierten Bilder aus der Innen- und Außenperspektive körperlich wahrnehmen und erleben. Im Gruppenprozess kann die Evidenz möglicher Lösungsbilder durch wechselseitige Bestätigung erhöht und durch die räumliche Darstellung besser verankert werden: »Eine gemeinsame, intersubjektive Wirklichkeit ist wirklicher als eine nicht geteilte« (ebd., S. 37). Das Lösungsbild soll aber nicht als unmittelbare Handlungsanweisung verstanden werden. Nach Webers Meinung sollten unmittelbar nach der Aufstellung keine gravierenden Entscheidungen getroffen werden, sondern neue Zielsetzungen besonnen und schrittweise umgesetzt werden.

2.2 Wurzeln und Entstehung der Methode

Die Ursprünge der Aufstellungsmethode werden häufig auf Jakob L. Moreno (Psychodrama und Soziometrie) und Virginia Satir (Familienrekonstruktion und Familienskulptur) zurückgeführt (Franke 2004; Höppner 2001). Beide entwickelten gruppentherapeutische, aktionsorientierte Konzepte für Mehrpersonensysteme. Als weitere Einflüsse gelten Arbeiten von Ivan Boszormenyi-Nagy (kontextuelle Therapie) und Milton H. Erickson (Hypnotherapie). Als Begründer der Familienaufstellung gilt Bert Hellinger mit seiner Tätigkeit in den 1980er Jahren (Franke 2004; Raich 2009).

2.2.1 Jakob L. Moreno (1889–1974) – Psychodrama und Soziometrie

Jakob L. Moreno gilt als Begründer des Psychodramas (Drama des Individuums), des Soziodramas (Drama der Gruppe) sowie der Soziometrie (Messung von Beziehungen in Gruppen) (Hutter 2009). Fasziniert davon, wie sich durch das Theaterspiel die Bedeutung sozialer Bindungen in verschiedenen Rollen darstellen lässt, entwickelte Moreno mit dem Psychodrama eine Therapieform mit Rollenspielen und schauspielerischen Inszenierungen. Sein Ziel war, dem Klienten über die Sprache hinaus die Möglichkeit zu geben, sein Innenleben szenisch und in Interaktion mit anderen Rollenspielern darzustellen. Hierzu bezog Moreno Familien- oder Gruppenmitglieder des Klienten aktiv in die Therapie mit ein.

Das Psychodrama schafft theatralisch einen Raum des fiktiven Probehandelns. Andere Teilnehmer übernehmen Rollen und können frei interagieren, um neue Lösungswege zu entwickeln und gemeinsame Reflexionsprozesse anzuregen. Franke (2004) sieht in dieser Vorgehensweise eine frühe Form systemischer Therapie: Der Lebenskontext des Klienten wird bewusst und erlebbar einbezogen und die Probleme des Individuums werden als dysfunktionale Beziehungsmuster und Interaktionsverstrickungen des sozialen Bezugssystems verstanden.

Psychodrama und Systemaufstellung verbindet die räumliche Darstellung von Beziehungen und die Externalisierung des Innenlebens des Klienten mit Unterstützung von Rollenspielern. Sprache ist bei beiden Verfahren nachrangig. Gruppendynamische Prozesse kommen zum Tragen und die Übernahme von Stellvertreterrollen ermöglicht Perspektivwechsel. Neben einer Vielzahl methodischer Unterschiede – z. B. nehmen Repräsentanten in der Aufstellungsarbeit in der Regel keine aktiven Handlungen vor, sondern äußern lediglich körperliche Selbstwahrnehmungen –, liegt der zentrale Unterschied in der Zielsetzung beider Ansätze: Während beim Psychodrama die Erprobung veränderten Verhaltens im Mittelpunkt steht, fokussiert die Aufstellungsarbeit primär auf die Veränderung des inneren Bildes der Wirklichkeit des Aufstellenden (Schumacher 2000).

2.2.2 Virginia Satir (1916–1988) – Familienrekonstruktion und Familienskulptur

Virginia Satir gilt als Mitbegründerin der Familientherapie. Ihre Arbeit war von einem humanistischen Menschenbild geprägt, das die

Ressourcen und Fähigkeiten des Menschen würdigt, und fokussierte auf eine Stärkung des Selbstwertgefühls sowie die Kommunikation im Familiensystem. Symptome verstand sie als Hinweise auf unerfüllte Bedürfnisse und erforderliche Veränderungen (Satir et al. 1995).

Eine von Satir bekannt gemachte Interventionsmethode ist die Familienrekonstruktion in der Gruppe. Sie ermöglicht dem Klienten, fehlende (unbekannte oder ausgeblendete) Teile der eigenen Biografie und der Familiengeschichte in einer Mehrgenerationenperspektive zu erkunden und sich zu vergegenwärtigen. Ziel der Familienrekonstruktion ist es, das Verständnis der eigenen Lebenssituation und die anderer Familienmitglieder zu verbessern und sich aus familiären Bindungen und Verstrickungen zu lösen, um individuelle Freiheit und eigene Wahlmöglichkeiten zu vergrößern (ebd.).

Zur Vorbereitung jedes Familienrekonstruktionsseminars werden die Teilnehmer gebeten, ein Genogramm zu erstellen. Dazu sammeln sie Daten über Geburt und Tod, Eheschließungen und Trennungen, Ortswechsel, Krankheiten, ökonomische Situation, Beruf, soziale Stellung, Kriegserlebnisse, aber auch Informationen zu individuellen Eigenschaften von Familienmitgliedern zweiter und dritter Generation sowie wichtige Gegenstände wie persönliche Briefe, Bilder und andere Erinnerungsstücke. Dadurch wird eine grafische Chronik des Familienlebens zusammengestellt. Neben diesen »Fakten« interessieren besonders die emotionalen Beziehungen zwischen den Familienmitgliedern.

Die Familienskulptur kann als eine Phase in der Familienrekonstruktion genutzt werden (Duhl, Kantor u. Duhl 1973; Schweitzer u. Weber 1982). Zur symbolischen Repräsentation der Familienbeziehungen wird die Familie je nach Setting durch die realen Familienmitglieder oder bei deren Abwesenheit durch Stellvertreter räumlich dargestellt. Die Familienmitglieder stellen sich selbst (reale Familienmitglieder) oder Stellvertreter so auf, dass räumliche Abstände die emotionalen Distanzen zwischen den Personen widerspiegeln. Zur Symbolisierung hierarchischer Strukturen ordnen die jeweiligen Skulpteure sich selbst und die anderen Familienmitglieder nach ihrer wahrgenommenen Dominanz auf unterschiedlichen Höhen an, z. B. auf einen Stuhl gestellt oder auf den Boden gesetzt. Erstellt werden die Skulpturen von Familienmitgliedern, die sich in dieser Rolle ablösen können, in Abstimmung mit dem Therapeuten. Ebenso können sie jedem Familienmitglied/Stellvertreter eine bestimmte Körperhaltung und Mimik sowie mögliche Blickkontakte oder Berührungen zuordnen.

Der Ablauf einer Familienskulptur ähnelt in der Externalisierung und räumlichen Darstellung von Beziehungsstrukturen sowie gegebenenfalls im aktiven Nutzen der Stellvertreterwahrnehmungen einer Familienaufstellung. Jedoch ist die Skulpturarbeit meist historisch-konkreter, indem sie zeitlich eingrenzbare Situationen und konkrete Themen behandelt, ausgeschmückter, indem auch mit Mimik und Gestik experimentiert wird, und interaktioneller, indem die Beteiligten lebhafter und freier in der Skulptur agieren. Im Mittelpunkt der Aufstellungsarbeit steht demgegenüber ein auf wenige Dimensionen (Zugehörigkeit, Nähe/Distanz, Zuwendung/Abwendung) konzentriertes und eher ahistorisches, d. h. nicht einer bestimmten historischen Zeit zugeordnetes Familienbild sowie die Modifikation dieses Bildes und der damit verbundenen Bewertungen.

2.2.3 Ivan Boszormenyi-Nagy (1920–2007) – Kontextuelle Therapie

Ivan Boszormenyi-Nagys kontextuelle Therapie befasst sich mit systemischen Verstrickungen aus einer Mehrgenerationenperspektive. Sie sieht jedes Individuum eingebunden in ein hierarchisches Geflecht aus Verpflichtungen und Erwartungen in Bezug auf vorherige Generationen. Grundbegriffe sind Loyalität, Ausgleich und Gerechtigkeit sowie Verdienst und Anspruch (Boszormenyi-Nagy u. Spark 1981). Loyalität gilt hier als tragende Kraft, die die Familie zusammenhält, indem die Bedürfnisse des sozialen Systems mit den Gefühlen, Gedanken und Motiven der Individuen in Übereinstimmung gebracht werden.

Aus dem Verhältnis von eingelösten oder zurückgewiesenen Vermächtnissen und familiären Verpflichtungen bildet sich ein familieneigenes, mehrere Generationen umfassendes Verdienst- und Schuldkonto. Wird ein wichtiger, berechtigter Anspruch nicht erfüllt bzw. hat ein Familienmitglied das Gefühl, mehr zu geben als zu bekommen, kann das zu einem Anspruchsüberschuss mit pathologischen Konsequenzen führen. Aus Loyalität wird ein solcher Anspruch jedoch nicht gegen den Verursacher (z. B. die Eltern) erhoben, sondern gegen aktuelle Beziehungspartner oder sich selbst. Um dem entgegenzuwirken, zielt die kontextuelle Therapie auf einen gerechten und generationsübergreifenden Ausgleich von Geben und Nehmen zwischen Familienmitgliedern (Franke 2004; Höppner 2001).

Auch in der Familienaufstellung lassen sich als Kernthemen eine lösungsorientierte Mehrgenerationenperspektive und die Hervorhebung der Loyalität und daraus resultierender Verstrickungsdynamiken wiederfinden. Ebenso wird einem gerechten Gleichgewicht von Geben und Nehmen im Familiensystem eine wichtige Bedeutung zugesprochen (Franke 2004). Unterschiede lassen sich im Therapiesetting finden: Während die kontextuelle Therapie die gesamte Familie in den Therapieprozess integriert, versteht sich die Aufstellungsarbeit als Einzeltherapie in der Gruppe, die zudem weniger Sprache als die körperliche Darstellung als Kommunikationsmittel und Informationsquelle nutzt (Höppner 2001).

2.2.4 Milton E. Erickson (1901–1980) – Hypnotherapie

Wenngleich weniger offensichtlich, lassen sich auch aus der Hypnotherapie nach Milton E. Erickson Einflüsse auf Systemaufstellungen ableiten. Im Zentrum der Hypnotherapie steht die klinische Hypnose bzw. therapeutische Trance als Grundlage für Veränderungen innerer Bilder und für die Erweiterung alltäglicher Kommunikations- und Interaktionsprozesse. Dabei ist Trance kein schlafähnlicher Zustand, sondern eine gesteigerte Konzentration und Fokussierung bei vollem Bewusstsein auf wünschenswerte innere Erlebenswelten, die »bekannte Einstellungsmuster und Glaubenssysteme durchbricht und mit erhöhter Aufmerksamkeit, Aufnahme- und Reaktionsfähigkeit gegenüber einer Vorstellung einhergeht« (Erickson, Rossi u. Rossi 1998, S. 264). Während der Trance werden dem Unterbewusstsein durch den Einsatz von Metaphern Lösungsvorschläge angeboten, die einen inneren Suchprozess hin zu unbewussten Ressourcen sowie Verhaltensalternativen auslösen und erleichtern sollen (Madelung 1996). Die räumlichen Darstellungen der inneren Bilder in und durch Aufstellungen können aus hypnotherapeutischer Sicht als tranceähnliche, lösungsfördernde Phänomene verstanden werden (Eidmann 1998).

Überschneidungen zwischen der Aufstellungsmethode und der Hypnotherapie liegen in der Ressourcenorientierung und der Modifikation innerer Bilder. Die Therapiesettings unterscheiden sich darin, dass die Gespräche in der Hypnotherapie normalerweise in Einzelsitzungen stattfinden und Metaphern zur Bearbeitung der inneren Bilder genutzt werden, anstatt diese in räumlichen Darstellungen zu externalisieren (Schumacher 2000).

2.2.5 Bert Hellinger (*1925) – Begründer der Familienaufstellung

Als der bekannteste, aber auch umstrittenste Vertreter der Familienaufstellung gilt Bert Hellinger. Hellinger studierte Theologie, Philosophie und Pädagogik. Als katholischer Ordenspriester ging er 1952 für 15 Jahre nach Südafrika, um unter anderem als Schulleiter zu arbeiten. Dort bekam er erstmals Einblick in die Arbeit von gruppendynamischen Trainern und war zugleich beeindruckt von den harten, aber außerordentlich respektvollen Umgangsformen der Schwarzafrikaner untereinander. Nach seiner Rückkehr nach Deutschland verließ Hellinger Orden und Priesterschaft, begann eine psychoanalytische Ausbildung in Wien und beschäftigte sich mit verschiedenen psychotherapeutischen Konzepten wie der Primärtherapie nach Artur Janov, der Gestalttherapie, dem Neurolinguistischen Programmieren (NLP) und der Hypnotherapie Milton H. Ericksons (Franke 2004).

Besonders intensiv befasste sich Hellinger mit der Transaktions- und Skriptanalyse Eric Bernes (Berne 1967). Nach der Skriptanalyse wird bereits in der frühen Kindheit eine Art Lebensskript als Leitlinie für die eigene Lebensausrichtung entworfen, das von den Botschaften der Eltern und der Umwelt geprägt wird. Hellinger plädiert für eine systembezogene Ausrichtung der Skriptanalyse (Weber 1993, S. 325):

> »Die Transaktionsanalytiker haben die Skripts auf Botschaften zurückgeführt, die einem vermittelt wurden. Ich stelle fest, dass das unabhängig von direkten Botschaften wirkt durch Geschehnisse, die im System passiert sind. Es handelt sich da meist nicht um Geschehnisse, die derjenige erlebt hat. Sie konnten auch woanders und zu einer anderen Zeit passiert sein und dann in dem Skript zum Vorschein kommen. Plötzlich kam da ein systemischer Mehrgenerationenblick zum Vorschein.«

In diesem Zusammenhang wird deutlich, welchen Stellenwert Boszormenyi-Nagys Konzept des Ausgleichs für Hellinger hatte (ebd.): »Das Prinzip, dass es einen Ausgleich über Generationen gibt, hat mir aber geholfen solche Prozesse sorgfältiger zu beobachten. [...] Ich sehe nur das Gefälle, und das Gefälle von Gewinn und Verlust erzeugt eine Dynamik, die nach einem Ausgleich sucht.« Letztlich zeigte sich Hellinger auch fasziniert von der Familientherapie und den Methoden Virginia Satirs. Auf der Basis der genannten Ansätze entwickelte er Ordnungsprinzipien, die in seiner Methode des Familienaufstellens mündeten (Raich 2009).

Seit Anfang der 1980er Jahre arbeitete Hellinger als Psychotherapeut in München, ohne jedoch eine anerkannte Therapieausbildung abgeschlossen zu haben. Über die Jahre gewann seine Familienaufstellungsarbeit an Popularität. Ab 1994 führte er groß angelegte Lehrseminare durch, die bis zu 500 Teilnehmer besuchten, und schrieb zahlreiche Bücher, die in 25 Sprachen übersetzt wurden. Hellingers Arbeit erzeugte in der Fachwelt ein zwiespältiges Echo, polarisierte Anhänger und Gegner.

2.3 Arten von Systemaufstellungen

Nach Raich (2009) lassen sich Systemaufstellungen in drei Anwendungsgebiete unterscheiden:

- *Familienaufstellungen* fokussieren auf Dynamiken von Herkunfts- und/oder Gegenwartsfamilie.
- In *Organisationsaufstellungen* liegt der Fokus vorwiegend auf Anliegen aus Arbeits- und Organisationskontexten.
- *Systemische Strukturaufstellungen* thematisieren Glaubenssätze, Werthaltungen, ausgeblendete Themen u. v. m. (Daimler 2008).

2.3.1 Familienaufstellung

Grundidee der Familienaufstellung ist, dass die Familie ein System darstellt, deren Mitglieder in Wechselbeziehungen zueinander stehen, weshalb sich Veränderungen an einer Person des Familiensystems auf das ganze System auswirken. Familienaufstellungen zielen darauf ab, innere Bilder des Klienten von Herkunfts-/Gegenwartsfamilie oder Paarbeziehung mittels Repräsentanten und deren Wahrnehmungen und Gefühlsreaktionen zu externalisieren und durch das räumlich-körperliche Erleben der Grunddynamik seines Familiensystems emotionale Blockaden zu lösen und korrektive Erfahrungen zu ermöglichen (König 2004).

Hellingers (1995) Grundannahmen über zwischenmenschliche Beziehungen entsprechen keiner explizit entwickelten und formulierten Theorie, die einem Erklärungsanspruch gerecht wird. Er selbst beschreibt seine Erkenntnishaltung als *phänomenologisch* und nicht als theoriegeleitet. Seine Aussagen leitet er aus seinen Erfahrungen in der Arbeit mit Familien ab und wehrt sich dagegen, seine Gedanken und Praktiken in ein theoretisches Korsett einzubetten. Hellinger vertritt hier den Standpunkt (Weber 1993, S. 18): »Die Theorie stört die Praxis.«

Hellinger zufolge bilden drei zentrale Systemeigenschaften und Dynamiken für das Gelingen persönlicher Beziehungen das Fundament seiner Aufstellungsarbeit: die *Bindung*, die *Ordnung* sowie der *Ausgleich von Geben und Nehmen* in einem System (Hellinger 1995):

- *Bindung:* Ein Kind wird in eine Familie hineingeboren, wodurch zwangsläufig eine Beziehung zwischen dem Kind und seinen Eltern entsteht. Diese Bindung beinhaltet ein Gefühl der Zugehörigkeit und Loyalität sowie der Übernahme von Werten und Regeln der Familie und geht laut Hellinger »so tief, dass das Kind sogar bereit ist, sein Leben und sein Glück dieser Bindung zuliebe zu opfern« (Weber 1993, S. 21 f.). Hellinger bezeichnet diese erste Bindung als Urliebe oder primäre Liebe, die an die Herkunftsfamilie bindet.
- *Ordnung:* Jedes System hat eine vorgegebene Ordnung, die besonders auf der zeitlichen Reihenfolge ihrer Mitglieder beruht. Eltern haben Vorrang vor der nächsten Generation und ältere Geschwister vor jüngeren. In gleicher Weise gilt diese Reihenfolge für aufeinander folgende Lebenspartner, vorherige Partner haben Vorrang vor den neuen. Zwischen verschiedenen Systemen verhält sich die Ordnung umgekehrt. Das spätere System (z. B. die Gegenwartsfamilie) hat Vorrang vor dem früheren System (z. B. der Herkunftsfamilie). Eine Störung der Ursprungsordnung liegt beispielsweise dann vor, wenn eine Person bewusst oder unbewusst eine ihrer Rangordnung nicht angemessene Position einnimmt oder in diese gedrängt wird.
- *Ausgleich von Geben und Nehmen:* Innerhalb sozialer Systeme findet ein stetiger Austausch materieller und psychologischer Transaktionen (z. B. Zuwendung oder Anerkennung) statt. Dieser Austausch bereichert die Beziehungen und sorgt für deren Fortbestand oder Beendigung.

Nach Hellingers Verständnis wird Bindung durch beständiges Austarieren der wechselseitigen Ansprüche und Verdienste aufrechterhalten. Dabei kann ein völliger Ausgleich der »Konten« oder ein nicht ausgleichbares Gefälle die Beziehung stören. Der Geber scheint eine vorteilhafte Position innezuhaben, da der Nehmer eine Schuld auf sich nimmt. Dieses Ungleichgewicht kann Hellinger zufolge dazu führen, dass früher oder später ein erneuter Ausgleich stattfinden müsse.

Die verantwortliche Instanz für das Gleichgewicht der drei Grunddynamiken und eine ausgeglichene Beziehungsgestaltung stellt laut Hellinger das *Gewissen* bzw. das *System-* oder *Sippengewissen* dar, das stark von der eigenen Herkunftsfamilie geprägt ist. Je nachdem, wie stark Systemmitglieder Gefühle von Schuld oder von gutem Ausgleich erleben, wird das Bedürfnis nach Bindung, Ordnung und Ausgleich von Geben und Nehmen als erfüllt oder nicht erfüllt angesehen (Hellinger 2007).

Gleichzeitig versteht Hellinger die Familie als eine Schicksalsgemeinschaft von Menschen mehrerer Generationen, die generationsübergreifend in die Schicksale anderer Menschen verstrickt werden können. Er hat für diese Vorgänge den Begriff der *systemischen Verstrickung* geprägt, wonach »der Klient aus seinem Familiensystem und damit aus vorhergehenden Generationen Aufgaben, etwa eine Schuld oder ethische Schulden im Sinne von Boszormenyi-Nagy übernimmt, die nicht in seiner persönlichen Biografie begründet sind« (Franke 2004, S. 92). So bleibe im Familiensystem häufig ein Rest an schlechtem Gewissen zurück. Diese häufig unbewussten Zusammenhänge und Mechanismen aufzuzeigen ist das Ziel von Hellingers Aufstellungsarbeit. Franke (ebd., S. 89) fasst Hellingers Arbeitsweise folgendermaßen zusammen:

> »Er hat seine Weise, Aufstellungen zu machen, so verfeinert, dass er die Klienten in ganz kurzer Zeit, in meist nicht mehr als zehn bis zwanzig Minuten, an Lösungsbilder heranführt. Das wird ermöglicht durch seine Fähigkeit, die dahinterliegenden Strukturen zu erkennen und seine Interventionen an ihnen auszurichten. Diese Stringenz und das Arbeiten mit dem Minimum des Notwendigen gehören zu den Prinzipien seiner Arbeit. Darüber hinaus sieht er die Klienten meist nur einmal zu einer einzigen therapeutischen Sitzung. Daher kann man Aufstellungen zu den lösungsorientierten Kurzzeittherapien rechnen«.

2.3.2 Organisationsaufstellung

In der (umstrittenen) Annahme, dass sich unterschiedliche Typen sozialer Systeme in ihren Strukturen und Ordnungsmustern gleichen, wurde die Aufstellungsarbeit etwa ab 1995 auf Organisations- und Arbeitskontexte übertragen. Räumlich aufgestellt werden nun Unternehmens-, Abteilungs- oder Teamstrukturen, aber auch abstrakte organisationale Fragestellungen. Aufstellungsarbeit findet Eingang in Organisations-, Team- und Führungskräfteberatung, in Coaching und Supervision (Grochowiak u. Castella 2001; Groth u. Simon 2005; Weber 2002).

Organisationen unterscheiden sich von Familien darin, dass (a) eine Organisation ein zweckgeleitetes System darstellt, (b) die Organisationsmitgliedschaft eines Mitglieds kündbar ist und (c) die hierarchische Einordnung in Organisationen künstlich vorgenommen wird (Grochowiak u. Castella 2001). Verglichen mit der Familie erlauben Organisationen ihren Mitgliedern meist eine geringere Rollenflexibilität, eine geringere Affektivität und einen indirekteren Kommunikationsstil (Mücke 1998).

Zu den Aufstellungsthemen in Organisationen gehören Fragen zu Zielerreichung, Entscheidungsfindung, Konfliktlösung, Zukunftssimulation oder Analyse von Arbeits- und Geschäftsbeziehungen. Organisationsaufstellungen werden gewöhnlich im Rahmen von offenen Seminaren mit externen Teilnehmern durchgeführt, können aber auch »in-house« mit den Mitarbeitern genutzt werden (Gminder 2005). Das attraktive Versprechen liegt für Organisationen darin, dass Aufstellungen Zusammenhänge aufdecken können, die durch herkömmliche Beratungsverfahren womöglich nicht zugänglich sind, und dadurch innerhalb kürzester Zeit kostensparend Lösungen liefern können (Erb 2001).

Laut Weber zeigen Aufstellungen häufig unmittelbar, dass in einem Arbeitssystem etwas in Unordnung geraten ist, was negative Auswirkungen auf die Leistungsfähigkeit, Zielorientierung und Kultur einer Organisation haben kann. Sich auf Einsichten Hellingers beziehend, hat er »ordnende Prinzipien« für die Aufstellungsarbeit in Organisationen formuliert (Weber 2002, S. 56 f.):

- *Das Recht auf Zugehörigkeit:* Alle Mitarbeiter haben das gleiche Recht auf Zugehörigkeit, aber nur insofern der Ausgleich von Geben und Nehmen zwischen Arbeitgeber und -nehmer als stimmig wahrgenommen wird und der Arbeitnehmer seine Position und seine Aufgaben hinreichend erfüllt. Denn anders als in Familien ist das Zugehörigkeitsrecht zur Organisation an Bedingungen gekoppelt und zeitlich begrenzt.
- *Leitung hat Vorrang:* Die Gruppe mit der größten Verantwortung für das Fortbestehen und den Erhalt der Organisation hat Vorrang.
- *Leistung und Innovation müssen anerkannt werden:* Die Organisationsleitung muss außergewöhnlichen Einsatz oder Verdienste sowie Kompetenzen oder Kreativität insbesondere unter gleichrangigen Mitarbeitern anerkennen.
- *Anerkennung der Vergänglichkeit:* Organisationen weisen eine Selbsterhaltungstendenz auf. Es muss aber auch die Möglich-

keit bestehen, ein Arbeitssystem aufzulösen, wenn es seine Aufgabe verliert.

Orientiert an diesen Prinzipien, aber sie auch immer wieder infragestellend, stellt der Aufstellungsleiter auch hier Repräsentanten auf und um, macht ihnen das Angebot, sinnvolle Plätze einzunehmen, und verändert, je nach Rückmeldungen der Repräsentanten, deren Abstände und Positionen. Für Weber (2002, S. 35) bewähren sich eine konstruktivistische und phänomenologische Zugangsweise in der Durchführung von Organisationsaufstellungen gleichermaßen und »erweisen sich, in einem sich gegenseitig ergänzenden und potenzierenden Sowohl-als-auch, als besonders wirksam«.

2.3.3 Systemische Strukturaufstellung

Ebenfalls in den 1990er Jahren begannen Matthias Varga von Kibéd und Insa Sparrer die Erweiterung der Aufstellungsarbeit auf alle denkbaren Systeme auch jenseits von Personen oder Gruppen und fingen an, auch abstrakte Elemente wie Werte, Ziele, Probleme, Hindernisse oder Ideen zueinander aufzustellen (Varga von Kibéd u. Sparrer 2005). Als Beispiele solcher systemischer Strukturaufstellungen (SySt) können Tetralemmaaufstellungen, Lösungs- oder Zielaufstellungen, Entscheidungsaufstellungen, Glaubens- und Wertpolaritätsaufstellungen sowie Supervisionsaufstellungen oder verdeckte und gemischtsymbolische Aufstellungen genannt werden. Somit lassen sich neben sozialen Systemen auch psychische und biologische Systeme (z. B. innere Anteile, Körpersysteme, Symptome) aufstellen (Daimler 2008; Sparrer 2006).

Die Möglichkeit des Strukturebenenwechsels ist ein weiteres wichtiges Kennzeichnen für Strukturaufstellungen. Varga von Kibéd und Sparrer (2005, S. 100) verstehen darunter

> »den Umstand, dass innerhalb der Aufstellung von einer Aufstellungsform in eine andere Aufstellungsform gewechselt werden kann. Die einzelnen Aufstellungsarten können wie verschiedene Ebenen aufgefasst werden, zwischen denen man wechseln kann, etwa von der Ebene der Entscheidungsalternativen (Tetralemmaaufstellung) auf die Ebene der Familie (Familienaufstellung) und der Loyalitäten, die in den Handlungsalternativen zum Ausdruck kommen.«

Auch in Strukturaufstellungen werden Systeme durch systemfremde Personen als Repräsentanten dargestellt. Der äußere Ablauf der

Aufstellungen unterscheidet sich nicht wesentlich von anderen Aufstellungsarten, auch hier werden Stellungsarbeit, Prozessarbeit sowie Tests eingesetzt (Sparrer 2006; Sparrer u. Varga von Kibéd 2010).

Sparrer und Varga von Kibéd benennen viele Wurzeln ihrer systemischen Strukturaufstellungen: die Gruppensimulationsverfahren von Satir und Moreno, die Aufstellungsarbeit sensu Hellinger und Weber, die Hypnotherapie Ericksons, die systemtherapeutischen Ansätze der Mailänder und Heidelberger Schule, die Kybernetik 2. Ordnung von Heinz von Förster sowie den lösungsfokussierten Ansatz von Steve de Shazer und Insoo Kim Berg aus Milwaukee. Eindeutig distanzieren sie sich von Hellingers phänomenologischer Grundhaltung. Nach ihrer Vorstellung ist die Basis der Strukturaufstellungen eine konstruktivistische Grundhaltung. Sparrer (2006, S. 58) hat diese Unterschiede pointiert herausgearbeitet (Tab. 1).

Systemische Strukturaufstellungen (SySt)	**Hellingers Familienstellen**
Auftragsklärung notwendig	Auftragsklärung nicht erwünscht, da nur der Leiter weiß, was der Klient eigentlich will
Systemisch-konstruktives Vorgehen, phänomenologische Methode nach Husserl	Phänomenologisches Vorgehen auf Grundlage von Heidegger
Grammatik, die festlegt, wie repräsentiert wird, und Hinweise für Interventionen liefert	Spezifische Form einer phänomenologischen Schau
Gastgeber [Aufstellungsleitung, Anm. d. Autoren] sollte sich vorher kein Bild von der Aufstellung machen	Leiter hat vor der Aufstellung ein Bild und »schaut«, worum es geht
Laien als Repräsentanten, Vertrauen in deren Wahrnehmung, Repräsentanten als Feedbacksystem für die Interventionen des Gastgebers	Verwendung geschulter Repräsentanten, Misstrauen in deren Wahrnehmungen
Zulassen von Mehrdeutigkeit	Bemühung um Eindeutigkeit
Kooperative Beziehung zwischen Klient und Gastgeber, Klient ist Experte in Bezug auf inhaltliches Wissen über Problem	Leiter ist Lehrer, der Wissen vermittelt

Systemische Strukturaufstellungen (SySt)	**Hellingers Familienstellen**
Klient ist motiviert	Klient ist »unmotiviert«, daher Arbeit mit Provokation als Druck
Widerstand als Kommunikationsangebot an Gastgeber	Widerstand als Signal für Abbruch
Lösungsfokussierung, keine Einsicht in vergangenes Problemgeschehen notwendig	Vermittlung von Einsicht in vergangene Verstrickungen und Dynamiken
Vermittlung von Erfahrungen	Vermittlung von Einsichten und Wissen
Förderung wissenschaftlicher Nachuntersuchungen	Ablehnung wissenschaftlicher Untersuchungen von Aufstellungen
Klient gibt Deutungen	Leiter der Aufstellung gibt Deutungen
Unterschiedsbasiertes Arbeiten	Inhaltliches Arbeiten
Verwendung unterschiedlicher Symbolkategorien	Arbeit mit Repräsentanten, keine unterschiedlichen Symbolkategorien
Kurative Prinzipienverwendung	Normative Prinzipienverwendung
Repräsentierende Wahrnehmung	Fremde Gefühle
Nur Klient stellt Repräsentanten auf	Auch Leiter stellt häufig Repräsentanten auf
Aufstellungsprozess wird mit Worten trancefördernd begleitet	Aufstellungsprozess geschieht schweigend
Auflösung von Kontextüberlagerungen	Auflösung von Identifikationen
Prinzip der Allparteilichkeit	Leiter vertritt Partei der Ausgeschlossenen
Prinzipiengültigkeit abhängig von Orientierung des Systems	Absolute Prinzipien
Bezug auf Fragestellungen des Klienten, Wirksamkeit zeigt sich in Veränderungen für den Klienten	Unklar, auf welche »Wirklichkeit« sich die Äußerungen Hellingers beziehen und was er »heilt«

Tab. 1: Systemische Strukturaufstellungen vs. Hellingers Familienstellen (nach Sparrer 2006)

2.4 Erklärungs- und Wirkungsansätze: Wie funktionieren Aufstellungen?

Erklärungsversuche der Funktionsweise von Aufstellungen polarisieren Aufstellungsbefürworter und deren Kritiker. Wie kann erklärt werden, dass Repräsentanten in ihren Stellvertreterrollen von spontanen Veränderungen ihrer Körperempfindungen, starken Gefühlswahrnehmungen und Ideen über Beziehungsstrukturen berichten, obwohl sie eigentlich kein Wissen über das aufgestellte System haben? Die drei bekanntesten Erklärungsversuche werden im Folgenden skizziert:

- Repräsentierende Wahrnehmung
- Theorie des morphischen Feldes
- Wissendes Feld und wissende Seele

2.4.1 Repräsentierende Wahrnehmung

Repräsentierende Wahrnehmung bezeichnet »die Fähigkeit von RepräsentantInnen, in einer Aufstellung körperliche Wahrnehmungen und Gefühle zu entwickeln und zu verbalisieren, die zum Thema des aufgestellten Systems passen« (Varga von Kibéd 2008, S. 27 f.). Der Körper wird zum Wahrnehmungsorgan für die Beziehungsstrukturen eines fremden Systems. Empfindungen, Haltungen, Kognitionen und Emotionen bezogen auf die Mitglieder des fremden Systems können wahrgenommen werden. Beispielhaft berichtet Baumgartner (2006), als Repräsentant in einer Familienaufstellung kurz nach seiner Platzierung ein lähmendes Gefühl in seiner linken Körperhälfte verspürt zu haben, sodass er diese fast nicht mehr bewegen konnte. Verblüfft von der Schilderung dieser Wahrnehmung, habe der aufstellende Klient daraufhin geäußert, dass der Sohn, den Baumgartner stellvertretend darstellte, an Kinderlähmung erkrankt war und immer noch darunter litt.

Nur als Teil des repräsentierenden Systems, d. h. für die Dauer der Aufstellung, verfügt man über diese Wahrnehmungsform. Sie ist keine Eigenschaft einer Einzelperson, sondern eine Fähigkeit, die sich nur unter bestimmten Bedingungen in einer Person manifestieren kann (Varga von Kibéd u. Sparrer 2005).

Schlötter (2005) hat mit fast 250 Versuchspersonen in ca. 4000 Einzelversuchen den empirischen Nachweis angestrebt, dass die repräsentierende Wahrnehmung kein Zufallsprodukt darstellt. Dazu hat er eine Aufstellungskonstellation mit lebensgroßen Figuren (»stumme Vertreter«) nachgestellt. Anschließend wurden Probanden nach einem festgelegten Prozedere an verschiedene Plätze der Konstellation geführt, wo sie ihre Wahrnehmung verbalisieren oder darstellen sollten. Die Versuchspersonen zeigten an ähnlichen Positionen der Aufstellungsbilder ähnliche Empfindungen. Die Studie belegt, dass verschiedene Personen die Bedeutung einer bestimmten räumlichen Position ähnlich erleben und Positionen ähnlich interpretieren.

2.4.2 Theorie des morphischen Feldes

In seiner Theorie des morphischen (oder morphogenetischen) Feldes geht der Biologe Rupert Sheldrake (2001) von der Existenz universeller Felder aus, die raumzeitliche Organisationsmuster darstellen und für die Entwicklung von Strukturen in der gesamten Natur verantwortlich sind. Diese morphischen Felder kennzeichne zum einen ein kollektives Gedächtnis ihrer Geschichte, zum anderen die Fähigkeit, mit anderen Feldern in Resonanz treten zu können, zu lernen und sich weiterzuentwickeln. Das kollektive Gedächtnis könne durch morphische Resonanz mit früheren und gleichartigen Organismen an die Nachkommen vererbt werden. Dies führe dazu, dass es zu einer Informationsübertragung unabhängig von Raum und Zeit komme und sich Phänomene verschiedener Zeiten an verschiedenen Orten beeinflussen können. Sheldrake argumentiert, dass dies auch bei Aufstellungen der Fall sei.

In der etablierten Wissenschaft wird Sheldrakes Theorie des morphischen Feldes kritisch bewertet. Ihm wird vorgeworfen, grundlegende Anforderungen wissenschaftlichen Arbeitens (Kriterien zur Falsifizierbarkeit und Verifizierbarkeit der Experimente) missachtet zu haben. Sollten seine Hypothesen allerdings eines Tages bestätigt werden, könnten sich daraus Erkenntnisse über die Funktionsweise von Aufstellungen ableiten lassen. Bis dahin muss der Erklärungsversuch jedoch als spekulativ angesehen werden (Baumgartner 2006).

2.4.3 Wissendes Feld und wissende Seele

Sich auf Sheldrakes Theorie der morphischen Felder beziehend, geht Mahr (1998) davon aus, dass sich während einer Aufstellung ein Informationsfeld, zugleich ein Bewusstseinsraum bzw. ein transzendentes *wissendes Feld* eröffnet. Nach Mahr zeigt sich das Wissen über ein System in einer Aufstellung durch den Rückkoppelungsmechanismus der morphischen Resonanz. Die Repräsentanten könnten also in Aufstellungen Zugang zum Wissen der Personen gewinnen, deren Plätze sie einnehmen, auch zu einer tiefer liegenden Schicht der Beziehungsrealität des fremden Systems (Ulsamer 1999). Mahr (1998, S. 30) schreibt dazu:

> »Es ist mir im Laufe der Zeit klar geworden, dass die Weisheit der guten Lösungen in Familienaufstellungen nicht so sehr allein in uns, den Klienten oder den Therapeuten, liegt, sondern im Energiefeld der Aufstellung selbst: Wir werden von guten Lösungen viel eher gefunden, als daß wir sie finden oder erfinden«.

Von Hellinger wird dieses wissende Feld als die den Einzelnen übersteigende und ihn steuernde wissende Seele verstanden. Seiner Meinung nach findet diese die Lösungen in Aufstellungen und hat eine weiter reichende Wirkung als menschliches Denken und Handeln. Für ihn sind in dieser Seele »alle mit allem verbunden« (Hellinger 2007, S. 224). Dieser Erklärungsansatz stößt auf Kritik (Köth 2007, S. 199): »Diese esoterische oder schamanistische Erklärung lässt sich bei Hellinger selbst, Mahr, Ulsamer (...) und den meisten ›phänomenologischen Familienstellern‹ finden.«

Aus der Perspektive der empirischen Forschung lassen sich diese Erklärungsansätze weitgehend als spekulativ bzw. kaum verifizierbar oder falsifizierbar bewerten. Unabhängig davon prägen sie Grundhaltungen und Arbeitsweisen verschiedener Aufstellungsleiter.

2.5 Unterschiedliche Haltungen von Anwendern der Aufstellungsmethode

Im Zentrum der oft kontroversen Diskussion steht die Frage nach der Grundhaltung seiner Anwender. Holzschnittartig kann man in der »Aufstellerszene« eine konstruktivistische Haltung, prominent vertreten z. B. durch Varga von Kibéd und Sparrer, abgrenzen von einer phänomenologischen Haltung, am prominentesten vertreten durch Hellinger. Die Haltung vieler Aufsteller ist wahrscheinlich irgendwo zwischen diesen beiden Polen angesiedelt.

2.5.1 Konstruktivistische vs. phänomenologische Sichtweise der Aufstellungsarbeit

Der Familientherapie nach Satir, der ericksonschen Hypnotherapie, der Kurzzeittherapie nach de Shazer und dem systemischen Therapieansatz der Heidelberger Schule liegt eine konstruktivistisch-systemische Haltung zugrunde, die auf der Erkenntnistheorie des Konstruktivismus aufbaut (von Schlippe u. Schweitzer 2007). Dieser geht davon aus, dass wir unsere psychologische Wirklichkeit erfinden und nicht vorfinden, d. h., dass jede Wirklichkeit von den Beobachtungskategorien ihrer jeweiligen Betrachter bestimmt wird. Gleichzeitig ist die Wirklichkeitsbildung als ein sozialer Kommunikationsprozess zu verstehen. Systeme konstruieren sich eine gemeinsame Wirklichkeit. »Die gemeinsame Sichtweise davon, was als ›Wirklichkeit*en*‹ in einem System erlebt wird, ist sehr weitgehend bestimmend für Glück oder Unglück, Zufriedenheit oder Unzufriedenheit« (ebd., S. 89). Varga von Kibéd und Sparrer (2005) verorten ihren Ansatz der Strukturaufstellungen in diesem systemisch-konstruktivistischen Hintergrund, im Menschen- und Weltbild der Familientherapie Satirs sowie im lösungsfokussierten Vorgehen de Shazers.

Hellinger bezeichnet sein Vorgehen als phänomenologisch. Nach Madelung (1998, S. 40) versteht er darunter »das Absehen von Gewohntem und das Sich-Aussetzen der erfahrbaren Wirklichkeit, wie sie sich im Wandel der Zeit zeigt«. Die meisten Entsprechungen zu seinen eigenen philosophischen Erkenntnissen sieht er bei Heidegger, der neben der *Selbst-Erkenntnis* bzw. *Erkenntnis über Erkenntnis* auch auf die *Seins-Erkenntnis* verweist (ebd.). Hellinger nimmt an, dass die Wirkung von Familienaufstellungen darin begründet ist, dass es feste Ordnungen gibt, die es zu entdecken gilt, und dass ein Lösungsbild nicht konstruiert werden kann. In seiner Arbeit fokussiert er dabei auf die Wahrnehmung tiefer liegender, archaischer Beziehungszusammenhänge und nicht auf die Konstruktion einer kontextabhängigen, sich ständig verändernden Beziehungswirklichkeit (Schumacher 2000). Den Konstruktivismus lehnt er grundlegend ab (Sparrer 2006).

Diese grundsätzlich verschiedenen Perspektiven haben eine große Auswirkung auf das Vorgehen während des Aufstellungsprozesses (Tab. 1): Während bei den Konstruktivisten der Therapeut eine forschende, *nicht wissende* Rolle einnimmt, zielt Hellingers (1995) Ansatz auf die Suche nach *Ordnungen der Liebe* ab, in denen heilsame normative Strukturen vorgegeben und nicht verhandelbar seien. Weber (2002) bemüht sich um eine vermittelnde Rolle. Er nimmt an, dass sich konstruktivistische und phänomenologische Haltungen und Grundorientierungen ähnlich sind, z. B. bei der Aufstellungsarbeit mit Organisationen in folgenden Punkten (ebd., S. 63 ff.):

- *Anerkennung des Vorhandenen:* Die bisher im Klientensystem gefundenen Lösungen werden als die unter den bisherigen Bedingungen bestmöglichen angesehen. Alle Beteiligten verdienen Anerkennung für ihren Einsatz. Das fördere die Motivation, sich mit Veränderungsschritten zu befassen und sorge für eine positive Gesprächsatmosphäre.
- *Respekt und Achtung:* Unabhängig von ihrer Anwesenheit wird allen Mitgliedern des Klientensystems im Sinne der Allparteilichkeit und Neutralität die gleiche Achtung entgegengebracht. Gleichzeitig wird eine Infragestellung von Verhaltensweisen und Glaubenssätzen »respektlos« zugemutet, ohne jedoch negativen Eigenschaftszuschreibungen Raum zu geben.
- *Ressourcenorientierung:* Alle notwendigen Fähigkeiten für eine sinnvolle Lösung liegen bereits im System. Anstatt auf Fehler und Defizite sollte auf Kompetenzen und Entwicklungsmöglichkeiten fokussiert werden.
- *Lösungsorientierung:* Dem Beratungsprozess liegt eine Lösungsfokussierung zugrunde. Lange Problembeschreibungen der Klienten werden meist vermieden, da defizitorientierte Überzeugungen und Einstellungen zu einem Belastungsgefühl, Energiemangel und Einfallslosigkeit bei allen Beteiligten führen können. Wird der Berater als respektvoll, lösungs- und ressourcenorientiert erlebt, fällt es dem Klienten leichter, sich zu öffnen und ihm Vertrauen zu schenken.
- *Absichtslosigkeit und Zurückhaltung:* Neue Wirkzusammenhänge und Lösungsrichtungen zu entwickeln, könne nur durch eine Haltung des Verzichts auf Bewertung stattfinden. Es sei wichtig, dass Berater nicht eigene Veränderungsvorstellungen- und -intentionen verfolgen und Klienten in eine bestimmte Richtung beeinflussen wollen, da diese häufig zu Gegenreaktionen im Sinne von »Widerstand« führen.

2.6 Kritische Auseinandersetzung: Bert Hellinger und das Systemische

Nachdem das erste Buch über Hellingers Theorien und Praxis der Familienaufstellung mit dem Untertitel »Die systemische Psychotherapie Bert Hellingers« (Weber 1993) erschien, führte dies zu einer starken Kontroverse zwischen Anhängern und Kritikern der Aufstellungsarbeit sowie innerhalb der systemischen Psychotherapie (König 2004). Prominente Vertreter der Heidelberger systemischen Psychotherapie hielten den gewählten Untertitel für Etikettenschwindel und verwiesen auf unüberbrückbare Differenzen zwischen Hellingers Aufstellungspraxis und dem systemischen Denken (Simon u. Retzer 1995). Sie bemängelten besonders, dass Hellinger vorgebe zu wissen, was für den einzelnen Klienten gut sei und ihm seine Problemlösungen nahelege.

Die Person Hellinger und seine Methode spaltete die Fachöffentlichkeit wie kaum eine andere in den letzten Jahrzehnten. Nachdem Hellingers Buch- und Videoveröffentlichungen zunehmend mehr Kunden fanden und sich seine Seminare und Vortragsveranstaltungen zu Großveranstaltungen entwickelten, wuchs neben der Kritik der Wissenschaft und von Vertretern der systemischen Therapie zunehmend auch die Kritik in den Medien (z. B. Buchholz 2003). Als in der Öffentlichkeit die systemische Familientherapie fälschlicherweise vermehrt mit *Familienstellen nach Hellinger* gleichgesetzt wurde, führte dies zu Abgrenzung und öffentlicher Kritik. So äußerten sich die systemischen Fachverbände *Deutsche Gesellschaft für Systemische Therapie, Beratung und Familientherapie* (DGSF 2003) und *Systemische Gesellschaft* (SG 2004) sowie prominente systemische Therapeuten.

Die primäre Kritik an Hellinger bezieht sich auf seine Grundhaltung sowie sein praktisches Handeln. So werden ihm Dogmatismus, die Verabsolutierung von Prinzipien und Systemen sowie die Wiedereinführung hierarchischer und konservativer Systemstrukturen vorgeworfen (Simon u. Retzer 1995). Weiterhin wird an der Arbeitsweise von Hellinger kritisiert, dass dieser Klienten für unmotiviert und widerständig halte und sie daher bewusst provoziere. Auch wird ein autoritäres, konfrontatives und von einem provokativen Sprachgebrauch geprägtes therapeutisches Vorgehen sowie die Haltung, seine Erkenntnisse als absolute Wahrheiten zu präsentieren, bemängelt (Madelung 1997).

Fritz Simon resümierte 2005, dass sich die Art des Aufstellens seit Mitte der 1990er Jahre verändert habe und eine Integration dieser Methode in die systemische Therapie erfolgt sei, sodass die Unterschiede teilweise verblasst seien. Nichtsdestotrotz sollten die Gegensätze nicht pseudoharmonisch außer Acht gelassen werden. Unterschiede der beiden Ansätze aus der Sicht Simons werden in Tab. 2 zusammengefasst (modifiziert nach Weber, Schmidt u. Simon 2005, S. 64 f.).

Systemische Therapie à la Heidelberger Schule	Aufstellung à la Hellinger
Berater übernimmt direktiv Verantwortung für die Prozesse innerhalb des Beratungssystems, aber nicht des Klientensystems.	Berater ... verkündet, was für den Klienten bzw. das Klientensystem falsch und richtig ist.
Sprache dient als Medium der Metakommunikation, d. h., es wird über das Klientensystem und seine Umwelt reflektiert.	Sprache dient als Handlung, d. h., es wird versucht, den Klienten bzw. sein System in der Sitzung zu ändern.
... Therapeut oder Berater steuert durch die Fokussierung der Aufmerksamkeit die Beschreibung der gemeinsamen Kommunikation; ihre Bewertung bleibt in der Verantwortung der Klienten (moralfreie Intervention).	Handlungsleitend sind in der Sitzung die Bewertungen des Therapeuten oder Beraters. Sie leiten seine Fokussierung der Aufmerksamkeit, er liefert die Erklärung (abgeleitet aus Normen und/oder Erfahrung.)
Berater orientiert sich an abstrakten/formalen Schemata wie System/Umwelt, Teil/Ganzes, Struktur/Funktion, Koevolution, lose/feste Kopplung etc.	Berater orientiert sich an konkreten/inhaltlichen Schemata wie Männer/Frauen, Ältere/Jüngere, Hierarchien, Generationsbeziehungen.
Der Weg in die Zukunft kann direkt eingeschlagen werden; der Umweg über die Vergangenheit ist ... nicht unabdingbar (»radikale Lösungsorientierung«).	Der Weg in die Zukunft führt erst einmal in die Vergangenheit, wo alte Verstrickungen gelöst werden müssen (»Problemorientierung«).
Der Berater/Therapeut geht in die Rolle des Nichtwissenden. Er lädt die Mitglieder des Systems ein, mit ihm gemeinsam in die Außenperspektive gegenüber dem System zu gehen und zu erforschen (Symmetrie der Perspektive).	Der Berater/Therapeut geht in die Rolle des Wissenden/Heilers/Schamanen, der eine hierarchisch übergeordnete Position gegenüber dem Klientensystem einnimmt (Asymmetrie der Perspektive).
Sitzung ist (zumindest vordergründig) rational, aufklärerisch, prosaisch, nüchtern.	Sitzung ist (ebenfalls vordergründig) emotional, ergreifend, mystifizierend.
Ideale Wirkung der Sitzung: Veränderung der Wirklichkeitskonstruktionen der Beteiligten, Steigerung der Komplexität, Erweiterung von Optionen (Nutzung des Möglichkeitssinnes).	Ideale Wirkung der Sitzung: Veränderung der Wirklichkeit, Reduktion von Komplexität, Engführung der Optionen (Akzeptieren von Schicksal).

Systemische Therapie à la Heidelberger Schule	Aufstellung à la Hellinger
Es wird mit den Teilnehmern an einem System mit gemeinsamer Geschichte gearbeitet (Familie/Team etc.)	Es wird mit Einzelklienten und einander fremden Gruppenmitgliedern gearbeitet.
Berater/Therapeut ist im Falle eines Konfliktes neutral gegenüber (1) den unterschiedlichen Parteien, (2) den konkurrierenden Wirklichkeitskonstruktionen ... und (3) der Frage, ob Veränderungen sinnvoll und notwendig sind oder nicht.	Berater/Therapeut ist im Konfliktfall parteilich gegenüber (1) einzelnen Parteien, (2) spezifischen Wirklichkeitskonstruktionen (z. B. vergangenheitsorientierte Erklärungen) und (3) spezifischen Veränderungen (z. B. Verordnung von Ritualen).

Tab. 2: Vergleich der systemischen Therapie der Heidelberger Schule mit der Aufstellungsarbeit nach Hellinger

Für Simon erfüllt die Aufstellungsarbeit Hellingers viele Kriterien traditioneller Heilrituale (Weber et al. 2005). Solche traditionellen Heilrituale können wirksam sein, sind aber eher der Religion als der Wissenschaft zugeordnet, werden wissenschaftlich selten überprüft und unterliegen der Gefahr von Machtmissbrauch und Sektenbildung. Simon wirbt dafür, die Aufstellungsarbeit einer wissenschaftlich fundierten, systematischen Überprüfung zu unterziehen – was wir mit dieser Studie realisiert haben.

3 Der Forschungsstand zur Wirksamkeit von Systemaufstellungen

Jan Weinhold und Andreas Reinhard

In den letzten 20 Jahren haben sich Systemaufstellungen stetig und vielseitig in der psychosozialen und beraterischen Praxis verbreitet. Trotz zunehmender Popularität wurde die Aufstellungsarbeit in Fachkreisen und der Öffentlichkeit kontrovers diskutiert (z. B. DGSF 2003). Unabhängig von der in Kapitel 2 skizzierten Kontroverse existiert bislang keine Zusammenfassung bestehender empirischer Forschungsergebnisse, die Aufschluss über die Wirksamkeit der Methode liefert. Zu diesem Zweck wurde eine systematische Übersicht darüber erarbeitet, welche Wirkungen von Systemaufstellungen überhaupt in empirischen Studien untersucht und berichtet werden. Weiterhin wurde evaluiert, mit welchen Studiendesigns die Wirksamkeit der Aufstellungsarbeit überprüft wurde und welche Güte die verwendeten Studiendesigns aufweisen.

Nach einer Einführung in Aufbau und Funktion einer systematischen Übersichtsarbeit (Kap. 3.1) berichten wir unser konkretes methodisches Vorgehen für die Wirksamkeit von Systemaufstellungen (Kap. 3.2). Anschließend stellen wir die Basisinformationen zu 36 nach definierten Ein- und Ausschlusskriterien selektierten Einzelstudien sowie eine methodische Qualitätsbewertung dieser Studien dar. Befunde zur Wirksamkeit der Aufstellungsarbeit, getrennt nach Familien- und Organisationsaufstellungen, werden zusammengefasst (Kap. 3.3) und kritisch diskutiert (Kap. 3.4). Abschließend werden die Stärken und Schwächen des Review-Prozesses beleuchtet sowie Empfehlungen für die Gestaltung von empirischen Studien zur Wirksamkeit von Systemaufstellungen gegeben.

3.1 Aufbau und Funktion einer systematischen Übersichtsarbeit

Ziel einer systematischen Übersichtsarbeit ist es, anhand einer konkreten Fragestellung und klar definierter Kriterien möglichst alle zu einem bestimmten Thema publizierten Studien systematisch zu erfassen, zu ordnen und zu evaluieren (Ressing, Blettner u. Klug 2009; Timmer u. Richter 2008a). Die daraus resultierende Literaturübersicht soll dem Leser einen Überblick über den aktuellen Stand der Forschung zu diesem Thema geben. Weiterhin kann durch den Vergleich verschiedener Studien deren individuelle methodische Qualität bewertet werden sowie eine zusammenfassende Einschätzung der methodischen Qualität der gesamten Studienlage erfolgen.

Das standardisierte Vorgehen bei einer systematischen Übersichtsarbeit unterscheidet diese von einem narrativen Review, in dem die Auswahl von Studien subjektiv und unsystematisch erfolgt (Greenhalgh 2000). Eine Metaanalyse stellt im Vergleich zu einer systematischen Übersichtsarbeit eine statistische Zusammenfassung verschiedener Studienergebnisse dar. Wenn eine umfassende Literaturrecherche bezüglich einer bestimmten Fragestellung jedoch zeigt, dass nur Studien ohne Kontrollgruppendesign oder zu heterogene Studien vorliegen, ist eine statistische Zusammenfassung von Ergebnissen nicht möglich. Dann – wie auch bei der Wirksamkeit von Systemaufstellungen – bietet sich eine systematische Übersichtsarbeit ohne Metaanalyse an (Timmer u. Richter 2008a).

3.2 Methodik der Übersichtsarbeit zur Wirksamkeit von Systemaufstellungen

Zentrale methodische Schritte einer systematischen Übersichtsarbeit sind (Ressing et al. 2009; Timmer u. Richter 2008a):

1. Formulierung einer Forschungsfrage
2. Festlegung von Ein- und Ausschlusskriterien für Studien
3. umfassende und systematische Recherche und Dokumentation relevanter Studien (Festlegung der Suchbegriffe, Dokumentation der Datenbank- und Literaturauswahl)
4. Zusammenfassung und Qualitätsbewertung der Studien

3.2.1 Fragestellungen

Aus der Leitfrage, ob Systemaufstellungen aus empirischer Sicht wirksam sind, lassen sich folgende Forschungsfragen ableiten:

- Welche Wirkungen von Systemaufstellungen werden in empirischen Studien berichtet? Als wie wirksam werden Systemaufstellungen beschrieben?
- Mit welchen Studiendesigns wurde die Wirksamkeit überprüft? Wie ist die Qualität der selektierten Studien einzuschätzen?

3.2.2 Ein- und Ausschlusskriterien für ausgewählte Studien

In die Übersichtsarbeit eingeschlossen wurden (1) deutsch- oder englischsprachige Studien, die seit 1990 veröffentlicht wurden. Dieser Zeitrahmen berücksichtigt, dass die erste Veröffentlichung über Systemaufstellungen – soweit uns bekannt – erst 1993 erschien (Weber 1993). Eingeschlossen wurden weiterhin Studien, die (2) explizit die empirische Erfassung der Wirksamkeit von Systemaufstellungen angeben oder deren Inhalt auf die Erfassung der Wirksamkeit von Systemaufstellungen schließen lässt.

Nicht berücksichtigt wurden (1) Praxisratgeber oder andere Arbeiten zur Einführung der Aufstellungsmethode[1], (2) Arbeiten zu bestimmten Entwicklungen oder Kontexten der Aufstellungsarbeit[2] und (3) Fallbeschreibungen, die nicht anhand von wissenschaftlich anerkannten Forschungsmethoden analysiert wurden, z. B. die Vielfalt der in der Zeitschrift *Praxis der Systemaufstellung* beschriebenen Einzelaufstellungen.

3.2.3 Literaturrecherche und Dokumentation relevanter Studien

Anhand der oben genannten Fragestellungen wurden bis Februar 2012 folgende etablierte elektronische Datenbanken zur Datenrecherche genutzt: *Cochrane Library, Psycinfo, Psyndex, PsycARTICLES, Medline* und *ISI Web of Science*. Mehrere leicht variierende Suchbegriffe wurden in englischer und deutscher Sprache verwendet (Tab. 3).

Sprache	Suchwörter
Deutsch	Familienaufstellung(en), Familien-Aufstellung(en), Familien Aufstellung(en), Familienstellen, Organisationsaufstellung(en), Organisations-Aufstellung(en), Organisation Aufstellung(en), Systemaufstellung(en), System-Aufstellung(en), System Aufstellung(en), Strukturaufstellung(en), Struktur-Aufstellung(en), Struktur Aufstellung(en) & Aufstellung(en)
Englisch	Family Constellation(s), Family-Constellation(s), Organizational Constellation(s), Organizational-Constellation(s), Systemic Constellation(s), Systemic-Constellation(s), Structural Constellation(s), Structural-Constellation(s)

Tab. 3: Verwendete Suchwörter der Übersichtsarbeit

1 z. B. Hellinger 1995; König 2004; Schneider 2006; Sparrer 2006; Sparrer u. Varga von Kibéd 2010

2 z. B. de Philipp 2006; Groth u. Stey 2007; Hausner 2008; Madelung u. Innecken 2010; Mason Boring 2009; Weber et al. 2005

Weiterhin wurden die Datenbanken der Deutschen Gesellschaft für Systemaufstellungen (DGfS), der International Systemic Constellations Association (ISCA) und des Internationalen Forums für Systemaufstellungen in Organisationen und Arbeitskontexten e. V. (infosynon) hinsichtlich empirischer Studien durchsucht. Schließlich wurden weitere Studien über Referenzierungen und Expertenanfragen identifiziert. Alle publizierten Studien, die unseren Einschlusskriterien entsprachen, wurden in die Analyse aufgenommen. Einige in aufstellungsspezifischen Datenbanken (DGfS, ISCA, infosynon) katalogisierte, aber bisher unveröffentlichte Qualifikationsarbeiten, z. B. Diplomarbeiten oder Promotionen, wurden ebenfalls in die Analyse eingeschlossen.

3.2.4 Zusammenfassung und Qualitätsbewertung der selektierten Studien

Angelehnt an die Kriterien zur Einschätzung der Wirksamkeit von therapeutischen Interventionen des Wissenschaftlichen Beirats Psychotherapie (WBP 2010) sowie an die APA-Wirksamkeitskriterien für psychotherapeutische Interventionen von Chambless und Ollendick (2001) wurde ein Schema zur Zusammenfassung und Qualitätsbewertung der einzelnen Studien erstellt (Tab. 4).

Zunächst wurde jede Studie zusammengefasst. Neben der Veröffentlichungsart und dem Typ der Aufstellungsarbeit (Familien-, Organisations- oder Strukturaufstellung) sind zentrale Kategorien: Forschungsziel und Forschungsfrage(n) sowie Angaben zu Stichprobe, Methodik und Ergebnisdarstellung. Weiterhin wurden Angaben zum Autor aufgenommen und die Information, ob der Autor gleichzeitig die Position des Aufstellungsleiters in der eigenen Studie besetzt.

Der folgende Abschnitt des Schemas (»Kriterien zur Bewertung der Studienqualität«) dient zur Bewertung der Studienqualität. Er beinhaltet drei methodische und verfahrensspezifische Kriterien, welche die Angemessenheit, Nachvollziehbarkeit und Transparenz des jeweiligen Forschungsdesigns einschätzen. Alle Kriterien wurden so gewählt, dass quantitative und qualitative Studien zusammengefasst und bewertet werden konnten. Zur angemessenen Beurteilung einer empirischen Studie sollte zunächst die interne Validität analysiert werden, d. h. inwieweit durch Studiendesign und Methodik mögliche Verzerrungsrisiken ausgeschlossen oder minimiert wurden (Greenhalgh 2000; Windeler 2007). Deshalb wurde geprüft, ob die Untersuchung eine klar formulierte Fragestellung beinhaltet und wie transparent das

Zusammenfassung	
Titel	
Autor	
Veröffentlichungsart	Akademische Qualifikationsarbeit (Diplomarbeit / Bachelor- oder Masterarbeit / Promotion) / Buch / Buchkapitel / Journal-Artikel (wiss. Journal, nichtwiss. Journal, Online-Publikation)
Aufstellungstyp	Familienaufstellung (FA) / Organisationsaufstellung (OA) / systemische Strukturaufstellung (SySt)
Autor = Aufsteller	ja / nein / unklar
Ziel der Studie/Studiendesign	
Forschungsfrage/-hypothese	
Stichprobe	*n*, Geschlecht, Alter, demografische Variablen
Methodik	
Ergebnisse	

Kriterien zur Bewertung der Studienqualität (✔ = ja ✘ = nein)	
1 Methodische Kriterien	
1.1 Fragestellungen / Hypothesen	
Die Fragestellung/en ist/sind und/oder die Hypothese/n ist/sind eindeutig formuliert	✔ ✘
1.2 Stichprobenbeschreibung	
Die Stichprobe ist hinreichend beschrieben (mindestens drei der folgenden fünf Aspekte werden beschrieben): Gesamtzahl, Geschlecht, Alter, Beruf oder sozialer Status, Art der Anliegen, bei klinischen Studien ggf. diagnostische Angaben	✔ ✘
Vorkenntnisse der Probanden über Aufstellungsarbeit werden beschrieben	✔ ✘
In der Stichprobenbeschreibung wird unterschieden zwischen falleinbringenden Klienten und teilnehmenden Beobachtern	✔ ✘
1.3 Intervention	
Die durchgeführte Intervention ist hinreichend beschrieben (mindestens drei der folgenden fünf Kriterien): Auftragsklärung (Anliegen des Klienten), Ausgangsbild/er, Elemente der Prozessarbeit, Lösungsbild, Abschluss der Aufstellung	✔ ✘

Informationen zu Ausbildung/Erfahrung des Aufstellungsleiters werden angegeben	✔ ✘
1.4 Datenerhebung und -auswertung	
Zur Datenerhebung verwendete Instrumente und Methoden werden beschrieben: a) Quantitativ: z. B. Fragebögen; b) Qualitativ: z. B. teilnehmende Beobachtung, Interviews	✔ ✘
Auswertungsmethoden werden beschrieben: a) Quantitativ: deskriptive oder inferenzstatistische Verfahren werden beschrieben; b) Qualitativ: Regelgeleitetheit wird durch Verfahrensbeschreibung nachgewiesen (z. B. Inhaltsanalyse)	✔ ✘
1.5 Ergebnisdarstellung und Diskussion der Ergebnisse	
Beschreibung der Ergebnisse: a) [Bei quantitativen Studien]: klare Darstellung der Wirksamkeitskriterien in Zahlenwerten (Skalenwerte, M, SD, Effektstärken) b) [Bei qualitativen Studien]: nachvollziehbare Beschreibung, z. B. von Kategorien mit Ankerbeispielen, Fallbeschreibungen, Narrativen	✔ ✘
Es wird berichtet, ob auf mögliche negative Nebenwirkungen geachtet wurde	✔ ✘
Katamnestische Daten werden erhoben und dargestellt	✔ ✘
Die Ergebnisse werden in einem theoretischen Rahmen interpretiert	✔ ✘
Es erfolgt eine klare Trennung von Ergebnisdarstellung und Interpretation	✔ ✘
2 Allgemeine Qualitätskriterien	
2.1 Das Forschungsdesign ist für die Beantwortung der Fragestellung angemessen	✔ ✘
2.2 Das methodische Vorgehen ist nachvollziehbar dokumentiert	✔ ✘
2.3 Hinweis, dass Autor nicht zugleich Aufsteller in der Studienintervention ist	✔ ✘
Klassifikation nach den Kriterien der evidenzbasierten Medizin (EBM)	
Evidenzklasse:	Ia; Ib / IIa; IIb / III / IV

Tab. 4: Schema zur zusammenfassenden Darstellung und Qualitätsbewertung der selektierten Studien

methodische Vorgehen von Datenerhebung und -analyse dokumentiert wurde. Bei quantitativen Messungen wurden Stichprobenauswahl und Stichprobengröße berücksichtigt, da es durch eine selektive Auswahl und bei zu geringen Stichprobengrößen zu Verzerrungen kommen kann. Bei experimentellen Studien wurde geprüft, ob eine Kontrollgruppe in das Studiendesign integriert wurde, die Zuordnung randomisiert und verdeckt erfolgte, eine Verblindung und eine Parallelisierung von Probanden integriert sowie über mögliche Drop-outs informiert wurde (Timmer u. Richter 2008b).

Abschließend erfolgte eine Kategorisierung der selektierten Studien nach den Kriterien der evidenzbasierten Medizin (EBM, Tab. 5). In der medizinischen Forschung hat sich zur Einordnung von Studiendesigns und zur Qualitätsbewertung empirischer Arbeiten die EBM etabliert. Sie wird definiert als der »gewissenhafte, ausdrückliche Gebrauch der gegenwärtig besten externen, wissenschaftlichen Evidenz für Entscheidungen in der medizinischen Versorgung individueller Patienten« (Sackett et al. 1996, S. 71). Um Patienten auf der Wissensbasis der besten zur Verfügung stehenden wissenschaftlichen Daten zu behandeln, wurden Leitlinien entwickelt, die vier Evidenzklassen unterscheiden.

EBM-Klasse		Anforderungen an die Studie
I	a	Evidenz aufgrund einer systematischen Übersichtsarbeit/Metaanalyse und randomisiert-kontrollierter Studien
	b	Evidenz aufgrund mindestens einer hochqualitativen randomisierten, kontrollierten Studie
II	a	Evidenz aufgrund mindestens einer gut angelegten, kontrollierten Studie ohne Randomisierung
	b	Evidenz aufgrund einer gut angelegten, quasi-experimentellen Studie
III		Evidenz aufgrund gut angelegter, nichtexperimenteller deskriptiver Studien
IV		Evidenz aufgrund von Berichten/Meinungen von Expertenkreisen, Konsensuskonferenzen und/oder klinischen Erfahrungen anerkannter Autoritäten, beschreibenden Studien

Tab. 5: Kategorien der evidenzbasierten Medizin (EBM)

Metaanalysen und randomisiert-kontrollierte Studien (RCT; Kap. 5.1) weisen nach dem Klassifikationssystem der EBM-Leitlinien den höchsten Evidenzgrad auf. Expertenmeinungen und deskriptive Studien haben einen geringeren Evidenzgrad. Quantitative Studien, die nicht die Kriterien von Evidenzgrad III erfüllen oder methodische Mängel aufweisen, werden Evidenzgrad IV zugeordnet (Tab. 5). Die Orientierung an der EBM-Klassifikation wurde gewählt, um die Vergleichbarkeit mit der Evidenz anderer Verfahren zu ermöglichen und um einen komplexitätsreduzierenden Überblick über die methodische Qualität der selektierten Studien zu geben. Die EBM-Klassifikation der selektierten Studien sollte somit als wertneutrale Zusammenfassung verschiedener Studiendesigns verstanden werden.

Alle selektierten Studien wurden anhand des in Tab. 4 dargestellten Schemas analysiert. Die Kriterien der Qualitätsbewertung wurden dichotom formuliert, sodass eine eindeutige Zuordnung als *vorhanden* (✔ = ja) oder *nicht vorhanden* (✘ = nein) erfolgen konnte. Jede selektierte Studie wurde so übersichtlich auf ca. 2 bis 3 Seiten zusammengefasst und bewertet (Reinhard 2012).

3.3 Ergebnisse

3.3.1 Basisinformationen zu den selektierten Studien

Mittels Literaturrecherche konnten insgesamt 36 kriteriengerechte Studien identifiziert werden (Tab. 6 und Tab. 7). 19 der 36 Studien konzentrieren sich auf Familienaufstellungen, 14 Studien auf Organisationsaufstellungen und weitere drei auf Strukturaufstellungen. Das Buch von Kohlhauser und Assländer (2005) umfasst zwei empirische Studien, die separat bewertet wurden: In der ersten Studie wurden qualitative Interviews geführt, in der zweiten eine Fragebogenevaluation zur Wirksamkeit von Organisationsaufstellungen vorgenommen.

Von den drei Studien zu Strukturaufstellungen konnten zwei Studien organisationsspezifischen (Baumgartner 2006; Berreth 2009) und eine Studie psychotherapeutischen Kontexten zugeordnet werden (Köth 2007). Von den 19 Studien zu Familienaufstellungen haben 12 ein quantitatives, 5 ein qualitatives und 2 ein quantitativ-qualitativ gemischtes Forschungsdesign. Von den Studien zu Organisationsaufstellungen weisen 9 einen qualitativen, 2 einen quantitativen und 3 einen quantitativ-qualitativ gemischten Aufbau auf. Die 3 Studien zu Strukturaufstellungen weisen jeweils einmal ein qualitatives, ein quantitatives und ein gemischtes Design auf. Der Großteil der Studien wurde im deutschsprachigen Raum durchgeführt und in deutscher Sprache veröffentlicht. Lediglich 5 Studien wurden außerhalb des deutschen Sprachraums durchgeführt und sind in englischer Sprache verfasst. Die 36 Studien waren unterschiedlich publiziert bzw. zugänglich (Tab. 6).

	Familienaufstellungen	**Organisationsaufstellungen**	**Strukturaufstellungen (SySt)**
Buch	2	2	–
Buchkapitel	1	2	–
Promotion	2	1	–
Diplom- oder Masterarbeit	4	1	–
Als Buch veröffentlichte Promotion, akademische Qualifikationsarbeit	2	5	2
Journal (wissenschaftlich)	2	1	1
Journal (nicht wissenschaftlich)	5	1	–
Online-Publikation	1	1	–
Gesamt	19	14	3

Tab. 6: Veröffentlichungsarten der selektierten Studien der Übersichtsarbeit

Bei den Dissertationen und Abschlussarbeiten handelt es sich zum Teil um unveröffentlichte Arbeiten, die uns auf Nachfrage zugeschickt wurden. Teilweise wurden die Arbeiten auch über universitäre Lehrstühle oder private Webseiten online veröffentlicht. Insgesamt wurden 17 Studien als universitäre Qualifikationsarbeiten oder Dissertationen erstellt. Neun davon wurden als Fachbücher veröffentlicht. Zehn Studien wurden in Fachzeitschriften publiziert, davon nur vier in wissenschaftlichen Fachzeitschriften. Sechs Studien erschienen in den praxisorientierten Zeitschriften *Praxis der Systemaufstellung* und *The Knowing Field. International Constellations Journal.* Sieben Studien wurden als Fachbücher oder Buchkapitel veröffentlicht. Eine Studie wurde auf der privaten Webseite des Verfassers online gestellt, eine weitere, die ebenfalls nur als Online-Beitrag zu finden war, wurde im Rahmen eines wissenschaftlichen Forschungsprojekts durchgeführt.

3.3.2 Methodische Qualitätsbewertung der selektierten Studien

In Tab. 7 werden die Ergebnisse der methodischen Qualitätsbewertung der einzelnen Studien für einen vergleichenden Überblick dargestellt. Die Studien wurden dazu nach dem Namen des Erstautors alphabetisch sortiert und den Kriterien zur Bewertung der Studienqualität gegenübergestellt. Die Zusammenfassungen aller Einzelstudien finden sich bei Reinhard (2012).

Tab. 8 (S. 50/51) zeigt eine quantifizierende Zusammenfassung aller selektierten Studien anhand unserer Bewertungskriterien. Den meisten Studien liegt eine eindeutig formulierte Fragestellung oder Hypothese zugrunde und sie weisen eine hinreichende Stichprobenbeschreibung auf. Vorkenntnisse und -erfahrungen von Probanden bezüglich der Aufstellungsarbeit sowie die Unterscheidung zwischen falleinbringenden Klienten und teilnehmenden Beobachtern werden überwiegend berücksichtigt. Mehrheitlich sind die Angaben zu den Interventionen (Aufstellungsprozess) sowie zur Ausbildung und Erfahrung der jeweiligen Aufstellungsleiter nicht hinreichend, außer bei den Studien zu Strukturaufstellungen. Instrumente und Methoden zur Datenerhebung sowie Auswertungsmethoden sind mehrheitlich beschrieben, die Studien über Familienaufstellungen fallen gegenüber den anderen Studien leicht ab.

Über alle Aufstellungsformen hinweg fällt die Bewertung der Ergebnisdarstellung überwiegend positiv aus. Die Beschreibung der Wirksamkeitskriterien quantitativer Studien in Zahlenwerten und die Ergebnispräsentation qualitativer Studien, z. B. durch inhaltsanalytische Kategorienbildung, wurden in fast allen Studien zufriedenstellend vorgenommen. Weiterhin wurden die Ergebnisse größtenteils in einen theoretischen Rahmen eingebettet und die Interpretation wurde klar von der Ergebnisdarstellung getrennt. Alle Studien berichten über positive Wirkungen der Methode, während auf negative Nebenwirkungen nur bei leicht über der Hälfte der Untersuchungen geachtet wurde. Katamnestische Daten wurden nur in geringem Ausmaß erhoben. Für die Mehrzahl aller Studien kann das Forschungsdesign als angemessen erachtet werden. Die Bewertungen der Studien sowohl zu Organisationsaufstellungen als auch zu Strukturaufstellungen fallen hier

Kriterien zur Bewertung der Studienqualität	Baumgartner 2006	Berreth 2009	Borek 2011	Chu 2008	Cohen 2008	Gleich 2008	Gminder 2005	Häuser 1998
1. Methodische Kriterien								
1.1 Fragestellungen/Hypothesen								
Fragestellung/en und/oder Hypothese/n eindeutig formuliert	✔	✔	✔	✘	✔	✔	✔	✘
1.2 Stichprobenbeschreibung								
Stichprobe hinreichend beschrieben (mind. 2 der folgenden 5 Aspekte): Gesamtzahl, Geschlecht, Alter, Beruf oder sozialer Status, Art der Anliegen, bei klin. Studien ggf. diagnostische Angaben	✔	✘	✘	✔	✔	✔	✔	✔
Vorkenntnisse der Probanden über Aufstellungsarbeit beschrieben	✘	✘	✘	✔	✘	✔	✘	✔
Stichprobenbeschreibung unterscheidet falleinbringenden Klienten und teilnehmenden Beobachter	✘	✔	✘	✔	✔	✔	✔	✔
1.3 Intervention								
Durchgeführte Intervention ist hinreichend beschrieben (auf mind. 3 der 5 Kriterien wird eingegangen): Auftragsklärung (Anliegen des Klienten), Ausgangsbild/er, Elemente der Prozessarbeit, Lösungsbild, Abschluss der Aufstellung	✔	✔	✔	✔	✔	✘	✔	✘
Informationen zu Ausbildung und Erfahrung des Aufstellungsleiters werden angegeben	✔	✘	✘	✔	✘	✘	✘	✔
1.4 Datenerhebung und -auswertung								
Instrumente und Methoden zur Datenerhebung werden beschrieben: (a) quantitativ: z. B. Fragebögen; (b) qualitativ: z. B. teilnehmende Beobachtung, Interviews	✔	✔	✔	✔	✔	✔	✔	✔
Auswertungsmethoden werden beschrieben: (a) Quantitativ: deskriptive oder inferenzstatistische Verfahren werden beschrieben; (b) Qualitativ: Regelgeleitetheit durch Verfahrensbeschreibung wird nachgewiesen (z. B. Inhaltsanalyse)	✔	✔	✔	✔	✔	✔	✔	✘
1.5. Ergebnisdarstellung und Diskussion der Ergebnisse								
Beschreibung der Ergebnisse: [Bei quantitativen Studien]: klare Darstellung der Wirksamkeitskriterien in Zahlenwerten (Skalenwerte, M, SD, Effektstärke) [Bei qualitativen Studien]: nachvollziehbare Beschreibung, z. B. von Kategorien mit Ankerbeispielen, Fallbeschreibungen, Narrativen	✔	✔	✔	✔	✔	✔	✔	✔
Es wird berichtet, ob auf mögliche negative Nebenwirkungen geachtet wurde	✔	✔	✘	✔	✘	✔	✔	✔
Katamnestische Daten werden erhoben und dargestellt	✘	✘	✔	✘	✘	✘	✘	✘
Ergebnisse in theoretischem Rahmen werden interpretiert	✔	✔	✔	✔	✔	✔	✔	✘
Ergebnisdarstellung und Interpretation werden klar getrennt	✔	✔	✔	✔	✔	✔	✔	✔
2. Allgemeine Qualitätskriterien								
2.1 Das Forschungsdesign ist für die Beantwortung der Fragestellung angemessen	✔	✔	✔	✘	✔	✔	✔	✘
2.2 Das methodische Vorgehen ist nachvollziehbar dokumentiert	✔	✔	✔	✔	✔	✔	✔	✘
2.3 Hinweis, dass Autor nicht zugleich Aufsteller der Studienintervention ist	✔	✔	✘	✘	✘	✔	✘	✔
3. Klassifikation in Orientierung an EBM								
Evidenzklasse Stufe Ia; Ib / IIa; IIb / III / IV	IV	IV	IV	IV	IV	IV	IV	IV

	Höppner 2001	Jost 2007	Junge 1998	Jurg 2010	Kalb 2007	Kohlhauser 2005 [1]	Kohlhauser 2005 [2]	Köth 2007	Krüger 2003	Kumbruck 2005	Laireiter 2011	Langlotz 2005	Langlotz 2006	Lehmann 2006	Mahr 2008	Malessa 2007	Maric 2007	Mraz 2006	Pacher 2006	Raich 2009	Rieger 1999	Ruppert 2002	Ruppert 2007	Schuhmacher 2000	Sethi 2009	Thomas 2010	van den Berg 2007	Wesseler 2003
	✔	✗	✔	✔	✔	✔	✗	✔	✗	✔	✔	✗	✗	✔	✔	✔	✔	✔	✔	✔	✔	✗	✔	✔	✔	✔	✔	✔
	✔	✔	✔	✔	✔	✔	✔	✔	✔	✔	✔	✗	✔	✔	✔	✔	✔	✔	✔	✔	✔	✗	✔	✔	✔	✔	✔	✔
	✔	✗	✔	✔	✔	✔	✔	✗	✗	✔	✔	✗	✗	✔	✗	✔	✔	✔	✗	✔	✔	✗	✔	✗	✗	✔	✔	✔
	✔	✗	✔	✔	✔	✔	✗	✔	✔	✔	✗	✗	✗	✔	✗	✔	✔	✔	✔	✗	✔	✔	✔	✔	✗	✗	✔	✗
	✔	✗	✗	✔	✔	✗	✗	✔	✗	✗	✗	✔	✗	✔	✔	✗	✔	✗	✗	✗	✗	✗	✗	✔	✗	✗	✗	✗
	✔	✗	✗	✗	✗	✗	✗	✔	✗	✗	✗	✗	✗	✔	✗	✗	✗	✗	✗	✔	✔	✗	✗	✔	✗	✗	✗	✔
	✔	✔	✔	✔	✔	✔	✔	✔	✔	✔	✔	✔	✔	✔	✔	✔	✔	✔	✔	✔	✔	✔	✔	✔	✔	✔	✔	✔
	✔	✔	✔	✔	✗	✔	✗	✔	✔	✗	✔	✗	✗	✔	✗	✔	✔	✔	✔	✔	✔	✔	✗	✔	✗	✗	✔	✔
	✔	✔	✔	✔	✔	✔	✗	✔	✗	✗	✔	✔	✔	✔	✔	✔	✔	✔	✔	✔	✔	✔	✔	✔	✔	✔	✔	✔
	✔	✔	✔	✔	✔	✗	✔	✗	✗	✗	✔	✗	✔	✔	✗	✔	✗	✔	✔	✗	✔	✗	✗	✗	✗	✗	✗	✔
	✔	✗	✗	✗	✗	✗	✗	✔	✗	✗	✗	✔	✔	✔	✗	✗	✗	✗	✗	✗	✔	✗	✗	✔	✗	✗	✗	✗
	✔	✗	✔	✔	✔	✔	✔	✔	✔	✔	✔	✔	✗	✔	✔	✔	✔	✗	✔	✔	✔	✗	✗	✔	✔	✔	✔	✔
	✔	✔	✔	✔	✔	✗	✗	✗	✔	✔	✔	✔	✔	✔	✔	✔	✔	✗	✔	✔	✔	✔	✔	✔	✔	✔	✔	✔
	✔	✗	✔	✔	✗	✔	✗	✔	✔	✗	✗	✗	✗	✔	✔	✔	✔	✗	✔	✔	✔	✗	✗	✔	✗	✗	✔	✔
	✔	✔	✔	✔	✗	✔	✗	✔	✔	✗	✔	✗	✗	✔	✗	✔	✔	✔	✔	✔	✔	✔	✗	✔	✗	✔	✔	✔
	✔	✗	✔	✗	✔	✔	✗	✗	✗	✔	✔	✗	✗	✗	✗	✔	✔	✗	✔	✔	✔	✔	✗	✗	✗	✔	✗	✔
	IIb	IV	IV	IV	IV	IV	IV	IV	IV	IV	IV	IV	IV	IV	IV	IV	IV	IV	IV	IV	IV	IV	IV	III	IV	IV	III	IV

Tab. 7: Qualitätsbewertung der 36 selektierten Studien der Übersichtsarbeit

positiv aus. Hingegen passen Studiendesign und Fragestellungen nur bei etwas weniger als der Hälfte der Studien zu Familienaufstellungen zusammen. Bei einem Großteil der Studien wurde das methodische Vorgehen nachvollziehbar dokumentiert. Jedoch waren bei der Hälfte der Studien die Autoren gleichzeitig die Aufstellungsleiter.

Nach dem EBM-Klassifikationssystem konnten von den 14 quantitativ angelegten Studien lediglich drei der Evidenzklasse II (Höppner 2001) oder III (Schumacher 2000; van den Berg u. Roevans 2007) zugeordnet werden. Damit wird deutlich, dass gerade die quantitativen Studiendesigns häufig nicht den gängigen wissenschaftlichen Ansprüchen von Psychotherapie- und Beratungsforschung genügen. So lag beispielsweise bei einem beträchtlichen Anteil der quantitativen Studien weder eine Basisdatenerhebung vor, noch wurden Kontrollgruppen verwendet. Gleichzeitig muss jedoch die Qualität vieler der 22 qualitativen oder gemischt qualitativ-quantitativen Studien hervorgehoben werden, die aufgrund des EBM-Systems zwar alle der Evidenzklasse IV zugeordnet, teilweise jedoch mit großer methodisch Sorgfalt durchgeführt wurden.

3.3.3 Zusammenfassung der Studienergebnisse zu Familienaufstellungen

Bei Familienaufstellungen konnte nur die quasi-experimentelle Studie von Höppner (2001) der Evidenzklasse II nach EBM zugeordnet werden, in der verschiedene persönlichkeitspsychologische Maße über einen Zeitraum von 5 Monaten nach Aufstellungsteilnahme untersucht wurden. Im Prä-post-Vergleich mit Kontrollgruppe zeigten sich signifikante Verbesserungen des psychischen Befindens und des Selbstkonzepts nach Teilnahme an einem Aufstellungsseminar. Weiterhin wurde die Relevanz des Lösungsbilds der Aufstellung für den Veränderungsprozess bestätigt.

Die einzige Studie der Evidenzklasse III prüfte, inwiefern Familienaufstellungen die Wahrnehmung familiärer und organisationaler Beziehungen sowie die Kooperation unter Arbeitskollegen beeinflussen (Schumacher 2000). Im Prä-post-Vergleich ohne Kontrollgruppe zeigte sich nach einem Aufstellungsseminar eine Verbesserung sowohl der emotionalen Verbundenheit als auch der Autonomie in der Familie. Bezogen auf die Organisation erhöhte sich die wahrgenommene Autonomie in den Arbeitsbeziehungen, jedoch nicht die emotionale Verbundenheit. Die Veränderungen der subjektiven Familien- und Organisationsbilder korrelierten dabei miteinander.

Alle anderen Studien zu Familienaufstellungen wurden der Evidenzklasse IV zugeordnet. Die meisten Studien haben quantitative Forschungsdesigns, die jedoch für eine Klassifikation der Evidenzstufe III nicht hinreichend sind oder methodische Mängel aufweisen. Krüger und Schmidt-Michel (2003) untersuchten im Prä-post-Vergleich die Wirksamkeit von Familienaufstellungen hinsichtlich der Reduktion psychiatrischer Symptome in einer Tagesklinik. Auch in den Studien von Langlotz (2005; 2006), Rieger und Stückemann (1999) und Sethi (2009) wurden als Studiendesigns Prä-post-Vergleiche gewählt. So überprüfte Langlotz (2005; 2006) die Effizienz von Familienaufstellungen mit den Fragebögen *Verhaltens- und Erlebnisinventar* und *SCL-90-R – Symptom Checkliste* in von ihm selbst durchgeführten Seminaren. Rieger und Stückemann (1999) befassten sich mit Beziehungs- und Befindlichkeitsveränderungen von Klienten durch Familienaufstellungen. Im Mittelpunkt der Studie von Sethi (2009) standen die Auswirkungen von Familienaufstellungen auf die Beziehungen, das Wohlbefinden und die Gesundheit von Teilnehmern.

Den Studien von Jost (2007) und Mraz (2006) liegt ebenfalls ein quantitatives Design zugrunde. Bei den Studien handelt es sich jedoch ausschließlich um retrospektive Nachbefragungen von ehemaligen Klienten oder Seminarteilnehmern bezüglich der Wirksamkeit der Aufstellungsmethode. Ein vergleichbares retrospektives Studiendesign ohne Basisdatenerhebung haben die Studien von Laireiter und Mitterhuemer (2011) sowie von Thomas (2010). Hier wurden die Effekte von Familienaufstellungen quantitativ und anonym in Online-Umfragen erhoben. Mahr und Brömer (2008) untersuchten die Auswirkungen von Familienaufstellungen bezüglich des Therapieverlaufs in einer Suchtrehabilitationseinrichtung. Auch hier fand die quantitative Datenerhebung ausschließlich retrospektiv statt. Ein quantitativ-qualitativ gemischtes Studiendesign wählten Chu (2008) sowie Häuser, Klein und Schmidt-Keller (1998). Chu (2008) unternahm eine retrospektiv angelegte Befragung seiner ehemaligen Klienten. Bei Häuser, Klein und Schmidt-Keller (1998) handelt es sich um eine 12-Monats-Katamnese eines Aufstellungsseminars Bert Hellingers, ebenso ohne Basisdatenerhebung.

Kriterien zur Bewertung der Studienqualität			
Anzahl der Studien des jeweiligen Aufstellungstyps	**FA = 19**	**OA = 14**	**SySt = 3**
1 Methodische Kriterien			
1.1 Fragestellungen/Hypothesen			
Die Fragestellung/en ist/sind und/ oder Hypothese/n ist/sind eindeutig formuliert	✔ 13 ✘ 6	✔ 12 ✘ 2	✔ 3 ✘ 0
1.2 Stichprobenbeschreibung			
Die Stichprobe ist hinreichend beschrieben (mindestens drei der folgenden fünf Aspekte werden beschrieben): Gesamtzahl, Geschlecht, Alter, Beruf oder sozialer Status, Art der Anliegen, bei klinischen Studien ggf. diagnostische Angaben	✔ 18 ✘ 1	✔ 12 ✘ 2	✔ 2 ✘ 1
Vorkenntnisse der Probanden über Aufstellungsarbeit werden beschrieben	✔ 11 ✘ 8	✔ 10 ✘ 4	✔ 0 ✘ 3
In der Stichprobenbeschreibung wird unterschieden zwischen falleinbringenden Klienten und teilnehmenden Beobachtern	✔ 11 ✘ 8	✔ 12 ✘ 2	✔ 1 ✘ 2
1.3 Intervention			
Die durchgeführte Intervention ist hinreichend beschrieben (auf mindestens drei der fünf Kriterien wird eingegangen): Auftragsklärung (Anliegen des Klienten), Ausgangsbild/er, Elemente der Prozessarbeit, Lösungsbild, Abschluss der Aufstellung	✔ 6 ✘ 13	✔ 6 ✘ 8	✔ 3 ✘ 0
Informationen zur Ausbildung und Erfahrung des Aufstellungsleiters werden angegeben	✔ 6 ✘ 13	✔ 2 ✘ 12	✔ 2 ✘ 1
1.4 Datenerhebung und -auswertung			
Zur Datenerhebung verwendete Instrumente und Methoden werden beschrieben: a) Quantitativ: z. B. Fragebögen b) Qualitativ: z. B. teilnehmende Beobachtung, Interviews	✔ 19 ✘ 0	✔ 14 ✘ 0	✔ 3 ✘ 0
Auswertungsmethoden werden beschrieben: a) Quantitativ: deskriptive oder inferenzstatistische Verfahren werden beschrieben b) Qualitativ: Regelgeleitetheit wird durch Verfahrensbeschreibung nachgewiesen (z. B. Inhaltsanalyse)	✔ 12 ✘ 7	✔ 11 ✘ 3	✔ 3 ✘ 0

Kriterien zur Bewertung der Studienqualität			
Anzahl der Studien des jeweiligen Aufstellungstyps	**FA = 19**	**OA = 14**	**SySt = 3**
1.5 **Ergebnisdarstellung und Diskussion der Ergebnisse**			
Es wird berichtet, ob auf mögliche negative Nebenwirkungen geachtet wurde	✔ 10 ✘ 9	✔ 9 ✘ 5	✔ 1 ✘ 2
Katamnestische Daten werden erhoben und dargestellt	✔ 5 ✘ 14	✔ 1 ✘ 13	✔ 2 ✘ 1
Die Ergebnisse werden in einem theoretischen Rahmen interpretiert	✔ 14 ✘ 5	✔ 13 ✘ 1	✔ 2 ✘ 1
Es erfolgt eine klare Trennung von Ergebnisdarstellung und Interpretation	✔ 18 ✘ 1	✔ 12 ✘ 2	✔ 3 ✘ 0
2 **Allgemeine Qualitätskriterien**			
2.1 Das Forschungsdesign ist für die Beantwortung der Fragestellung angemessen	✔ 9 ✘ 10	✔ 10 ✘ 4	✔ 3 ✘ 0
2.2 Das methodische Vorgehen ist nachvollziehbar dokumentiert	✔ 13 ✘ 6	✔ 11 ✘ 3	✔ 3 ✘ 0
2.3 Hinweis, dass der Autor nicht zugleich der Aufsteller in der Studienintervention ist	✔ 8 ✘ 11	✔ 9 ✘ 5	✔ 1 ✘ 2
3 **Klassifikation in Orientierung an EBM**			
Evidenzklasse Stufe IIb Evidenzklasse Stufe III Evidenzklasse Stufe IV	1 2 33		

Tab. 8: Quantitative Zusammenfassung der Qualitätsbewertungen

Allen weiteren Studien zur Familienaufstellung liegt ein qualitatives Design zugrunde. Raich (2009) konzentrierte sich auf nachhaltigkeitsfördernde Faktoren systemischer Familienaufstellungen, erhoben durch Experten- und Klienteninterviews. Ruppert (2007) und Junge (1998) führten Interviews mit ehemaligen Seminarteilnehmern über deren Erfahrungen mit der Aufstellungsarbeit durch. Cohen (2008) untersuchte den Nutzen von Familienaufstellungen bei langzeitinhaftierten Schwerverbrechern. Malessa (2007) erforschte deren Wirksamkeit bei der Verarbeitung von sexuellem Missbrauch in der Kindheit/Jugend anhand von Interviews mit Betroffenen. Schließlich befasste sich Köth (2007) mit der Wirkungsweise von Standortaufstellungen als pädagogisch-therapeutischer Interventionstechnik in einer ambulanten Psychotherapiegruppe.

Aus den Studien der Evidenzklasse IV ließen sich folgende Wirkungen der Aufstellungsarbeit extrahieren:

- Familienaufstellungen können positive Auswirkungen auf die Wahrnehmung der Beziehungsqualität innerhalb der Familie haben. Angegeben wird z. B. eine engere Bindung zur Gegenwarts- oder Herkunftsfamilie.[3]
- Durch Familienaufstellungen können systemische Zusammenhänge erkannt und Familiendynamiken gespiegelt werden (Krüger u. Schmidt-Michel 2003; Malessa 2007; Raich 2009). Das Verständnis für andere Familienmitglieder kann gestärkt werden (Jost 2007). Belastende familiäre Verstrickungen und Dilemmata können transparent gemacht (Köth 2007) und destruktive Beziehungsdynamiken gelöst werden (Jost 2007; Laireiter u. Mitterhuemer 2011; Thomas 2010).
- Familienaufstellungen können zu einer Perspektivenerweiterung führen (Laireiter u. Mitterhuemer 2011; Mraz 2006; Sethi 2009), Denk- und Gefühlsanstöße können gegeben (Köth 2007) und verfestigte Sichtweisen entkräftet werden (Ruppert 2007).
- Familienaufstellungen können zu einer Verbesserung des psychischen Wohlbefindens führen[4] und einen positiven Einfluss auf aktuelle Lebensumstände haben (Laireiter u. Mitterhuemer 2011).
- Sie können zu einer Symptomreduktion (Häuser et al. 1998; Langlotz 2005) sowie zur Verringerung psychischer Belastungen beitragen (Malessa 2007).
- Sie können im affektiven Bereich wirken, berichtet werden z. B. eine Verbesserung von Selbstbewusstsein und Selbstsicherheit (Junge 1998; Laireiter u. Mitterhuemer 2011), Optimismus, Selbstwirksamkeit, Lebensfreude und Mut (Jost 2007) sowie allgemein von Lebensenergie (Raich 2009).

3 Chu 2008; Häuser et al. 1998; Junge 1998; Malessa 2007; Raich 2009; Rieger u. Stückemann 1999; Sethi 2009

4 Chu 2008; Langlotz 2006; Mraz 2006; Raich 2009; Rieger u. Stückemann 1999; Sethi 2009

- Nach einer Teilnahme an Familienaufstellungen können sich Teilnehmer von gefühlten Verantwortungen besser abgrenzen; eigene Bedürfnisse können besser wahrgenommen (Junge 1998; Mahr u. Brömer 2008; Raich 2009) und die eigene Autonomie kann gestärkt werden (Rieger u. Stückemann 1999).
- Familienaufstellungen können hilfreich für die subjektive Vergangenheitsbewältigung sein (Jost 2007; Raich 2009) sowie für den Umgang mit der Entfremdung oder dem Tod nahestehender Menschen (Cohen 2008).

Nur teilweise wird über negative Auswirkungen von Familienaufstellungen berichtet, etwa über Unzufriedenheit oder Einsamkeit (Chu 2008; Häuser et al. 1998; Rieger u. Stückemann 1999). Langlotz (2005) stellt fest, dass es durch Familienaufstellungen zu einer kurzzeitigen Labilisierung des emotionalen Befindens der Klienten kommen kann. Weiterhin können durch Familienaufstellungen alte Wunden wieder aufreißen, wie schmerzhafte und traumatische Erfahrungen oder familiäre Schicksalsschläge (Jost 2007). Vereinzelt wird ein stark direktives Verhalten von Aufstellungsleitern kritisiert (Häuser et al. 1998; Laireiter u. Mitterhuemer 2011). Der persönlichen und fachlichen Kompetenz des Aufstellungsleiters (Laireiter u. Mitterhuemer 2011; Raich 2009) sowie dessen Haltung (Malessa 2007) wird ein entscheidender Stellenwert für die Wirksamkeit einer Familienaufstellung zugesprochen. Wichtig für deren Wirksamkeit ist außerdem eine vertrauensvolle und wertschätzende Gruppenatmosphäre (Raich 2009).

3.3.4 Zusammenfassung der Ergebnisse zu Organisationsaufstellungen

Bei den Studien zu Organisationsaufstellungen konnte lediglich die Studie von Van Den Berg und Roevans (2007) Evidenzklasse III zugeordnet werden. Sowohl falleinbringende Teilnehmer als auch Beobachter von Organisationsaufstellungen berichteten kurzfristig über ein signifikant verbessertes Verständnis von Arbeitsbeziehungen und Geschäftsverbindungen. Falleinbringende Teilnehmer empfanden nach einer Organisationsaufstellung weniger Hilflosigkeit am Arbeitsplatz, während das bei den Beobachtern und der Kontrollgruppe nicht der Fall war. Eine Verbesserung der Identifikation mit dem eigenen Arbeitsplatz konnte hingegen bei keiner der Gruppen festgestellt werden.

Alle anderen Studien im Bereich Organisationsaufstellungen wurden der Evidenzklasse IV zugeordnet. Die Studien weisen sehr unterschiedliche Zugänge zur Frage nach den Effekten auf. Borek (2011) überprüfte im Prä-post-Vergleich den Einfluss teaminterner Teamstrukturaufstellungen auf Kommunikation, Kooperation, Koordination und Kohäsion. Kohlhauser und Assländer (2005) evaluierten retrospektiv die Wirksamkeit von Organisationsaufstellungen mit einem selbst konstruierten Fragebogen. Lehmann (2006) prüfte mit einem quantitativ-qualitativ gemischten Forschungsdesign die Wirksamkeit dieses Aufstellungstyps als Instrument zur Perspektivenerweiterung im Umgang mit komplexen Situationen. In den Studien von Baumgartner (2006), Ruppert (2002) und Wesseler et al. (2003) wurden ebenfalls quantitative und qualitative Daten erhoben. Während Baumgartner (2006) untersuchte, ob Strukturaufstellungen die Organisationskultur eines Unternehmens verändern, befasste sich Ruppert (2002) mit einer Determinantenanalyse von Sicherheits- und Gesundheitskulturen in Organisationen. Wesseler et al. (2003) erforschten die Wirksamkeit von Organisationsaufstellungen als Beratungsinstrument im ökologischen Landbau.

Den übrigen Studien zu Organisationsaufstellungen liegt ein qualitatives Design zugrunde. Berreth (2009) führte Interviews mit der Geschäftsleitung zur Einführung und Legitimierung von Organisationsaufstellungen in einem Produktionsbetrieb durch. Während Gleich (2008) Führungskräfte dazu interviewte, ob Aufstellungen im Kontext neuer Führungs- und Problemanforderungen eine lösungsorientierte Hilfe für die Organisationsleitung sind, folgte Kalb (2007) der Frage, inwiefern Organisationsaufstellungen aus der Sicht von Führungskräften einen Beitrag zu Lernprozessen in Organisationen leisten können. In den Arbeiten von Kohlhauser und Assländer (2005) sowie Kumbruck, Gnosa und Nickel (2005) wurden Führungskräfte und Selbstständige interviewt, wie sie die Wirksamkeit von Organisationsaufstellungen rückblickend einschätzen. Im Fokus von Pacher (2006) stand, inwieweit Organisationsaufstellungen im Rahmen von Veränderungsprozessen eine Ressource darstellen können. Gminder (2005) befasste sich in sieben Fallanalysen mit der Wirkung von Organisationsaufstellungen bei der Umsetzung von Nachhaltigkeitsstrategien. Maric (2007) evaluierte Supervisionsaufstellungen in psychosozialen Berufen und interviewte dazu Arbeitnehmer in diesem Feld. Eine ganz andere Zielsetzung verfolgte Jurg (2010) mit der Analyse von Potenzialen und Problemen im Bereich der Markenidentifikation. Hierzu führte er zuerst sieben von ihm als Format selbst entwickelte *Branding-Aufstellungen* durch und befragte anschließend die aufstellenden Markenentwickler und beobachtende Marketingexperten.

Trotz ihrer Heterogenität lassen sich aus den Studien der Evidenzklasse IV folgende Wirkungen von Organisationsaufstellungen extrahieren:

- Organisationsaufstellungen können komplexitätsreduzierend wirken und Klarheit im Umgang mit organisationalen Fragestellungen schaffen.[5]
- Sie können fördern, dass Klienten eine systemische Sichtweise auf ihre Organisation einnehmen und Wechselwirkungen im System beachten (Lehmann 2006). Strukturaufstellungen können die Kooperation und Kohäsion sowie in geringerem Ausmaß auch die Koordination und Kommunikation in Teams begünstigen (Borek 2011).
- Organisationsaufstellungen können implizites und informelles Wissen explizit und transparent machen. Systemdynamiken können zugänglich und kommunizierbar gemacht werden, was dem Einzelnen und der Gesamtorganisation dienen kann.[6]
- Sie können eine lösungsorientierte Hilfestellung für die Bewältigung organisationaler Probleme und Konflikte sowie bei Entscheidungsprozessen sein (Berreth 2009; Gleich 2008).
- Organisationsaufstellungen können die Akzeptanz von problematischen Situationen in Organisationen erhöhen (Kohlhauser u. Assländer 2005; Maric 2007; Wesseler et al. 2003).
- Sie stellen ein Werkzeug für organisationale Veränderungs- und Lernprozesse dar.[7]

---

5 Kohlhauser u. Assländer 2005; Lehmann 2006; Maric 2007; Pacher 2006; Wesseler et al. 2003

6 Gleich 2008; Gminder 2005; Jurg 2010; Kalb 2007; Kohlhauser u. Assländer 2005

7 Berreth 2009; Kalb 2007; Kumbruck et al. 2005; Pacher 2006; Ruppert 2002

- Sie helfen, Organisationsidentität, -vision und -kultur zu stärken, und ermöglichen eine kollektive konstruktivistische Bedeutungsgebung (Baumgartner 2006; Kalb 2007).
- Organisationsaufstellungen dienen zur Klärung kollegialer Beziehungsaspekte, was sich positiv auf die Organisationswahrnehmung und -kommunikation auswirken kann.[8]
- Sie können zu Einstellungs- und Haltungsveränderungen von Mitgliedern gegenüber der Organisation führen, inklusive der Neugestaltung von Beziehungen zu Arbeitskollegen und Vorgesetzten sowie der Verbesserung der Zusammenarbeit (Gleich 2008; Gminder 2005).
- Organisationsaufstellungen können Informationen über die eigene Position in der Organisation und die Relevanz familiärer Thematiken in der beruflichen Situation generieren (Gleich 2008).
- Sie können zur Selbstreflexion und Veränderung kognitiver Modelle führen (Gleich 2008; Kalb 2007; Kumbruck et al. 2005).
- Organisationsaufstellungen können die Persönlichkeitsentwicklung von Mitarbeiten fördern und Qualitäten wie Selbstsicherheit, Gelassenheit, Zuversicht und Vertrauen in die eigenen Fähigkeiten sowie die Selbstwirksamkeit verbessern (Gleich 2008; Kohlhauser u. Assländer 2005; Wesseler et al. 2003).

Einige Ergebnisse deuten darauf hin, dass Organisationsaufstellungen zur Überforderung bei der Umsetzung der Erkenntnisse in konkrete Lösungsschritte führen können. Teilnehmer berichten vereinzelt über eine zu hohe Komplexität der Methode und damit verbunden über einen geringen Erkenntnisgewinn (Baumgartner 2006). Deshalb wird der Nachbearbeitung von Organisationsaufstellungen entscheidende Bedeutung zugesprochen (Kohlhauser u. Assländer 2005; Pacher 2006).

Ebenso wie bei Familienaufstellungen wird der Stellenwert der Beziehungsgestaltung zwischen Teilnehmern und Aufstellungsleiter sowie dessen fachliche Kompetenz hervorgehoben.[9] Kalb (2007) verweist auf eine behutsame Implementierung der Methode, da auch private bzw. nichtorganisationale Themen in einer Organisations-

8 Baumgartner 2006; Berreth 2009; Gleich 2008; Gminder 2005; Lehmann 2006; Maric 2007

9 Baumgartner 2006; Borek 2011; Maric 2007; Pacher 2006

aufstellung angesprochen werden können. Ähnlich betont Maric (2007) die Bedeutsamkeit eines geschützten Raums – im Sinne der Schweigepflicht – und einer wertschätzenden und lösungsorientierten Gruppenatmosphäre für die positive Wirkung von Organisationsaufstellungen. Verschiedene Studien belegen darüber hinaus eine hohe Bereitschaft der Teilnehmer, erneut an einer Organisationsaufstellung teilzunehmen (Baumgartner 2006; Pacher 2006).

3.4 Diskussion

3.4.1 Methodische Qualitätsbewertung der selektierten Studien

Die 36 selektierten Studien stellen sich inhaltlich als sehr heterogen dar, mit einer Vielfalt von Forschungsdesigns, Erhebungs- und Auswertungsmethoden sowie Zielkriterien der Wirksamkeit. Die methodische Qualität der Studien ist ebenso heterogen. In qualitativen Studien wurde methodisch transparenter gearbeitet als in quantitativen. Insgesamt zeigt eine Vielzahl der quantitativen Studien Mängel, wie beispielsweise Studiendesigns ohne Basisdatenerhebung und Kontrollgruppe. Darüber hinaus wurden Studien, in denen die Autoren auch die Aufstellungsleitung ausübten, methodisch mangelhafter durchgeführt als Qualifikationsarbeiten.

Bei weniger als einem Viertel der Studien wurden katamnestische Daten erhoben. Für die Überprüfung der Nachhaltigkeit der Wirkung ist dies jedoch unabdingbar. Bei etwa einem Drittel der Studien wird das Forschungsdesign als nicht angemessen zur Beantwortung der Studienfrage angesehen. Dies kann zum einen damit erklärt werden, dass bei einzelnen Studien gar keine Forschungsfragen bzw. Hypothesen formuliert wurden (z. B. Chu 2008; Häuser et al. 1998; Jost 2007) oder das beschriebene methodische Design der Studien nicht die Qualität aufwies, um diese klar beantworten zu können (z. B. Laireiter u. Mitterhuemer 2011; Sethi 2009; Thomas 2010).

Ein Schwachpunkt vieler Studien ist die mangelnde Transparenz bei der Beschreibung der Studienteilnehmer. Nur in 10 der 36 Studien werden Informationen zur Ausbildung und Qualifikation der Aufstellungsleitung gegeben. Diese Datenlage kann als nicht befriedigend bewertet werden, da die Expertise von Aufstellungsleitern eine zentrale Bedeutung für die Wirksamkeit der Methode besitzt.

Bei der Hälfte der Studien ist der Autor zudem auch der Aufstellungsleiter. Diese Doppelfunktion birgt ein deutliches Verzerrungsrisiko. Zum einen ist die erforderliche wissenschaftliche Neutralität und Unabhängigkeit nicht gewährleistet, wenn die Wirksamkeit der eigenen Arbeit evaluiert wird. Die Personalunion von Autor und Aufstellungsleiter trägt noch ein weiteres Risiko: Es ist unklar, inwieweit die Anonymität der Befragten gesichert wurde. Dies kann Auswirkungen auf die Offenheit der Rückmeldungen im Sinne sozialer Erwünschtheit haben, weil unklar bleibt, in welchen (Abhängigkeits-) Verhältnissen Aufstellungsteilnehmer und Aufstellungsleiter bzw. Studienautor stehen. Dieser Kritikpunkt reflektiert jedoch ein Dilemma: Einige Autoren, die den Versuch unternahmen, ihre eigene Arbeit als Aufstellungsleiter zu erforschen, reagierten damit auf die Kritik der mangelnden wissenschaftlichen Fundierung. Trotz dieser positiven Absicht kann vermutet werden, dass dabei zeitliche und personelle Ressourcen und womöglich auch methodisches Fachwissen fehlen. Deshalb wird die Qualität solcher Studien wissenschaftlichen Ansprüchen nur bedingt gerecht. Dass sich viele Praktiker dessen bewusst sind, zeigen zahlreiche Appelle zur Durchführung empirischer Studien, um wissenschaftliche Akzeptanz und Anerkennung für die Aufstellungsmethode zu erhalten (z. B. Chu 2008; Jost 2007; Mraz 2006).

Mangelnde Transparenz ist auch bei der Beschreibung der Rollen der Teilnehmer anzumerken. Besonders in den mehrheitlich im Bereich der Familienaufstellungen durchgeführten quantitativen Untersuchungen wurde in der Stichprobenauswahl häufig nicht zwischen falleinbringenden Klienten und teilnehmenden Beobachtern unterschieden. Hier ist eine klare Unterscheidung nötig, weil Aufstellungen unterschiedliche Auswirkungen auf falleinbringende Klienten und Beobachter haben können. Wünschenswert wäre zudem, dass angegeben wird, ob und in welchem Umfang die Teilnehmer bereits Erfahrungen mit der Methode haben. Schließlich wäre es eine Herausforderung, Wirksamkeitsstudien zu entwickeln, die neben Selbsteinschätzungen auch Bezugspersonen aus den Familien oder Organisationen in den Evaluationsprozess integrieren. Divergieren hier die Einschätzungen bezüglich der erreichten Veränderungen?

Bei 21 Studien wurde die durchgeführte Intervention, also die Ausgestaltung der Aufstellung, nicht hinreichend beschrieben. Bei der Mehrzahl der Studien ist also nicht nachvollziehbar, nach welchen Schemata die Interventionen abliefen. Da Systemaufstellungen keine standardisierten Verfahren sind und sehr unterschiedlich ausgestaltet sein können, führt dies zu einem Mangel an Vergleichbarkeit und Replizierbarkeit der Studien und ihrer Ergebnisse. Damit ist eine weitere Problematik assoziiert: Wenn die Interventionen nicht expliziert sind, bleibt unklar, was genau beforscht wurde, und damit auch, was genau wirkt.

Fast die Hälfte der Studien widmen sich Organisationsaufstellungen. Dies kann zum einen als Beleg dafür gesehen werden, dass sich die Aufstellungsmethode auch außerhalb psychotherapeutischer Grenzen etabliert hat. Zum anderen ist interessant, dass die Mehrzahl der veröffentlichten Qualifikationsarbeiten nicht an psychologischen Instituten durchgeführt wurden, sondern in Disziplinen wie Wirtschafts- und Sozialwissenschaften oder Pädagogik angesiedelt sind.[10] In Fächern wie den Wirtschafts- oder Sozialwissenschaften scheint die Kontroverse um die Aufstellungsarbeit und die Person Bert Hellingers weniger eine Behinderung empirischer Forschung darzustellen als dies möglicherweise in der akademischen Psychologie bzw. Psychotherapieforschung der Fall ist.

3.4.2 Inhaltliche Ergebnisse

Auch inhaltlich ergab sich ein heterogenes Bild, empirische Studien wurden in unterschiedlichsten Anwendungsfeldern durchgeführt. So standen beispielsweise im Bereich Familienaufstellungen die Lösung aktueller, aber auch zurückliegender familiärer Konflikte und Probleme, individuelle Abgrenzungs- und Selbstfindungsprozesse sowie die Vergangenheitsbewältigung im Fokus. Außerdem wurden einige Studien mit spezifischen Stichproben durchgeführt, beispielsweise Gewaltverbrecher oder Missbrauchsopfer. Eine ähnliche Vielfalt zeigt sich bei Studien zu Organisationsaufstellungen. Hier lag das Forschungsinteresse auf Wirkungen der Aufstellungsarbeit u. a. in Bezug auf organisationale Veränderungs-, Teamentwicklungs- oder Markenfindungsprozesse. Weiterhin werden Wechselwirkungen zwischen familiären und beruflichen Lebensumständen, Auswirkungen auf Organisationskultur und -klima, die Umsetzung von Nachhaltigkeitsstrategien, organisationale Lernprozesse oder Konflikt- und Problemlösungsprozesse analysiert. Die Vielfalt möglicher Einsatzgebiete von Aufstellungen bildet sich auch bei Organisationsaufstellungen in den Forschungsfragen ab.

Trotz der Vielfalt von Anwendungsfeldern überschneiden sich die Wirkungsbereiche: Viele Studien zu Familienaufstellungen wei-

10 z. B. Baumgartner 2006; Berreth 2009; Gleich 2008; Jurg 2010; Lehmann 2006

sen beispielsweise auf Verbesserungen verschiedener Variablen der psychischen Gesundheit hin, u. a. Befindlichkeit, Emotionalität, Symptomreduktion, Selbsterkenntnis. Weiterhin wird die Verbesserung der Qualität interpersonaler Beziehungen berichtet, z. B. die Bindung zur Gegenwarts- und Herkunftsfamilie sowie das Erkennen von Systemdynamiken. Im Bereich der Organisationsaufstellungen wird mehrfach die positive Veränderung von organisationaler Kommunikation, Kooperation und Konfliktlösung sowie von Arbeitsbeziehungen allgemein berichtet. Viele Studien belegen, dass Aufstellungen eine hilfreiche Methode zur Reflexion subjektiver Sichtweisen sind, unabhängig davon, ob es sich um familiäre oder organisationale Themen und Beziehungen handelt.

3.4.3 Kritische Reflexion der eigenen Forschungsmethodik

Als Vorbereitung für unsere Studie und als Grundlage für weitere Forschungen haben wir erstmalig eine systematische Übersichtsarbeit über die Wirksamkeit von Systemaufstellungen erstellt. Auch wenn durch umfassende Vorüberlegungen versucht wurde, die am besten geeigneten Methoden für die Bearbeitung der Forschungsfragen auszuwählen, so bleibt doch jede Übersichtsarbeit mit Einschränkungen verbunden.

Da lediglich nach deutsch- und englischsprachigen Studien gesucht wurde, muss an dieser Stelle ein Sprachbias berücksichtigt werden (Antes, Bassler u. Galandi 1999). Wir wissen nicht, ob aussagekräftige Studien in weiteren Sprachen vorliegen. Jedoch sind aufgrund der Herkunft und Entwicklungsgeschichte der Aufstellungsarbeit wissenschaftliche Untersuchungen primär im deutsch- und englischsprachigen Raum zu erwarten. Dem Problem der unvollkommenen Identifizierung veröffentlichter Studien versuchten wir durch eine Vielzahl von Suchwörtern und Datenbanken sowie verschiedene nicht wissenschaftliche Informationsquellen entgegenzuwirken.

Ein weiteres Verzerrungsrisiko ist der Publikationsbias, d. h. die Tendenz, Studien mit positiven bzw. gewünschten Ergebnissen eher zu veröffentlichen, als jene, die keinen Wirksamkeitsnachweis erbringen. Ebenso muss der Zitierbias genannt werden, ein durch persönliche Interessen und andere Impact-Faktoren beeinflusstes Zitier- und Publikationsverhalten der Autoren (Antes et al. 1999). Beide Verzerrungsrisiken können auch in dieser Übersichtsarbeit nicht ausgeschlossen werden.

Für die Qualitätsbewertung der Studien verwendeten wir ein einheitliches Kategorienschema. Methodisch orientierten wir uns dabei an medizinischen und psychotherapeutischen Forschungskontexten. Diese Orientierung kann aus zwei Gründen kritisch betrachtet werden: Zum einen ist zu berücksichtigen, dass die Methode Systemaufstellung bisher nicht den Status als eigenständige Psychotherapieform hat wie z. B. die Verhaltenstherapie oder die systemische Familientherapie. Bislang ist die Kategorisierung von Systemaufstellungen insgesamt nicht geklärt. Systemaufstellungen können beispielsweise als psychotherapeutische Technik, als Form der Gruppenselbsterfahrung, als Methode der Organisations- oder Lebensberatung und schließlich auch als Übergangsritual verstanden werden. Zum anderen können zwar Familienaufstellungen als psychotherapeutische Interventionsmethode verstanden werden, jedoch handelt es sich bei Organisations- und Strukturaufstellungen kaum um klinische bzw. psychotherapeutische Interventionen. Damit ist die Bewertung anhand medizinischer Kriterien diskutierbar. Da alle Studien jedoch der methodischen Logik folgen, den Einfluss einer Intervention auf Wirksamkeitskriterien und -variablen zu erheben, wurde das Schema auch für Studien zu Organisations- und Strukturaufstellungen verwendet.

In diesem Zusammenhang kann auch die Einordnung der Einzelstudien anhand des Klassifikationssystems der EBM kritisch betrachtet werden. Die Anwendung der Evidenzklassen der EBM ist in der medizinischen Forschung weit verbreitet und zwangsläufig auch Gegenstand der Psychotherapieforschung. Ein Grund dafür ist, dass sich die Psychotherapie, wenn sie im Rahmen der vertragsärztlichen Versorgung stattfindet, den Kriterien der SGB V (Qualitätssicherungsmaßnahmen im Sozialgesetzbuch V) stellen muss und eine Evidenzbasierung anhand der Kriterien der EBM gefordert wird. Jedoch wird kontrovers diskutiert, inwiefern sich die Wirksamkeit von psychotherapeutischen Methoden überhaupt mittels der EBM abbilden lässt. Zurhorst (2003) hinterfragt beispielsweise, inwiefern pharmakologische Forschungsprinzipien, in denen überwiegend RCT-Studien durchgeführt werden, auch die angemessenen Forschungsstrategien für die Psychotherapie sind. Schmacke (2006) verweist außerdem auf den Stellenwert qualitativer Forschung und sieht diese im EBM-System nicht hinreichend gewürdigt, da qualitative Arbeiten grundsätzlich der Klasse IV zugeordnet werden. Gleichzeitig werden auch methodisch schwache quantitative Studien in diese Klasse eingruppiert. Hier zeigt sich – wie auch in unserer Arbeit – eine Diskrepanz, da das Bewertungssystem hochwertigen qualitativen Arbeiten nicht die ausreichende Anerkennung entgegenbringt.

Dennoch erwies sich das erstellte Schema als nützlich und praktikabel zur Zusammenfassung und methodischen Qualitätsbewertung der selektierten Studien. Auch kann es als Orientierung zur Gestaltung zukünftiger Studiendesigns dienen.

3.4.4 Fazit

Die empirische Forschung über die Wirksamkeit von Systemaufstellungen steckt noch in den Kinderschuhen. Trotz intensiver Recherchen konnte mit 36 Studien nur eine vergleichsweise kleine Anzahl empirischer Studien zur Wirksamkeit von Systemaufstellungen gefunden werden, deren Studiendesigns, methodische Qualität und Ergebnisse sehr heterogen ausfallen. Die Ergebnisse der Übersichtsarbeit führen zu folgenden Schlussfolgerungen, die in unserer Wirksamkeitsstudie berücksichtigt wurden und eine Empfehlung für zukünftige Forschungsvorhaben darstellen:

- Um die Wirkung der Interventionen vergleichen zu können, sollte ein Manual für die Durchführung von Aufstellungen mit klaren Kriterien geschrieben werden. Nur so kann sichergestellt werden, dass die Interventionen vergleichbar und replizierbar sind. Es sollte ebenso verdeutlicht werden, um welchen Typ der Aufstellungsarbeit es sich bei der Intervention handelt.
- Um die Effekte der Aufstellungsleitung besser untersuchen zu können, sollten verlässlich Angaben zu deren Ausbildung und Expertise transparent gemacht werden.
- Bei den Studienteilnehmern sollte deutlich unterschieden werden zwischen falleinbringenden Klienten, Seminarteilnehmern, die als Repräsentanten mitwirken, und solchen, die lediglich eine Beobachterrolle einnehmen.
- In methodischer Hinsicht sind anspruchsvollere Studiendesigns nötig. Denn nur mit etablierten Testverfahren, Kontrollgruppen und experimentellen Designs können verlässliche Daten zur Wirksamkeit generiert werden. Retrospektive Umfragen ohne Basisdatenerhebung unterliegen einer Vielzahl von Verzerrungsrisiken. Ziel weiterer Forschung sollte die Nutzung

von Studiendesigns sein, die den Ansprüchen der Evidenzklassen II und III genügen.
- Besonders wichtig für zukünftige Studien ist die systematische Erforschung von negativen Effekten der Aufstellungsarbeit.
- Zur Wahrung der wissenschaftlichen Objektivität ist es erforderlich, dass die Forscher unabhängig von der zu erforschenden Intervention sind. Eine Personalunion von Aufstellungsleiter und Forschenden sollte deshalb vermieden werden.

Die empirische Forschung zur Aufstellungsarbeit hat viele Entwicklungsmöglichkeiten. Die vorhandenen Studien geben Hinweise über positive Effekte, welche möglicherweise auch die Popularität der Methode erklären. Es obliegt nun weiteren Studien, verlässliche, detaillierte und methodisch fundierte empirische Ergebnisse hervorzubringen. Auch mit dem Ziel, die Debatte über Aufstellungen stärker zu versachlichen. Denn die Aufstellungsmethode, dies kann als Fazit dieser Übersichtsarbeit formuliert werden, zeigt Potenziale für die positive Veränderung verschiedener psychologischer und organisationaler Merkmale.

4 Was soll in Aufstellungen verändert werden, und wie kann das gemessen werden?

Christina Hunger und Leoni Link

In der Konzeption unserer Studie suchten wir ein Messinstrument, welches in der Lage ist, das Erleben von Teilnehmern nach Systemaufstellungen mit für diese Intervention spezifischen Dimensionen zu erfassen. Dabei ging es uns um das Erleben einer Person aus der *Innenperspektive* eines für sie wichtigen sozialen Systems. Bei unserer Literaturrecherche stießen wir auf mehr als 200 Publikationen, die auf die internationale Bedeutung von Systemaufstellungen in Beratung und Therapie hinweisen (Hunger u. Link 2011). Allerdings fanden wir kein Messinstrument, das den von uns gestellten Anforderungen gerecht wurde. So entwickelten wir den *Fragebogen zum Erleben in sozialen Systemen (Experience In Social Systems Questionnaire, EXIS;* Hunger u. Schweitzer 2014).

In diesem Kapitel gehen wir zunächst auf die Frage ein, welches grundlegende Annahmen zur Wirkungsweise von Systemaufstellungen sein können (Kap. 4.1). Anschließend beschäftigen wir uns mit der Frage, welche Dimensionen ein Fragebogen wie der EXIS beinhalten sollte (Kap. 4.2). Anhand von drei Studien beschreiben wir in Kapitel 4.3 die Entwicklung des EXIS, erste psychometrische Kennwerte und den Grad der Veränderungssensitivität. Der Beitrag schließt mit einem Fazit und Ausblick auf aktuelle und zukünftige Forschungen und die internationale Etablierung des EXIS (Kap. 4.4).

4.1 Was sind grundlegende Annahmen zur Wirkungsweise von Systemaufstellungen?

Bisher gibt es noch keine allgemein anerkannte Theorie zu grundlegenden Wirkmechanismen in sozialen Systemen und ihrer Relevanz für die Arbeit mit Systemaufstellungen. Ein Grund hierfür mag darin liegen, dass Bert Hellinger sich vor allem für die Praxis und weniger für die Theoriebildung von Systemaufstellungen interessierte (Kap. 2.2; Weber 1993).

Vor allem Gunthard Weber (ebd.) sowie Insa Sparrer und Matthias Varga von Kibéd (2008) formulierten vor dem Hintergrund eines konstruktivistischen Weltbildes Annahmen zur Gestaltung *grundlegender Lebensordnungen* in menschlichen Systemen. Diese Lebensordnungen tragen ihrer Ansicht nach dazu bei, soziale Systeme stabil zu gestalten. Zu ihnen gehören z. B.:

- die Anerkennung des bisherigen Status quo eines Systems, bevor Neues eingeführt wird;
- die Anerkennung des Rechts jeder Person, durch Geburt (z. B. in Familien) oder Vertragsschließung (z. B. in Organisationen) zu einem System zu gehören;
- die Anerkennung eines Vorrechtes von älteren gegenüber jüngeren Systemmitgliedern;
- die Anerkennung von Mitgliedern, die sich in besonderem Maße um das Wohlergehen des Systems verdient gemacht haben.

Jede dieser Lebensordnungen geht mit für sie eigenen Rechten, Pflichten und Privilegien einher. Von Sydow (2007) sieht in ihnen eine Verwandtschaft der Systemaufstellungen mit der kontextuellen Therapie (Boszormenyi-Nagy u. Krasner 1986), auch wenn Hellinger selbst nicht explizit Bezug zu diesem Ansatz nimmt. Die kontextuelle Therapie integriert individuelle und systemische Ansätze und versucht Veränderungen durch Rückbezug auf generationsübergreifend vermittelte Familiendynamiken zu bewirken (Kap. 2.2; Gangamma, Bartle-Haring u. Glebova 2012). Insofern interessiert sie sich für das Erleben innerhalb eines Systems aus der Perspektive »Ich innerhalb meines Systems«. Dies ist gleichfalls, wenn auch stärker akzentuiert, die zentrale Perspektive in Systemaufstellungen (Sparrer 2006; Weber 1993; Weber et al. 2005). Systemaufstellungen integrieren Elemente des Psychodramas und von Familienskulpturen im Sinne der spontanen Dramatisierung von intra- und interpersonalen Prozessen (von Sydow 2007; Kap. 2.2). Erneut ist darauf hinzuweisen, dass Hellinger selbst keine dieser Interventionen zitiert.

Systemaufstellungen machen Systemdynamiken räumlich sichtbar. Das prozessuale Erleben ausgehend von einer *Problemaufstellung* hin zu einer *Lösungskonstellation* wird als bedeutsam für Veränderungen der zwischenmenschlichen Beziehungen innerhalb des betroffenen Systems gesehen (Sparrer 2006; Weber et al. 2005). Als grundlegender Mechanismus einer solchen Veränderung gilt die

Wahrnehmung einer neuen, paradox erscheinenden Sichtweise auf das zuvor konflikthaft erlebte System. Sie stellt die zuvor als kohärent und zirkulär wahrgenommene Verbindung von dem, was ich glaube, was ist, und dem, wie ich darauf reagiere, infrage (Becvar u. Becvar 2009). Veränderung geschieht also dann, wenn Alternativen im Fühlen, Denken und Handeln möglich werden. Systemaufstellungen bieten solche Alternativen an.

Unserem Verständnis nach spielt sich dabei das Erleben dieser Alternativen zunächst auf intraindividueller (intrapsychischer) Ebene ab. Bestätigung findet diese Annahme in den Aussagen von Aufstellungsteilnehmern: Diese attribuierten positive Erlebnisse innerhalb des betroffenen Systems nach Systemaufstellungsteilnahme auf die stellvertretende Konfliktlösung innerhalb der Aufstellungsarbeit (Weber et al. 2005). Veränderungen auf der interpersonalen Handlungsebene werden erst im zweiten Schritt sichtbar, z. B. wenn eine Person ihren Beitrag zur Aufrechterhaltung konflikthafter Interaktionen im System durch tatsächliches Tun vermindert. Dem Prinzip der Reziprozität folgend mag dies seinerseits dazu führen, dass sich auch andere Systemmitglieder und schließlich das gesamte System verändert. Im Gegensatz zu Paar- und Familientherapien ist dies bei Systemaufstellungen jedoch aufgrund ihrer Konzeptualisierung als einmalige Sitzung nicht beobachtbar.

4.2 Welche Dimensionen sind für einen Fragebogen zur Erfassung von Veränderungen nach Systemaufstellungen wichtig?

Aufgrund der Nichtexistenz einer kohärenten Veränderungstheorie zu Systemaufstellungen orientierte sich die Auswahl zentraler Dimensionen für den EXIS daran, was in Systemaufstellungen wirkt, an Beschreibungen von Systemaufstellungsteilnehmern selbst und an Darstellungen der Praxis von Systemaufstellungen.[11] Darüber hinaus führten wir Interviews mit Experten der Systemaufstellungsarbeit sowie der klinischen und Organisationspsychologie. Schließlich formulierten wir für den EXIS fünf Dimensionen, die Veränderungen nach Systemaufstellungen abbilden sollten: *Zugehörigkeit, Autonomie,*

11 Schneider 2006; Sparrer u. Varga von Kibéd 2008; Weber 2002; Weber et al. 2005

Einklang, Zuversicht und *Klarheit*. Die Facette der *Klarheit* ließ sich aus testtheoretischen Gründen nicht halten und ging nicht in die finale Fassung des EXIS ein. In der Validierung der verbleibenden vier Dimensionen mit empirischen Forschungsergebnissen der klinischen, differenziellen, Sozial- und Organisationspsychologie zeigen sich das Erleben von Zugehörigkeit und das Streben nach Autonomie als fundamentale menschliche Motivationen (Überblicke bei Baumeister u. Leary 1995; Christman 2004; Hunger u. Link 2011). Das Erleben von Einklang gilt als eng mit dem Erleben von Selbstakzeptanz und der Akzeptanz anderer assoziiert (Durm u. Glaze 2001). Das Erleben von Zuversicht ist in der allgemeinen Psychotherapieforschung Kennzeichen der ersten Phase erfolgreicher therapeutischer Arbeit (Howard et al. 1993; Krampen u. Hank 2004). Eine Zusammenfassung der inhaltlichen Validierung der vier Dimensionen des EXIS findet sich in Tab. 9.

Die Dimension der *Zugehörigkeit* knüpft an die Grundannahme an, dass die Mitgliedschaft einer Person zu einem familiären System durch Geburt und zu einem organisationalen System durch Vertragsschließung anzuerkennen ist. Das Erleben einer solchen Zugehörigkeit ist zentral für die Sicherung der Grenzen eines jeden Systems. Das Prinzip des Nichtausschlusses (Sparrer u. Varga von Kibéd 2008) beschreibt das Recht eines jeden Mitglieds, aus einem sozialen System nicht ausgeschlossen zu werden, solange dieses Mitglied die Bedingungen der Zugehörigkeit erfüllt. Das Prinzip der Gleichheit der Zugehörigkeit (ebd.) betont, dass das Prinzip des Nichtausschlusses für jedes Mitglied gleichermaßen gilt.

Die Dimension der *Autonomie* berücksichtigt die Grundannahme, dass Mitglieder mit einem hohen Einsatz für das System besonders anzuerkennen sind, wobei jedes Mitglied frei entscheiden soll, wie viel es zu dem System beitragen möchte. Diese Dimension beachtet auch die *Anerkennung der umgekehrten Reihenfolge in einem System* (ebd.). In der familiären Entwicklung beschreibt Autonomie die schrittweise Loslösung Jugendlicher und junger Erwachsener von ihrem familiären Ursprung und die Bildung einer eigenen Familie. Im Sinne der *bezogenen Individuation* (Stierlin 1971) und deren aktueller Neuformulierung als einer *bezogenen Autonomie* (Christman 2004) geht es dabei sowohl um eine Abkehr von der Ursprungsfamilie als auch um eine Hinwendung zur eigenen Gegenwartsfamilie unter Aufrechterhaltung familiärer Beziehungen zu den Eltern, Großeltern und Geschwistern.

	Systemaufstellungen	Klinische, differenzielle, Sozial-, Arbeits- und Organisationspsychologie
Zugehörigkeit		
Hintergrund	**Erste Grundannahme von Systemaufstellungen** (Sparrer & Varga von Kibéd 2008)	**Zugehörigkeit** (Baumeister u. Leary 1995; Gere u. MacDonald 2010)
Konstrukt	z. B. das Erleben, Teil eines privaten oder organisationalen Systems zu sein	z. B. das Erleben, Beziehungen aufzubauen und aufrechtzuerhalten
Autonomie		
Hintergrund	**Zweite Grundannahme von Systemaufstellungen** (Sparrer u. Varga von Kibéd 2008)	**Autonomie** (Christman 2004; Stierlin 1971)
Konstrukt	z. B. das Erleben, für seine eigenen Bedürfnisse in einem sozialen System einzustehen	z. B. die Verhandlung von Rechten und Verantwortungen bzw. von interpersonaler Distanz und Nähe (assoziiert mit den Konstrukten der bezogenen Autonomie bzw. Individuation)
Einklang		
Hintergrund	**Metaprinzip von Systemaufstellungen** (Sparrer u. Varga von Kibéd 2008)	**Selbstakzeptanz und Akzeptanz anderer** (Durm u. Glaze 2001)
Konstrukt	z. B. im Einklang zu sein mit dem, wie jemand sein soziales System ›so wie es ist‹ erlebt, eingeschlossen der Akzeptanz positiver und negativer Erfahrungen	z. B. die Akzeptanz von Emotionen, Kognitionen und Verhaltensweisen ›so wie diese sind‹
Zuversicht		
Hintergrund	**Keine spezifische Annahme von Systemaufstellungen**, aber eine grundlegende Dimension in der klientenzentrierten Arbeit innerhalb von Systemaufstellungen (Weber 2005; Sparrer 2006)	**Zukunftsvertrauen** (Krampen u. Hank, 2004)
Konstrukt	z. B. die Hoffnung, scheinbar unlösbare Situationen in einem sozialen System zukünftig positiv beeinflussen zu können	z. B. das Vertrauen, dass sich die Dinge zukünftig positiv entwickeln werden

Tab. 9: Zugehörigkeit, Autonomie, Einklang und Zuversicht in der Literatur

In der organisationalen Entwicklung bedeutet Autonomie z. B. die zunehmende Unabhängigkeit von Tochterfirmen gegenüber ihrer »Elterngesellschaft« (Sparrer u. Varga von Kibéd 2008).

Die Dimension des *Einklangs* schließt an die Grundannahme an, dass das, was in einem System als subjektiv wahrgenommen wird, mit all seinen Vor- und Nachteilen, zunächst anzuerkennen ist, bevor etwas Neues erfolgreich eingeführt werden kann. Das bedeutet nicht, dass Mitglieder eines Systems in Harmonie miteinander interagieren, sondern dass sie dem System grundsätzlich zustimmen. Einklang verweist auf das Erleben innerhalb eines sozialen Systems *so, wie dieses ist,* inklusive der Akzeptanz positiver und negativer Erfahrungen (Varga von Kibéd u. Sparrer 2005).

Die Dimension der *Zuversicht* ist keine explizite Grundannahme in der Aufstellungsliteratur. Jedoch zeigten unsere Experteninterviews ebenso wie eine Vielzahl an Fallbeschreibungen, dass der Aufbau von Vertrauen in eine positive Entwicklung eines wichtigen sozialen Systems auch für die Aufstellungsarbeit zentral ist (Sparrer 2006; Weber et al. 2005). Dazu gehört das Erleben, dass eine Person auch in Zukunft mit den Herausforderungen in diesem System gut umzugehen weiß (Sparrer u. Varga von Kibéd 2008).

4.3 Entwicklung und psychometrische Eigenschaften des EXIS-Fragebogens

Im Folgenden geben wir einen Überblick über die drei grundlegenden Studien zum EXIS. Die erste Studie bezieht sich auf unser Pilotprojekt zu seiner Konstruktion inklusive der Auswahl geeigneter Items (Kap. 4.3.1). In der zweiten Studie geht es um die Untersuchung der psychometrischen Güte (Kap. 4.3.2). In der dritten Studie geht es um die Feststellung der Veränderungssensitivität (Kap. 4.3.3).

4.3.1 Studie 1: Konstruktion des EXIS

Der EXIS wurde klassisch-testtheoretisch entwickelt. Auf Grundlage der gesichteten Systemaufstellungsliteratur und der Expertenbefragung entwickelten wir zunächst eine 100 Items umfassende Auswahl möglicher Aussagen über das Erleben in Systemen. Wir entwickelten Items, die in der Lage sein sollten, das Erleben sowohl in privaten

Systemen (z. B. Partnerschaft, Familie) als auch in organisationalen Systemen (z. B. Team, Organisation) zu erfassen. Die Berücksichtigung dieser beiden Domänen war insofern wichtig, da die aktiven Teilnehmer unserer RCT-Studie frei wählen konnten, mit welcher Art von System sie in ihrer Aufstellung arbeiten wollten.

In einer Pilotstudie mit mehr als 150 Personen aus der Allgemeinbevölkerung (vor allem in einer Partnerschaft lebende, berufstägige Frauen mittleren Alters mit hohem Bildungsniveau und aktueller Berufstätigkeit) wurden alle Items auf ihre Güte getestet. In einer explorativen Faktorenanalyse, die der statistischen Ermittlung von Strukturen (Dimensionen und Zusammenhängen zwischen diesen Dimensionen) zu einem interessierenden Gegenstand dient, ergab sich für sowohl die private Domäne als auch die organisationale Domäne eine vierfaktorielle Lösung. Die vier Faktoren sind *Einklang, Zugehörigkeit, Individuation* und *Zuversicht*. Die a priori theoretisch gesetzten Markieritems, d. h. die zu einem Faktor inhaltlich zutreffendsten Aussagen, blieben für alle Faktoren erhalten. Alle Items mit einer statistisch bedeutsamen Faktorladung ($\lambda > 0{,}60$) wurden erneut auf ihre inhaltliche Konsistenz mit dem zu messenden Faktor durch das Forscherteam diskutiert (Bühner 2006). Jeweils drei favorisierte Items pro Faktor (inklusive Markieritem) wurden ausgewählt. Es ergaben sich zwölf identische Items (4 Dimensionen × 3 Items) für die private und die organisationale Domäne des EXIS. Insofern setzt sich der EXIS aus zwei Skalen *(Domänen) mit identischen Items, aber unterschiedlichen Instruktionen zusammen. Er erfasst domänenspezifisch das Beziehungserleben in privaten Systemen (personal domain, EXIS.pers) und organisationalen Systemen (organisational domain, EXIS.org)*. In dieser finalen Form erfragt der EXIS, wie sich eine Person innerhalb eines von ihr gewählten und für sie wichtigen sozialen Systems, dem sie selbst als Mitglied angehört, in den vergangenen 2 Wochen erlebte (Tab. 10):

- Die Dimension der Zugehörigkeit spiegelt das Ausmaß wider, in dem sich eine Person zu diesem System zugehörig, beachtet und erwünscht fühlt.
- Die Dimension der Autonomie erfasst, wie sehr die Person innerhalb dieses Systems für ihre eigenen Bedürfnisse eintritt und sich von anderen Personen abgrenzt.

	In den *vergangenen zwei Wochen* erlebte ich in meinen wichtigen privaten Beziehungen ...	**Überhaupt nicht**	**Wenig**	**Mäßig**	**Ziemlich**	**Sehr**	**Voll und ganz**
01	... dass ich mich zufrieden fühlte.	❒ 1	❒ 2	❒ 3	❒ 4	❒ 5	❒ 6
02	... dass ich mich mit dem, wie es ist, im Einklang fühlte.	❒ 1	❒ 2	❒ 3	❒ 4	❒ 5	❒ 6
03	... dass ich mit den anderen im Reinen war.	❒ 1	❒ 2	❒ 3	❒ 4	❒ 5	❒ 6
04	... dass ich mich zugehörig fühlte.	❒ 1	❒ 2	❒ 3	❒ 4	❒ 5	❒ 6
05	... dass ich mich beachtet fühlte.	❒ 1	❒ 2	❒ 3	❒ 4	❒ 5	❒ 6
06	... dass ich mich erwünscht fühlte.	❒ 1	❒ 2	❒ 3	❒ 4	❒ 5	❒ 6
07	... dass ich zu meinen eigenen Bedürfnissen stehen konnte.	❒ 1	❒ 2	❒ 3	❒ 4	❒ 5	❒ 6
08	... dass ich entscheiden konnte, wie sehr ich mich einbrachte.	❒ 1	❒ 2	❒ 3	❒ 4	❒ 5	❒ 6
09	... dass ich mich von den anderen angemessen abgrenzen konnte.	❒ 1	❒ 2	❒ 3	❒ 4	❒ 5	❒ 6
10	... dass ich optimistisch war, künftig genug Kraft für anstehende Herausforderungen zu haben.	❒ 1	❒ 2	❒ 3	❒ 4	❒ 5	❒ 6
11	... die Hoffnung, dass es künftig gut weitergehen wird.	❒ 1	❒ 2	❒ 3	❒ 4	❒ 5	❒ 6
12	... die Zuversicht, auch mit dem, was ich nicht verändern kann, gut klarzukommen.	❒ 1	❒ 2	❒ 3	❒ 4	❒ 5	❒ 6

Tab. 10 Items des EXIS

- Die Dimension des Einklangs erfasst, in welchem Ausmaß sich eine Person in dem System zufrieden und mit dem, wie es ist, im Einklang fühlt und wie sehr sie sich mit anderen Personen innerhalb dieses Systems im Reinen erlebt.
- Die Dimension der Zuversicht erfragt, wie optimistisch eine Person ist, in diesem System auch künftig genug Kraft für anstehende Herausforderungen zu haben, das Ausmaß an Hoffnung, dass es auch in Zukunft gut weitergehen wird, und das Ausmaß an Zuversicht, auch mit dem, was die Person selbst nicht verändern kann, gut klarzukommen.

4.3.2 Studie 2: Psychometrische Güte des EXIS

In einer weiteren Studie mit über 600 Erwachsenen aus der Allgemeinbevölkerung (EXIS.pers: $n = 634$; EXIS.org: $n = 604$) und einer der ersten Studie ähnlichen Demografie untersuchten wir die psychometrische Güte des EXIS. Die Teilnehmer zeigten sich klinisch unauffällig ($M = 52$, $SD = 11$), ermittelt anhand des *Ergebnisfragebogens EB-45* (Lambert et al. 2004). Wir führten zunächst getrennt für die private und die organisationale Domäne des EXIS eine konfirmatorische Faktorenanalyse zur Feststellung der jeweiligen Faktorenstruktur durch. Sowohl für den EXIS.pers als auch für den EXIS.org zeigte das fünffaktorielle Zweiebenenmodell den besten Modellfit. Wie in Abb. 1 zu sehen, beschreibt dieses Modell einen Generalfaktor *Erleben in privaten Systemen* bzw. *Erleben in organisationalen Systemen* und die vier Dimensionen *Zugehörigkeit, Autonomie, Einklang* und *Zuversicht.*

In den deskriptiven Daten lagen die Mittelwerte für beide Domänen über dem theoretischen Mittelwert von 3,5 mit einer einfachen Standardabweichung. Es handelt sich um eine linksschiefe Verteilung. Eine solche ist nicht verwunderlich, wenn wir berücksichtigen, dass unsere Studienpopulation aus der Allgemeinbevölkerung rekrutiert und klinisch unauffällig war.

Zur Bestimmung der Messgenauigkeit des Generalfaktors und der vier Dimensionen sowohl des EXIS.pers als auch des EXIS.org wählten wir die interne Konsistenz (Cronbachs α). Sie ist ein Maß dafür, wie eng die Items pro Generalfaktor und Dimension miteinander zusammenhängen. Für beide zeigte sich eine gute bis sehr gute Reliabilität (EXIS.pers: 0,83–0,91; EXIS.org: 0,80–0,93). Dies ist umso bemerkenswerter, wenn in Betracht gezogen wird, dass sich jede Dimension aus lediglich drei Items zusammensetzt. Einzige Ausnahme bildete die Dimension der *Autonomie* im EXIS.pers mit einer befriedigenden Messgenauigkeit von 0,74. In Anbetracht der Breite des Konstrukts bei gleichzeitig minimaler Itemanzahl ist dies ein guter Wert, der in verwandten Messinstrumenten in ähnlicher Höhe zu finden ist, z. B. im Inventar zur Erfassung interpersonaler Probleme (Grosse Holtforth, Lutz u. Grawe 2006).

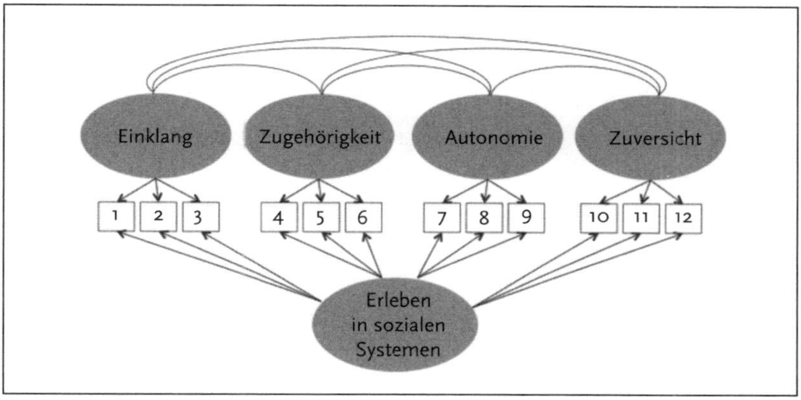

Abb. 1: Faktorstruktur des EXIS (Die Faktorstruktur ist für EXIS.pers und EXIS.org gültig; für statistische Kennwerte siehe Hunger et al. 2014)

Aufgrund der Konstruktion des EXIS als Fragebogen zur Veränderungsmessung erwarteten wir eine nicht allzu hohe Stabilität der Generalfaktoren (EXIS.pers, EXIS.org) und der vier Dimensionen. Von den mehr als 600 Teilnehmern nahmen 151 freiwillig an einer wiederholten Befragung nur mit dem EXIS 14 Tage später teil. Es zeigte sich eine ausreichende bis gute Retest-Reliabilität (EXIS.pers: 0,61–0,75; EXIS.org: 0,73–0,83).

Zur Validierung des EXIS mit etablierten Konstrukten wählten wir folgende Fragebögen (Tab. 11):

- *Fragebogen zur sozialen Unterstützung, F-SozU* (Fydrich, Sommer u. Brähler 2007), $n = 253$;
- die Dimensionen des beruflichen Erfolgs (BE) und der Distanzierungsfähigkeit (DF) aus dem *Verfahren zu arbeitsbezogenen Verhaltens- und Erlebensmustern, AVEM* (Schaarschmidt u. Fischer 1997), $n = 376$;

Kürzel	Titel (Referenz)	Konstrukt	Itembeispiel (Dimension)
F-SozU	Fragebogen zur sozialen Unterstützung (Fydrich, Sommer u. Brähler 2007)	Erfragung der wahrgenommenen bzw. antizipierten sozialen Unterstützung	• Es gibt eine Gemeinschaft von Menschen (Freundeskreis, Clique), zu der ich mich zugehörig fühle.
AVEM	Arbeitsbezogenes Verhaltens- und Erlebensmuster (Schaarschmidt u. Fischer 1997)	Erfragung gesundheitsförderlicher bzw. -gefährdender Verhaltens- und Erlebensweisen bei der Bewältigung von Arbeits- und Berufsanforderungen anhand der Dimensionen des beruflichen Erfolgs (BE) und der Distanzierungsfähigkeit (DF)	• Beruflicher Erfolg ist für mich ein wichtiges Lebensziel. (BE) • Arbeitsprobleme beschäftigen mich eigentlich den ganzen Tag. (DF)
EB-45	Ergebnisfragebogen (Haug et al. 2004)	Erfragung des Erfolgs von Psychotherapie anhand der Dimensionen der zwischenmenschlichen Beziehungen (BEZ), der sozialen Integration (SOZ) und der Symptombelastung (SYB) sowie im Gesamtwert (EB-TOT)	• Ich bin wegen Ärger in der Familie beunruhigt. (BEZ) • Ich habe zu viele Meinungsverschiedenheiten bei der Arbeit / in der Ausbildung. (SOZ) • Ich bin niedergeschlagen. (SYB)
FEP	Fragebogen zur Evaluation von Psychotherapieverläufen (Lutz et al. 2009)	Erfragung des Erfolgs von Psychotherapie anhand der Dimensionen Wohlbefinden (WB), Beschwerden (BW), interpersonale Beziehung (IB) und Kongruenz (KG) sowie im Gesamtwert (FEP-TOT)	• Ich fühlte ich mich wohl. (WB) • Ich war deprimiert und niedergeschlagen. (BW) • Ich war leicht von anderen auszunutzen. (IB) • Ich fühlte mich von anderen nicht geschätzt. (KG)

Tab. 11: Kurzübersicht der Fragebögen zur Validierung des EXIS

- die drei Dimensionen der zwischenmenschlichen Beziehungen (BEZ), der sozialen Integration (SOZ) und der Symptombelastung (SYB) sowie den Gesamtwert (EB-TOT) des *Ergebnisfragebogens, EB-45* (Haug et al. 2004), $n = 153$;
- die vier Dimensionen des Wohlbefindens (WB), der Beschwerden (BW), der interpersonalen Beziehung (IB) und der Kongru-

enz (KG) sowie den Gesamtwert (FEP-TOT) des *Fragebogens zur Evaluation von Psychotherapieverläufen, FEP* (Lutz et al. 2009), $n = 153$.

Alle Messinstrumente sind international etabliert und demonstrieren eine hohe psychometrische Güte.[12] Aufgrund signifikanter Unterschiede zwischen den Teilstichproben wurden alle Validitätskoeffizienten in den statistischen Analysen für Alter, Geschlecht, Bildungsniveau und Vorerfahrungen mit Systemaufstellungen kontrolliert.

Wir erwarteten moderate Korrelationen zwischen dem EXIS.pers und EXIS.org sowie deren jeweiligen Dimensionen der Zugehörigkeit und Autonomie, des Einklangs und der Zuversicht mit den etablierten Konstrukten:

- Wir nahmen Korrelationen des EXIS mit den *interpersonalen Konstrukten* (BEZ, SOZ, IB) an. Konkret gingen wir davon aus, die höchsten Korrelationen des EXIS.pers mit der Dimension der zwischenmenschlichen Beziehungen (BEZ) zu sehen, wohingegen die Korrelationen zwischen dem EXIS.org und dieser Dimension geringer ausfallen sollten. Gegenteilig gingen wir davon aus, die höchsten Korrelationen des EXIS.org mit der Dimension der sozialen Integration (SOZ) zu sehen, wohingegen die Korrelationen zwischen dem EXIS.pers und dieser Dimension geringer ausfallen sollten. Hinsichtlich der sozialen Unterstützung (F-SozU) erwarteten wir Zusammenhänge zum EXIS und die höchsten Korrelationen mit der Dimension der Zugehörigkeit (Baumeister u. Leary 1995; Gere u. MacDonald 2010).
- Wir nahmen ebenfalls eine Beziehung zwischen dem EXIS.org und *arbeitsbezogenen Konstrukten* des beruflichen Erfolgs (BE) und der Distanzierungsfähigkeit (DF) an. Gegenteilig sollte der EXIS.pers nicht mit diesen assoziiert sein.
- Bezüglich der *psychotherapeutischen Konstrukte* erwarteten wir Korrelationen des EXIS mit diesen (SYB, BW, WB[invertiert], KG, EB-TOT, FEP-TOT). Aufgrund der engen Verknüpfung des Erlebens von Zuversicht mit psychotherapeutischen Wirkfaktoren

12 Dunkel et al. 2005; Fydrich et al. 2007; Haug et al. 2004; Lambert et al. 2004; Lutz et al. 2009; Schaarschmidt u. Fischer 1997

(Howard et al. 1993; Lutz et al. 2009) gingen wir davon aus, die höchsten Korrelationen zwischen diesen Dimensionen zu sehen. Wir erwarteten höhere domänenspezifische Intrakorrelationen zwischen dem jeweiligen Generalfaktor des EXIS und den vier Dimensionen im Vergleich zu den angenommenen niedrigeren domänenunabhängigen Interkorrelationen (Field 2009).

Messinstrument	EXIS.pers	EXIS.org
Interpersonale Konstrukte		
Zwischenmenschliche Beziehungen (BEZ)	Vor allem hohe Korrelationen	Vor allem moderate Korrelationen
Soziale Integration (SOZ)	Vor allem moderate Korrelationen	Vor allem hohe Korrelationen
Soziale Unterstützung (F-SozU)	Vor allem hohe Korrelationen mit der Dimension der Zugehörigkeit Vor allem moderate Korrelationen mit den anderen Dimensionen	Vor allem moderate Korrelationen
Arbeitsbezogene Konstrukte		
Beruflicher Erfolg (BE) und Distanzierungsfähigkeit (DF)	Keine Korrelationen mit Ausnahme der Dimension der Zuversicht	Vor allem moderate Korrelationen
Psychotherapeutische Konstrukte		
Symptombelastung (SYB), Wohlbefinden (WB[invertiert]), Beschwerden (BW), Kongruenz (KG), Gesamtwert des Ergebnisfragebogens (EB-TOT) und des Fragebogens zur Evaluation von Psychotherapieverläufen (FEP-TOT)	Vor allem hohe Korrelationen mit der Dimension der Zuversicht Vor allem moderate Korrelationen mit den anderen Dimensionen	Vor allem moderate Korrelationen

Tab. 12: Korrelationen des EXIS.pers und EXIS.org und ihrer Dimensionen mit etablierten Konstrukten

Die Ergebnisse dieser Studie bestätigten unsere Annahmen. Die Korrelationen lagen überwiegend im moderaten Bereich (r_{tc} > 0,40 bis < 0,60). Eine Übersicht über die korrelativen Zusammenhänge der privaten und organisationalen Domäne des EXIS sowie den jeweiligen vier Dimensionen mit den etablierten Konstrukten findet sich in Tab. 12. Wir fanden höhere domänenspezifische Intrakorrelationen zwischen dem jeweiligen Generalfaktor des EXIS und den vier Dimensionen (EXIS.pers: r_{tc} = 0,54 bis r_{tc} = 0,88; EXIS.org: r_{tc} = 0,52 bis r_{tc} = 0,87) im Vergleich zu den niedrigeren domänenunabhängigen Interkorrelationen (r_{tc} = 0,21 bis r_{tc} = 0,52).

4.3.3 Studie 3: Veränderungssensitivität des EXIS

In unserer dritten Studie mit den 64 aktiven Teilnehmern der Wartekontrollgruppe der RCT-Studie untersuchten wir die Veränderungssensitivität des EXIS und seiner vier Dimensionen Zugehörigkeit, Autonomie, Einklang und Zuversicht. Da in der RCT-Studie fast ausschließlich Familienaufstellungen realisiert wurden, begrenzten wir unsere Untersuchungen auf die private Domäne, d. h. den EXIS.pers. Zum Verständnis der hier beschriebenen Studie sei angemerkt, dass zwei Teilnehmer aufgrund von Protokollabweichungen durch Teilnahme an einem anderen Aufstellungsseminar im Studienzeitraum und ein Teilnehmer aufgrund eines ungenügend ausgefüllten EXIS aus den weiteren statistischen Analysen ausgeschlossen wurden. Damit ergab sich eine Studienpopulation von 61 Teilnehmern. Die Studienteilnehmer durchliefen eine 4-monatige Wartezeit (Stabilitätsphase), nahmen dann an einem Systemaufstellungsseminar teil (Intervention) und wurden 2 Wochen und 4 Monate später nachbefragt (Behandlungsphase) (Kapitel 5). Zur Bestimmung der Änderungssensitivität des EXIS.pers war davon auszugehen, dass sich dieser als gültig erweist, wenn sich auf ihm Bewegungen im Systemerleben ausschließlich in der Behandlungsphase, nicht jedoch in der Stabilitätsphase zeigen. Je stärker der EXIS in der Lage sein würde, zwischen diesen beiden Phasen zu unterscheiden, desto größer sollte die Güte seiner Veränderungssensitivität ausfallen (Schuck 2000; Stratford, Binkley u. Riddle 1996).

Sowohl für den Zeitraum von 2 Wochen als auch 4 Monaten zeigte sich der Generalfaktor *Erleben in privaten Systemen* als auch die vier Dimensionen Zugehörigkeit, Autonomie, Einklang und Zuversicht veränderungssensitiv. Univariate Varianzanalysen mit Messwiederholung demonstrierten signifikante Effekte über die Zeit. Es fanden sich signifikante Kontrastvergleiche und Veränderungsindizes in der Behandlungsphase, jedoch nicht in der Stabilitätsphase. Wir bestimmten die drei bekanntesten Veränderungskoeffizienten (Schuck 2000; Stratford, Binkley u. Riddle 1996):

- *Effektstärke (ES):* Die ES wurden durch die Teilung der mittleren Veränderung in der Behandlungsphase durch die Standardabweichung der Messung vor Behandlungsbeginn ermittelt (Kazis, Anderson u. Meenan 1989).
- *Standardisierte mittlere Veränderung (Standardized Response Mean, SRM):* Die SRM wurde durch die Teilung der mittleren Veränderung in der Behandlungsphase durch die Standardabweichung der Veränderungswerte bestimmt (Liang, Fossel u. Larson 1990).
- *Änderungssensitivität nach Guyatt (Guyatt's Responsiveness Index, GRI):* Die GRI wurde durch die Berechnung des Verhältnisses der mittleren Verbesserung in der Behandlungsphase zur Standardabweichung in der Stabilitätsphase festgestellt (Guyatt, Walter u. Norman 1987).

Die 2-wöchige Veränderungssensitivität zeigte sich mit folgenden Veränderungsmaßen: ES = 0,61, SRM = 0,70 und GRI = 0,64. Die Werte der 4-monatigen Veränderungssensitivität lagen mit ES = 0,49, SRM = 0,53 und GRI = 0,51 wie erwartet etwas niedriger.

Da es noch keine Richtwerte gibt, die eine eindeutige Bestimmung der Güte dieser Veränderungsgrößen zulassen, wird ein Vergleich der Veränderungsbewegung des EXIS.pers mit etablierten Messinstrumenten innerhalb der RCT-Studie notwendig. Unter Vorwegnahme der in Kapitel 9 dargestellten Ergebnisse wird deutlich, dass die Veränderungsbewegungen des EXIS.pers den abgebildeten Veränderungen sowohl der Dimension der interpersonalen Beziehungen des Ergebnisfragebogens (EB-45, Haug et al. 2004) als auch der interpersonalen Beziehungen des Fragebogens zur Evaluation von Psychotherapieverläufen (FEP, Lutz et al. 2009) entsprechen.

4.4 Fazit und Ausblick

In diesem Kapitel haben wir zunächst grundlegende Annahmen zur Wirkungsweise von Systemaufstellungen dargestellt. Es folgte die Einführung der vier Dimensionen Zugehörigkeit, Autonomie, Einklang und Zugehörigkeit. Diese fanden Eingang in die Konstruktion des *EXIS* und seiner beiden Domänen, des Erlebens in privaten (EXIS.pers) bzw. organisationalen Systemen (EXIS.org; Hunger u. Schweitzer 2014).

Die psychometrische Güte des EXIS ist zufriedenstellend bis exzellent (Faktorenstruktur, Reliabilität, Validität). Insofern freuen wir uns, mit dem EXIS einen ökonomischen, theoriebasierten, reliablen und im ersten Schritt konstruktvaliden Kurzfragebogen anbieten zu können. Der EXIS stellt eine gewinnbringende Ergänzung zu den bereits etablierten Messinstrumenten im Bereich Paar- und Familientherapie sowie Organisationsberatung dar. Er ist der erste Erfolg versprechende Versuch, grundlegende Annahmen von Systemaufstellungen mit empirischen Befunden aus der klinischen, differenziellen, Sozial-, Arbeits- und Organisationspsychologie zu validieren.

Der EXIS ist unserer Ansicht nach besonders gut für Forschungsdesigns mit Messwiederholungen und für Anwendungen in der Praxis, zur Prozessbeschreibung, als Monitoringinstrument und zur Evaluation von Interventionen geeignet. Der EXIS.pers hat seine Veränderungssensitivität bereits bewiesen. Für den EXIS.org überprüfen wir diese derzeit. Über eine reine Begrenzung auf Systemaufstellungen hinaus gehen wir davon aus, dass der EXIS auch zur Überprüfung der Wirksamkeit anderer systemischer Interventionen einsetzbar ist. Seine Dimensionen der Zugehörigkeit und Autonomie, des Einklangs und der Zuversicht sind für eine ganze Reihe systemischer Interventionen zentral. Wir nehmen an, dass der EXIS in psychotherapeutischen Wirksamkeitsstudien gewinnbringend nutzbar ist, da seine vier Dimensionen grundlegende Konstrukte der klinischen Psychologie zu erfassen vermögen.

Wir wissen gleichzeitig aber auch um die Begrenzungen des EXIS, der aufgrund seiner Ökonomie und Konstruktion im Sinne der klassischen Testtheorie keine komplexeren Annahmen in der Arbeit von Systemaufstellungen widerspiegelt, z. B. den *Ausgleich von Geben und Nehmen* (Sparrer u. Varga von Kibéd 2008). Gleichfalls fehlen bisher Validierungen in klinischen Stichproben. Eine solche Validierung werden wir in zukünftigen Projekten zur Überprüfung der Wirksamkeit der systemischen Therapie vornehmen. In England ist eine erste internationale Validierungsstudie zum EXIS erfolgreich abgeschlossen worden. Die Ergebnisse der englischen Stichprobe sind den in der zweiten Studie vorgestellten psychometrischen Kennwerten sehr ähnlich (Geigges 2013). Damit steht der EXIS nun auch für einen internationalen Einsatz zur Verfügung.

5 Studiendesign und Studiendurchführung

Jan Weinhold und Julia Thom

Die in Kapitel 3 zusammengefassten empirischen Arbeiten verweisen auf potenziell positive Wirkungen von Systemaufstellungen auf die psychische Gesundheit und die Qualität interpersonaler Beziehungen. Bei den in die systematische Übersichtsarbeit eingegangenen Studien handelte es sich häufig um *qualitative* Forschungen, die eine heterogene Vielfalt von Wirkungen der Aufstellungsarbeit hervorbrachten. Etablierte *quantitative* Methoden, d. h. standardisierte und testtheoretisch gut gesicherte Fragebögen, die eine stärkere Aussagekraft aufweisen als selbst konstruierte Fragebögen oder Online-Erhebungen, wurden relativ wenig genutzt. Zudem wurde deutlich, dass viele Studien, gemessen an den Standards der evidenzbasierten Medizin, methodische Mängel aufweisen.

Aufgrund dieser Ausgangslage sollte in unserer Studie zum einen geprüft werden, ob sich positive oder negative Veränderungen nach Aufstellungsseminaren mit etablierten Konstrukten und Instrumenten abbilden lassen, die auch im Mainstream der Psychotherapie- und Beratungsforschung verwendet werden. Weiterhin sollte die Wirksamkeit von Systemaufstellungen mit der Logik klinisch orientierter Psychotherapieforschung evaluiert werden, um zu methodisch belastbaren Ergebnissen zu gelangen. Beide Entscheidungen, sowohl die Verwendung etablierter Konstrukte und Instrumente als auch die Wahl eines methodisch möglichst sauberen Studiendesigns, wurden zudem mit dem Ziel des Vergleichs unserer Studienergebnisse mit den Wirkungen anderer Psychotherapie- und Beratungsmethoden getroffen.

Als prospektive Verlaufsstudie folgte unsere Studie somit einem Ansatz der psychosozialen Wirksamkeitsforschung, bei dem die durch eine Intervention hervorgerufenen Veränderungen nach einem bestimmten Zeitraum gemessen werden. Wir wollten in erster Linie beantworten, *ob* die Methode Systemaufstellungen im Sinne der Outcome-Forschung (positive oder negative) Effekte erzielt, während wir uns nur ansatzweise mit der Frage beschäftigten, *wie* sich etwaige Veränderungen vollziehen (Jacobi 2011). Geprüft werden sollte die Wirksamkeit von Systemaufstellungen auf psychologische Konstrukte, die mittels Fragebögen in Selbstauskunft erhoben werden. Das sich aus diesen grundsätzlichen Entscheidungen ergebende methodische Vorgehen und der Studienverlauf werden in der Folge dargestellt.

5.1 Forschungsfragen und Studiendesign

Unsere allgemeinen Forschungsfragen waren: Wie wirken sich Systemaufstellungen auf das Erleben und Verhalten einer hinreichend großen Anzahl von Personen aus, verglichen mit Personen, die eine Systemaufstellung (noch) nicht gemacht haben? Wie stabil zeigen sich diese Wirkungen? Lassen sie sich auch noch nach 4 Monaten, 8 Monaten oder 1 Jahr nachweisen (Schweitzer et al. 2012)? Die Studie setzte sich aus mehreren Teilen zusammen, die sich hinsichtlich des Zeitpunktes der Intervention Systemaufstellung, der Zeitpunkte der Datenerhebung und der Teilstichproben unterscheiden:

- Randomisierte, kontrollierte Studie zur Wirksamkeit von Systemaufstellungen (RCT)
- Kumulative Teilstudie
- Langfristige Wirksamkeit nach 8 und 12 Monaten: Katamnese der Interventionsgruppe

Randomisierte, kontrollierte Studie zur Wirksamkeit von Systemaufstellungen (RCT)

Im Kern wurde die Untersuchung als kontrolliert-randomisierte Studie *(randomized controlled trial – RCT)* mit einer Wartekontrollgruppe angelegt. Damit verwendeten wir ein aus den Naturwissenschaften stammendes Forschungsparadigma, das die klinische Pharmaforschung und größtenteils auch die Psychotherapieforschung dominiert. Dabei werden Studienteilnehmer per Zufall (randomisiert) einem von zwei Studienarmen zugeteilt: Die eine Hälfte der Teilnehmer erhält eine Intervention *(treatment)*, die andere entweder keine oder die bisher übliche Intervention *(treatment as usual)*; alternativ erhält sie dieselbe Intervention zu einem späteren Zeitpunkt *(Wartekontrollgruppe)*.

In unserer Studie wurde verglichen, ob die Teilnahme an einem Systemaufstellungsseminar im Vergleich zu einer Kontrollgruppe, die »wartete« und zu einem späteren Zeitpunkt an einem Aufstellungsseminar teilnahm, zu einer Verbesserung psychologischer Variablen führte. Die Kontrollgruppe zählte zum Typ der *Wartekontrollgruppe mit nachheriger Intervention* (Baumann u. Reinecker-Hecht 2011). Die

Intervention als unabhängige Variable stellt ein 3-tägiges Systemaufstellungsseminar dar (vgl. Kapitel 6). Als abhängige Variablen wählten wir verschiedene Maße der psychischen Gesundheit, das Erleben in sozialen Systemen und die Erreichung subjektiver Ziele. Diese werden in Kapitel 5.2 genauer beschrieben.

Geprüft wurde, ob sich die Teilnehmer der beiden Studienarme, Interventionsgruppe (IG) und Wartekontrollgruppe (kurz: Kontrollgruppe oder KG), nach 2 Wochen und 4 Monaten hinsichtlich der abhängigen Variablen unterscheiden. Dieser Vergleich von Interventions- und Kontrollgruppe erlaubte eine Einschätzung, ob es den Teilnehmern, die ein Aufstellungsseminar absolvieren, nachher besser, schlechter oder ähnlich ging wie den Studienteilnehmern, die noch nicht an einem Aufstellungsseminar teilnahmen. Die drei Datenerhebungen für beide Gruppen erfolgten somit vor dem Studienseminar der Interventionsgruppe (t1, Basisdatenerhebung) und 2 Wochen (t2) sowie 4 Monate nach dem Seminar (t3). In Tab. 13 sind die beiden Studienarme, die Messzeitpunkte und die verwendeten Messinstrumente abgebildet. Ergebnisse dieser Teilstudie sind in den Kapiteln 8, 9 und 10 beschrieben. Aufbauend auf der RCT-Studie wurden zwei weitere Teilstudien durchgeführt.

Kumulative Teilstudie

Neben dem beschriebenen Vergleich von Interventions- und Kontrollgruppe wurden die Daten in einer weiteren Logik, dem *Prä-post-Vergleich ohne randomisierte Kontrolle,* ausgewertet. Analog zur Interventionsgruppe nahmen die Teilnehmer der Kontrollgruppe nach 4 Monaten Wartezeit ebenso an einem 3-tägigen Systemaufstellungsseminar teil. Im Anschluss wurden bei den Teilnehmern dieser Gruppe nochmals 2 Wochen (t4) und 4 Monate (t5) nach ihrem Aufstellungsseminar Daten erhoben (Tab. 13). Damit konnten die Daten beider Gruppen zu einer Gesamtstichprobe zusammengefasst werden. Das Ziel dieser Studie bestand darin, die Ergebnisse der RCT-Studie an der größeren Gesamtstichprobe zu prüfen. Ergebnisse dieser Teilstudie sind in Kapitel 11 beschrieben.

Langfristige Wirksamkeit nach 8 und 12 Monaten: Katamnese der Interventionsgruppe

Um zu prüfen, inwiefern die Wirkungen der Aufstellungsseminare stabil bleiben, wurden *nur in der Interventionsgruppe* zwei weitere

Messzeitpunkt	**t0**	**t1**	**t2**	**t3**	**t4**	**t5**	**t6**
Ereignis	Rekrutierung und Einschluss in Studie	Basisdatenerhebung SAS der IG	2 Wo. nach den SAS der IG	4 Mon. nach den SAS der IG SAS der KG	2 Wo. nach den SAS der KG	8 Mon. nach den SAS der IG 4 Mon. nach den SAS der KG	12 Mon. nach den SAS der IG
Zeitraum (Monat/Jahr)	9/2010–2/2011	2–3/2011	3/2011	7/2011	7/2011	12/2011	3/2012
Interventionsgruppe	Informationsschreiben Einverständnis Demografischer Fragebogen	EB-45 FEP K-INK EXIS GAS/ZF STEP (nur AT)	EB-45 FEP K-INK EXIS GAS/ZE	EB-45 FEP K-INK EXIS GAS/ZE		EB-45 FEP K-INK EXIS GAS/ZE	EB-45 FEP K-INK EXIS GAS/ZE
Wartekontrollgruppe	Informationsschreiben Einverständnis Demografischer Fragebogen	EB-45 FEP K-INK EXIS GAS/ZF	EB-45 FEP K-INK EXIS GAS/ZE	EB-45 FEP K-INK EXIS GAS/ZE STEP (nur AT)	EB-45 FEP K-INK EXIS	EB-45 FEP K-INK EXIS	

SAS = Systemaufstellungsseminar; IG = Interventionsgruppe; KG = Wartekontrollgruppe; EB-45 = Ergebnisfragebogen-45; FEP = Fragebogen zur Evaluation von Psychotherapieverläufen; K-INK = Kurzform des Inkongruenzfragebogens; EXIS = Fragebogen zum Erleben in sozialen Systemen (Experience In Social Systems Questionnaire); GAS = Goal Attainment Scaling; ZF = Zielformulierung; ZE = Zielerreichung; STEP = Stundenbogen für die Allgemeine und Differenzielle Einzelpsychotherapie; AT = aktive Teilnehmer

Tab. 13: Studiendesign – Übersicht über Studienablauf, Messzeitpunkte und Messinstrumente

Messzeitpunkte angesetzt. Hier wurden 8 Monate (t5) und 12 Monate (t6) nach der Teilnahme dieser Gruppe an einem Aufstellungsseminar nochmals Daten erhoben. Damit war es möglich, die längerfristige Wirksamkeit von Aufstellungsseminaren über den Verlauf von 12 Monaten, ebenfalls im *Prä-post-Design ohne randomisierte Kontrolle,* zu untersuchen. Ergebnisse dieser Teilstudie sind in Kapitel 12 beschrieben.

5.2 Zielkriterien, Variablen und Messinstrumente

Der Großteil der in Kapitel 3 zusammengefassten empirischen Studien zur Wirksamkeit der Methode bildet vor allem psychische Veränderungen ab. Dies entspricht unserem Verständnis der Aufstellungsarbeit als psychosozialer Therapie- und Beratungsmethode, die primär eine Veränderung des Erlebens und Verhaltens anstrebt (das sich selbstverständlich auch in somatischen oder psychosomatischen Phänomenen ausdrücken kann).

Anders als bei etablierten Therapiemethoden mit langer Forschungstradition und einer Vielzahl aufeinander aufbauender Studien und Substudien stellte sich bei unserer Untersuchung zunächst die Frage, auf welchen psychologischen Dimensionen sich die Wirkungen der Aufstellungsarbeit überhaupt abbilden lassen. In anderen Forschungsbereichen können einfach zu messende, aber äußerst aussagekräftige Zielkriterien bzw. Outcome-Maße gewählt (z. B. der Body-Mass-Index bei Therapien von Essstörungen, die Suizidrate bei Antidepressiva) oder etablierte Instrumente zu spezifischen Symptomen verwendet werden (z. B. Beck-Depressions-Inventar, BDI; Hautzinger et al. 2000). Auch wenn Hinweise auf störungsspezifische positive Wirkungen von Aufstellungen existieren, liegen diese zumeist als Einzelfallberichte vor, sodass der Fokus auf eine bestimmte Diagnose oder Störungsgruppe für unser Forschungsvorhaben verfrüht erschien. Weiterhin sprach unser Ziel einer naturalistischen Seminardurchführung gegen eng definierte Zielkriterien, weil diese mit einer formalen Diagnostik sowie engen Ein- und Ausschlusskriterien einhergehen.

Da wir einerseits weite Einschlusskriterien für die Teilnahme an der Studie setzten und zum anderen keine störungsspezifischen Annahmen über die Wirksamkeit von Aufstellungen trafen, entschieden wir uns für Zielkriterien, die relativ weit gefasste psychologische Dimensionen repräsentieren. Diese basieren auf Theorien zu allgemeinen Veränderungsprozessen in Psychotherapie- und Beratungsprozessen und decken zum Teil klinische und nichtklinische Ausprägungen ab. Geprüft wurde die Wirksamkeit von Systemaufstellungsseminaren in den Bereichen:

- allgemeine psychotherapeutische Wirksamkeit (Kap. 5.2.1)
- interventionsspezifische Wirksamkeit (Kap. 5.2.2)
- subjektive Wirksamkeit (Kap. 5.2.3)
- differenzielle Wirksamkeit (Kap. 5.2.4)
- unerwünschte Wirkungen (Kap. 5.2.5)

5.2.1 Allgemeine psychotherapeutische Wirksamkeit: psychische Befindlichkeit, Belastung und Inkongruenz

Zur Prüfung der *allgemeinen* Wirksamkeit von Systemaufstellungen nutzten wir folgende in der Psychotherapie- und Beratungsforschung etablierte Variablen der psychischen Gesundheit und entsprechende Messinstrumente:

- psychische Befindlichkeit
- psychische Belastung
- motivationale Inkongruenz

Psychische Befindlichkeit

Geprüft wurde die Auswirkung von Systemaufstellungen auf die psychische Befindlichkeit als zentrale und globale Variable psychischer Gesundheit. Gemessen wurde diese Variable mit dem *Ergebnisfragebogen-45* (EB-45), der deutschen Adaption des *Outcome Questionnaire OQ-45.2* (Lambert et al. 2002; Lambert et al. 2004).

Der EB-45 ist ein Selbstbeurteilungsinstrument mit 45 Items, welches auf einer 5-stufigen Likert-Skala die psychische Befindlichkeit innerhalb der letzten Woche erfasst (z. B.: »Ich fühle mich gereizt«: 0 = nie, 1 = selten, 2 = manchmal, 3 = oft, 4 = fast immer). Der Fragebogen besteht aus den drei Subskalen *Symptombelastung, zwischenmenschliche Beziehungen* und *soziale Integration*, die zu einem Gesamtwert der psychischen Befindlichkeit summiert werden können. Hohe Werte deuten auf eine schlechte psychische Befindlichkeit und eine auffällige Psychopathologie hin.

Die Retest-Reliabilität des EB-45 beträgt für die Gesamtskala 0,84 und ist damit als sehr gut zu bewerten. Mit 0,93 weist das Messinstrument eine ebenfalls sehr gute interne Konsistenz auf. Die Validität des Fragebogens wurde mit diversen Selbstbeurteilungsinstrumenten für psychische Befindlichkeit und Symptombelastung überprüft, die Änderungssensitivität konnte mit einer klinischen Stichprobe nachgewiesen werden.[13] In unserer Studie ermittelten wir die Reliabilität des EB-45 als Cronbachs $\alpha = 0{,}91$.

Psychische Belastung

Ergänzend zur Befindlichkeit wurde die psychische Belastung mit dem *Fragebogen zur Evaluation von Psychotherapieverläufen (FEP)* erhoben (Lutz u. Böhnke 2008; Lutz et al. 2009). Der FEP ist ein Selbstbeurteilungsinstrument mit 40 Items, das auf einer 5-stufigen Likert-Skala die psychische Belastung innerhalb der letzten Woche erfasst und therapeutischen Fortschritt misst (z. B.: »In der letzten Woche hatte ich Schlafprobleme«: 1 = nie, 2 = selten, 3 = manchmal, 4 = oft, 5 = sehr oft). Der Fragebogen besteht aus den vier Subskalen *Wohlbefinden, Beschwerden, Beziehung* und *Kongruenz,* welche zu einem Gesamtwert der psychischen Belastung summiert werden können.

Hohe Werte deuten auf eine starke psychische Belastung hin. Die Retest-Reliabilität des FEP innerhalb einer Woche zeigt einen guten Wert von 0,77 und weist mit 0,94 eine sehr gute interne Konsistenz auf. Mit verschiedenen Instrumenten zur Erfassung psychischer Belastung wurden Validität und Veränderungssensitivität des Fragebogens nachgewiesen (Lutz et al. 2009). Die Reliabilität des FEP-Gesamtscores in unserer Studie betrug Cronbachs $\alpha = 0{,}95$.

Motivationale Inkongruenz

Basierend auf dem Berner Ansatz der Allgemeinen Psychotherapie (Grawe 2004) bietet sich motivationale Inkongruenz als schulenübergreifende Variable für die Veränderungsmessung nach Systemaufstellungen an. Nach diesem Modell orientieren sich psychische Prozesse am übergeordneten Streben nach Konsistenz, die erreicht wird, wenn Menschen ihre Bedürfnisse befriedigen und ihre Ziele umsetzen. Wenn Menschen dagegen nicht in Übereinstimmung mit ihren motivationalen Zielen handeln, bezeichnet motivationale Inkongruenz das Abweichen von diesem Ideal (Grosse Holtforth u. Grawe 2003). Bei den motivationalen Zielen werden *Annäherungsziele* (z. B. Intimität/Bindung, Anerkennung/Bestätigung, Status, Autonomie, Kontrolle)

13 Haug et al. 2004; Lambert et al. 2002; Lambert et al. 2004; Vermeersch et al. 2004

und *Vermeidungsziele* (Alleinsein/Trennung, Geringschätzung, Abhängigkeit/Autonomieverlust, Hilflosigkeit, Versagen) unterschieden.

Erhoben wurde die Variable mit der *Kurzform des Inkongruenzfragebogens* (K-INK; Grosse Holtforth, Grawe u. Tamcan 2004). Der *K-INK* ist ein Selbstbeurteilungsinstrument mit 23 Items und misst auf einer 5-stufigen Likert-Skala die Umsetzung motivationaler Ziele. Die Subskalen des K-INK setzen sich aus Annäherungszielen (z. B. »In der letzten Zeit bin ich unabhängig«: 1 = viel zu wenig, 5 = völlig ausreichend) und Vermeidungszielen (z. B. »In der letzten Zeit genüge ich nicht«: 1 = trifft überhaupt nicht zu, 5 = trifft sehr stark zu) zusammen und können als Gesamtwert berechnet werden.

Hohe Werte drücken ein starkes Maß an motivationaler Inkongruenz aus. Die internen Konsistenzen liegen für Normalpersonen und Psychotherapiepatienten zwischen 0,72 (akzeptabel) und 0,91 (sehr gut); die Retest-Reliabilität des K-INK innerhalb einer Woche ist mit 0,81 als gut einzuschätzen. Der Fragebogen wurde mit diversen Selbstbeurteilungsinstrumenten für psychopathologische Symptome und Lebensqualität validiert (Grosse Holtforth u. Grawe 2003; Grosse Holtforth et al. 2004). Die Reliabilität des K-INK-Gesamtscores in unserer Studie betrug Cronbachs $\alpha = 0{,}88$.

5.2.2 Interventionsspezifische Wirksamkeit: Erleben in sozialen Systemen

Bei der Frage, was durch Systemaufstellungen erreicht oder verändert werden soll, fanden wir zunächst weder eine klar formulierte und kohärente Theorie noch ein geeignetes Messinstrument. Da bei Systemaufstellungen anders als bei konventioneller Familientherapie andere Systemmitglieder in der Regel nicht anwesend sind, können Annahmen über Veränderungen des gesamten Systems nicht überprüft werden. Vielmehr sollen Aufstellungen individuelle Haltungen, Einstellungen und Emotionen im Hinblick auf wichtige Bezugspersonen bzw. Systemstrukturen positiv verändern. Somit postulierten wir das Konstrukt *Erleben in sozialen Systemen* mit den Dimensionen *Zugehörigkeit, Autonomie, Einklang* und *Zuversicht* als aufstellungsspezifisches Zielkriterium.

Für die Erfassung dieser Variable wurde der *Fragebogen zum Erleben in sozialen Systemen (Experience In Social Systems Questionnaire, EXIS)* entwickelt (Hunger u. Schweitzer 2014). Da in den Studienseminaren vorwiegend Familienaufstellungen durchgeführt wurden, wählten wir zur Veränderungsmessung nur das Erleben in privaten

Systemen (EXIS.pers), welches anhand von 12 Fragen auf einer 6-stufigen Likert-Skala hinsichtlich der letzten 2 Wochen erfragt wird (siehe Tab. 10, z. B. »In den vergangenen 2 Wochen erlebte ich in meinen privaten Beziehungen, dass ich mich zugehörig fühlte«; 1 = überhaupt nicht, 2 = wenig, 3 = mäßig, 4 = ziemlich, 5 = sehr, 6 = voll und ganz). Mit dem EXIS.pers wurde die *interventionsspezifische* Wirksamkeit von Systemaufstellungen geprüft. Eine detaillierte Darstellung der Entwicklung und psychometrischen Güte des EXIS findet sich in Kapitel 4.

5.2.3 Subjektive Wirksamkeit: Zielerreichung

Um die *subjektive* Wirksamkeit von Aufstellungsseminaren zu prüfen, wurde der Grad der Erreichung individueller Ziele der Studienteilnehmer erhoben. *Goal Attainment Scaling (GAS)* ist ein gängiges Verfahren der Psychotherapieforschung, um individuelle Ziele von Klienten abzubilden, wie es in Fragebögen mit geschlossenen Fragen nicht möglich ist. Vor der Teilnahme an einem Systemaufstellungsseminar benannten alle Studienteilnehmer schriftlich und in offenem Antwortformat ihre damit verbundenen persönlichen Ziele. Nach dem Seminar gaben sie an, inwiefern sich diese bis zum jeweiligen Messzeitpunkt erfüllten (detaillierte Beschreibung in Kapitel 10). Die Verwendung eines Goal Attainment Scaling wird häufig als Ergänzung zu standardisierten Testverfahren genutzt und bot sich daher für die Erforschung der subjektiven Wirksamkeit von Systemaufstellungen besonders an.

5.2.4 Differenzielle Wirksamkeit

Neben *allgemeinen, interventionsspezifischen* und *subjektiven* Kriterien wurden verschiedene Prozessmerkmale untersucht, die für die Wirksamkeit von Systemaufstellungen relevant sind.

Therapeutische Beziehung

Ein zentraler Wirkfaktor psychosozialer Interventionen ist die Qualität der therapeutischen Beziehung (Grawe 1994). Deshalb prüften wir, ob die von aktiven Teilnehmern (mit eigener Aufstellung) wahrgenommene Beziehung zur Aufstellungsleitung einen Einfluss auf die Wirksamkeit von Systemaufstellungen zeigt. Verwendet wurde dazu die Dimension der *therapeutischen Beziehung (STEP-B)* des *Stundenbogens für die Allgemeine und Differenzielle Einzelpsychotherapie (STEP)* von Krampen (2002). Mit drei Items wurde erfasst, inwiefern sich aktive Teilnehmer verstanden und unterstützt fühlten und ob sie den Anweisungen des Therapeuten folgen konnten. Die Antwortmöglichkeiten liegen zwischen 1 (»stimmt überhaupt nicht«) und 7 (»stimmt ganz genau«). Psychometrische Details des Fragebogens und Ergebnisse dieser Analyse werden in Kapitel 13 berichtet.

Merkmale der Studienteilnehmer

Da wir davon ausgingen, dass manche Personen stärker als andere von der Aufstellungsarbeit profitieren, wurde schließlich geprüft, ob (1) der Teilnehmerstatus (entweder aktiver Teilnehmer mit eigenem Anliegen oder teilnehmender Beobachter), (2) bisherige Vorerfahrungen mit Systemaufstellungen und (3) bisherige psychotherapeutische Vorerfahrungen einen Einfluss auf die Wirksamkeit der Aufstellungsarbeit haben (Ergebnisse in Kapitel 11).

5.2.5 Unerwünschte Wirkungen

In jeder klinischen Studie können Nebenwirkungen und unerwünschte Ereignisse auftreten, sogenannte *adverse events* (Ioannidis et al. 2004). Diese wurden in unserer Studie definiert als somatische oder psychische Probleme von Studienteilnehmern, die diese subjektiv auf die Teilnahme am Aufstellungsseminar zurückführten. Alle Teilnehmer wurden vor dem Beginn der Aufstellungsseminare mündlich instruiert, sich im Falle von unerwünschten Wirkungen beim Forschungsteam zu melden, um gegebenenfalls eine psychotherapeutische Beratung bei uns oder bei den Studientherapeuten einzuleiten. Die Einschätzung von *adverse events* erfolgte somit nicht standardisiert und von uns ausgehend, sondern durch die Studienteilnehmer selbst *(passive surveillance;* ebd.).

5.3 Versuchsplan und Randomisierung

Um die benötigte Stichprobengröße einer Studie im RCT-Design zu ermitteln, bedarf es der Fallzahlberechnung und Teststärkenanalyse (Hulley et al. 2000). Die Ergebnisse dieser Analyse mit der Software *G-Power* (Faul et al. 2009) zeigte, dass für das gewählte statistische Verfahren zur Berechnung der Gruppenunterschiede (Varianzanalysen mit Messwiederholung, Kapitel 8, 9 und 10) eine Stichprobengröße von mehr als 200 Teilnehmern hinreichend war, um mindestens kleine Effekte, d. h. Unterschiede zwischen Interventions- und Kontrollgruppe, statistisch signifikant abzubilden. Die Parameter der Analyse waren (Weinhold, Hunger, Bornhäuser, Link et al. 2013): Effektstärke Cohens $f = 0{,}1$; Power = 90 %; Signifikanzniveau 0,05.

Entsprechend planten wir acht Aufstellungsseminare mit insgesamt 208 Studienteilnehmern. Davon wurden jeweils vier Seminare für die Interventionsgruppe und vier für die Kontrollgruppe durchgeführt. Jeder Studientherapeut führte vier Seminare durch (je zwei pro Interventions- und Kontrollgruppe). Somit wurden beiden Aufstellungsleitern jeweils 104 Personen der Interventionsgruppe bzw. der Kontrollgruppe randomisiert zugeordnet (Tab. 14).

Die Teilnehmerzahl wurde aus pragmatischen Gründen auf 26 Teilnehmer pro Seminar begrenzt (16 aktive Teilnehmer, 10 teilnehmende Beobachter). Diese Zahlen basierten auf den üblichen Belegungen der Aufstellungsseminare der beiden Studientherapeuten sowie auf deren Auskunft, wie viele Einzelaufstellungen pro Seminar durchführbar sind. Mit 16 aktiven Teilnehmern und 10 teilnehmenden Beobachtern pro Seminar planten wir eine leichte »Überbuchung«, mit dem Kalkül, dass einige Teilnehmer im Falle von Krankheit o. Ä. ausfallen könnten. Durch die vorherige Randomisierung war es – wie in der Aufstellungspraxis sonst üblich – ausgeschlossen, eine Warte- oder Nachrückerliste zu etablieren. Somit ergaben sich 8 Aufstellungsseminare à 26 Teilnehmer (davon 16 aktive und 10 teilnehmende Beobachter) und eine Gesamtzahl von 208 Studienteilnehmern. Aufgrund der (durch die Anzahl der Aufstellungsseminare bzw. deren Gruppengröße) vorab festgelegten Stichprobengröße von $n = 208$ (balanciert jeweils 104 Personen pro Interventions- und Kontrollgruppe) erfolgt eine restriktive Form der Randomisierung in Form einer *Zufallszuteilungsregel* (Schulz u. Grimes 2007).

	Interventionsgruppe ($n = 104$)				**Wartekontrollgruppe ($n = 104$)**			
Seminar-Nr.	1	2	3	4	5	6	7	8
Seminarleiter	GW	GW	DD	DD	GW	GW	DD	DD
Seminartermin	2/2011	2/2011	3/2011	3/2011	7/2011	7/2011	7/2011	7/2011
***n* (aktive Teilnehmer)**	16	16	16	16	16	16	16	16
***n* (teilnehmende Beobachter)**	10	10	10	10	10	10	10	10
***N* (gesamt)**	104				104			
GW = Dr. Gunthard Weber; DD = Dr. Diana Drexler								

Tab. 14: Randomisierungsplan

Die Entscheidung hinsichtlich ihres Teilnehmerstatus als aktiver Teilnehmer mit eigenem Anliegen oder als teilnehmender Beobachter trafen die Teilnehmer vor der Randomisierung. In die Studie aufgenommene Personen wurden in der Folge nach zwei separaten Kriterien randomisiert (Tab. 14):

- Gruppenzugehörigkeit Interventionsgruppe vs. Kontrollgruppe: 104 Teilnehmer (64 aktive Teilnehmer und 40 beobachtende Teilnehmer) wurden der Interventionsgruppe zugeordnet (Seminartermine 1–4), 104 Teilnehmer der Kontrollgruppe mit den Seminarterminen 5–8 (64 aktive Teilnehmer und 40 beobachtende Teilnehmer).
- Aufstellungsleitung Dr. Weber vs. Dr. Drexler: Seminartermine Dr. Weber: 1, 2, 5, 6; Seminartermine Dr. Drexler: 3, 4, 7, 8 (jeweils 104 Teilnehmer; 64 aktive Teilnehmer und 40 beobachtende Teilnehmer). Die beiden Seminarleiter waren den Studienteilnehmern zumindest durch die Informationsschrift bekannt und haben eine hohe Reputation als Aufstellungspraktiker. Deshalb erfolgte die Randomisierung zu den beiden Aufstellungsleitern mit dem Ziel, den Bias potenziell unterschiedlicher Arbeitsweisen der beiden Therapeuten sowie einer Selektion des Therapeuten durch die Studienteilnehmer zu kontrollieren.

Die Randomisierung in Form der Zufallszuteilung erfolgte durch die Methode des Kartenmischens (eingeschränktes Mischen oder *shuffling)*. Dazu wurde ein Kartenset entsprechend dem oben genannten Zuteilungsverhältnis erstellt und auf zwei Urnen bzw. Umschläge verteilt. Die Implementierung der Randomisierung erfolgte durch Entnehmen einer Karte (mit einer zufälligen Seminarnummer zwischen 1–8) entweder aus Urne 1 (bei aktiven Teilnehmern) oder Urne 2 (bei beobachtenden Teilnehmern).

Weder die Studienteilnehmer noch die beiden Studientherapeuten hatten Kenntnis über das Paralleldesign der Studie und die Aufteilung in Interventions- und Kontrollgruppe *(allocation concealment,* Boutron et al. 2008).

5.4 Auswahl der Studienteilnehmer

5.4.1 Naturalistische Bedingungen der Aufstellungsseminare

Ein Ziel der Studie war, die Intervention *Aufstellungsseminar* unter möglichst naturalistischen Bedingungen stattfinden zu lassen. Es wurde versucht, Rekrutierung, Prozedur der Anmeldung, Erhebung von Teilnahmegebühren und Durchführung der Seminare so zu gestalten, wie diese derzeit auf dem »freien Markt« durchgeführt werden. Als Orientierung diente dabei das Seminarformat am *Wieslocher Institut für Systemische Lösungen (WISL)*, nicht zuletzt deshalb, weil beide Studientherapeuten dort standardmäßig ihre Aufstellungsseminare anbieten. Daraus leiteten sich entsprechende Rekrutierungsstrategien für die Gewinnung von Studienteilnehmern sowie die Definition von Ein- und Ausschlusskriterien für die Studienteilnahme ab.

5.4.2 Rekrutierung der Studienteilnehmer

Die Studienteilnehmer wurden aufgrund ihrer eigenen Interessensbekundung aus der Allgemeinbevölkerung rekrutiert. Damit wurde versucht, der aktuellen Praxis von mehrtägigen Aufstellungsseminaren zu entsprechen. Auch wenn Einzelaufstellungen in verschiedenen klinischen Settings angewandt werden, entschieden wir uns damit gegen eine Rekrutierung einer rein klinischen Stichprobe, was eine ärztliche oder psychotherapeutische Zuweisung und Diagnostik verlangt hätte. Umgekehrt waren Interessenten mit der Diagnose einer psychischen Störung allerdings nicht von der Teilnahme ausgeschlossen.

Um potenzielle Studienteilnehmer anzusprechen, wurde für das Projekt ein Informationsflyer gestaltet (Druckauflage: 5000), der die Bedingungen der Studienteilnahme skizzierte und die Kontaktdaten enthielt. Der Flyer wurde in mehreren regionalen psychosozialen Beratungsstellen, Psychotherapie- und Arztpraxen ausgelegt. Weiterhin erhielten über 1000 Teilnehmer der im Jahr 2010 in Heidelberg stattfindenden Tagung der *Deutschen Gesellschaft für Systemische Therapie, Beratung und Familientherapie (DGSF)* den Flyer, um einen Multiplikatoreneffekt im systemischen Feld zu erzielen. In verschiedenen Printmedien von Instituten (z. B. WISL) wurde eine Anzeige gedruckt, die auf die Studie verwies, um sowohl Aufstellungspraktiker als auch Interessenten zu erreichen.

Zudem wurde eine Projektwebseite mit Informationen über die Studie erstellt (www.aufstellungsforschung.de), auf der auch der bereits beschriebene Flyer im PDF-Format verfügbar war. Durch die Webseite und Verlinkungen mit anderen aufstellungsrelevanten Institutionen, u. a. den Webseiten des WISL und der Deutschen Gesellschaft für Systemaufstellungen (DGFS), erfolgte eine gezielte Online-Werbung.

5.4.3 Ein- und Ausschlusskriterien

Aufgrund des beschriebenen Ziels einer möglichst naturalistischen Studiendurchführung wurden die Ein- und Ausschlusskriterien der Studienteilnehmer bewusst weit gefasst. In die Studie wurden Interessenten aufgenommen, die folgende Einschlusskriterien erfüllten:

- Mindestalter 18 Jahre
- freiwillige Entscheidung über den Teilnehmerstatus in einem 3-tägigen Aufstellungsseminar als entweder aktiver Teilnehmer oder teilnehmender Beobachter vor der Randomisierung
- Bereitschaft zur Randomisierung zu einem Seminartermin (entweder in der Interventions- oder in der Kontrollgruppe)
- Einverständnis der Randomisierung zu einem von zwei Seminarleitern
- Bereitschaft, ab dem Zeitpunkt der Basisdatenerhebung bis zum Ende des Studienzeitraums (31.03.2012) an keinem weiteren Aufstellungsseminar teilzunehmen
- Bereitschaft zur Kostenübernahme der reduzierten Seminargebühren von 120 € als aktiver Teilnehmer und 70 € als teilnehmender Beobachter.

Um negative Effekte im Aufstellungsseminar selbst zu vermeiden, wurden Personen mit akuter Suizidalität, akuten psychotischen Episoden und akuter Drogen- oder Alkoholintoxikation zum Zeitpunkt des Seminarbeginns von der Teilnahme ausgeschlossen.

5.5 Auswahl der Aufstellungsleiter

Systemaufstellungen sind stark von der Expertise und den spezifischen Interventionen der Aufstellungsleitung abhängig. Für die Studie leiteten sich daraus zwei Kriterien für die Auswahl von Studientherapeuten ab:

- Zum einen sollte eine entweder ärztliche oder psychotherapeutische Grundausbildung vorliegen, um potenziellen psychi-

schen Problemen von Studienteilnehmern während oder nach dem Aufstellungsseminar professionell begegnen zu können. Dies war auch insofern wichtig, als das die Rekrutierung offen gestaltet wurde und vorab nicht abschätzbar war, ob und wie viele Teilnehmer mit klinischen Auffälligkeiten an der Studie teilnehmen würden.
- Ein zweites Kriterium war eine hinreichende Erfahrung in der Durchführung von Aufstellungsseminaren, um die Qualität der Studienseminare zu gewährleisten.

Somit wurden als Kriterien formuliert: (1) ärztliche oder psychotherapeutische Ausbildung, (2) mindestens 20 Jahre Berufserfahrung im psychotherapeutischen Bereich und (3) mindestens 10 Jahre Erfahrungen in der Leitung von Aufstellungen. Als Studientherapeuten konnten wir Dr. Gunthard Weber, Facharzt für Psychiatrie und Psychotherapie, sowie Dr. Diana Drexler, Diplom-Psychologin und approbierte Psychologische Psychotherapeutin gewinnen. Beide bieten seit Langem Aufstellungsseminare am WISL an, sodass wir von einer ähnlichen Arbeitsweise der beiden Aufstellungsleiter ausgingen.

5.6 Studienverlauf

Interessenten an der Studienteilnahme, die sich telefonisch oder per E-Mail meldeten, wurden nach Ein- und Ausschlusskriterien gescreent und ihnen wurden die Teilnahmebedingungen erklärt. Im Anschluss wurden allen Teilnehmern per Post ein Informationsschreiben über die Studie, eine Einverständniserklärung und ein biografischer Fragebogen zugesandt. Nach Rücksendung der Einverständniserklärung erfolgte die Randomisierung, danach erhielten alle Studienteilnehmer eine Bestätigung mit dem Datum ihres Aufstellungsseminars. Die Rekrutierung wurde beendet, als die Anzahl von 208 Studienteilnehmern erreicht war (31.01.2011). Die Studie wurde durch die Ethikkommission der Medizinischen Fakultät der Universität Heidelberg genehmigt (Nr. S-178/2011) und auf der Webseite www.clinicaltrials.gov registriert (Nr.: NCT 01352325).

Alle Aufstellungsseminare wurden im Institut für Medizinische Psychologie der Universität Heidelberg durchgeführt. Details der Intervention werden in Kapitel 6 beschrieben. Die Erhebung der Basisdaten (t1, Tab. 13) erfolgte für die Teilnehmer der Interventionsgruppe am Institut für Medizinische Psychologie am Mittag des ersten Seminartages, vor Beginn des Studienseminars. Um die Bereiche Forschung und Intervention zu trennen, begann das Aufstellungsseminar nach einer 1-stündigen Pause im Anschluss an das Ausfüllen der Fragebögen in einem anderen Raum im Institut. Analog füllten die Teilnehmer der Kontrollgruppe zum Messzeitpunkt t3 ihre Fragebögen vor dem Beginn ihrer Studienseminare aus.

Alle anderen Datenerhebungen wurden per Post absolviert, indem allen Studienteilnehmern zum jeweiligen Messzeitpunkt ein Fragebogenset mit einem vorfrankierten Rückumschlag und der Bitte um Rücksendung bis zu einem bestimmten Datum zugeschickt wurde. Wurde dieses Datum überschritten, erfolgten in einem mehrstufigen Prozess Nachfragen per E-Mail und telefonisch. Der Versand der Fragebögen, die Rücklaufkontrolle und die Kontaktierung »säumiger« Studienteilnehmer stellte einen erheblichen zeitlichen und logistischen Aufwand dar, der insofern lohnenswert war, als das wir eine fast vollständige Rücklaufquote der ausgefüllten Fragebögen verzeichnen konnten. Um das Engagement der Studienteilnehmer zu fördern, erhoben wir zu Beginn der Studie Seminargebühren von 170 € für die aktiven Teilnehmer und 120 € für die teilnehmenden Beobachter. Davon wurden 50 € beim vollständigen Ausfüllen aller Fragebogensets am Ende des Studienzeitraums rückerstattet.

Insgesamt ergab sich für beide Studienarme eine Befragung zu 6 Messzeitpunkten (Tab. 13: t0, t1, t2, t3, t5, t6 für die Interventionsgruppe; t0, t1, t2, t3, t4, t5 für die Kontrollgruppe). Bei einer Dauer von ca. 40 Minuten beim Ausfüllen eines Fragenbogensets summierte sich der Gesamtaufwand für jeden Studienteilnehmer auf 240 Minuten.

5.7 Statistische Analysen

Unsere Studie war quantitativ ausgerichtet. Dementsprechend wurde eine Vielzahl statistischer Analysen durchgeführt. Die Darstellung der Behandlungsintegrität (Kapitel 6) und der Teilnehmercharakteristika (Kapitel 7) erfolgte durch deskriptive Analysen. Um Gruppenunterschiede zu berechnen, z. B. zwischen Interventionsgruppe und Kontrollgruppe oder zwischen aktiven und beobachtenden Teilnehmern, wurden inferenzstatistische Verfahren verwendet. Dabei wurden vor allem Varianzanalysen mit gemischtem Design und Messwiederholung berechnet (Field 2009). Damit wurde geprüft, ob Unterschiede *zwischen* verschiedenen Studiengruppen zu bestimmten Messzeitpunkten auftreten und ob es *innerhalb* der Gruppen Veränderungen im Zeitverlauf gab, d. h vor der Intervention im Vergleich zu nach der Intervention (Kapitel 8–12). Der Einfluss der therapeutischen Beziehung wurde mittels Kovarianzanalyse bestimmt (Kapitel 13). Alle inferenzstatistischen Analysen wurden zweiseitig getestet. Die genauen statistischen Methoden sind in Kapitel 6–13 (»Ergebniskapitel«) beschrieben.

6 Was genau ist die Intervention Systemaufstellungsseminar? Standardisierung und Behandlungsintegrität

Jan Weinhold und Jelena Zwingmann

6.1 Können Systemaufstellungen standardisiert werden?

Kernfrage jeder Wirksamkeitsstudie mit RCT-Design (Kap. 5.1) ist, wie sich eine bestimmte Intervention auf ein bestimmtes Zielkriterium auswirkt. Dazu ist es unerlässlich, die Intervention so genau wie möglich zu beschreiben (Jacobi 2011). Was beispielsweise bei pharmakologischen Studien einfach zu realisieren ist, indem jedes Medikament in identischer Zusammensetzung, Dosis und Verpackung industriell gefertigt wird, gestaltet sich bei Therapie- und Beratungsstudien deutlich schwieriger. Hier sind Standardisierung und Manualisierung der Intervention Gegenstand kontroverser Diskussionen (Kriz 2000; Loewenthal 2012; Tschuschke 2005).

Bei der Idee einer Standardisierung kann Kritik aus der Perspektive von Aufstellungspraktikern vermutet werden, weil Systemaufstellungen einmalige und in der Regel auch einzigartige Interventionen sind. Aus unserer Sicht widersprechen sich die berechtigte Kritik an standardisierten Psychotherapiemethoden und eine Standardisierung des Vorgehens von Systemaufstellungen im Forschungsrahmen jedoch nicht:

- Zum einen enthalten Systemaufstellungen obligatorisch in der Praxis fast aller Aufsteller vorkommende Handlungselemente, die quasi implizite Standards darstellen: Beispielsweise sind in Aufstellungen mehrere Personen in einem räumlichen Arrangement positioniert, während sie in analytischen Behandlungen in der Regel allein auf einer Couch liegen. Auch wird in Aufstellungsseminaren beispielsweise im Vergleich zur Gesprächspsychotherapie wenig gesprochen.
- Zum anderen erfolgte die Standardisierung der Aufstellungsarbeit in unserer Studie nicht präskriptiv als Handlungsanweisung: Die beiden Studientherapeuten konnten ihre Seminare komplett in freier Entscheidung durchführen. Wir haben ledig-

lich die einzelnen Seminare beobachtet und codiert, inwieweit ihre Praxis den Minimalanforderungen an Systemaufstellungen entsprach. Dies erfolgte somit deskriptiv, auch um unsere Studie mit eventuell folgenden Forschungen zur Aufstellungsarbeit vergleichbar zu machen.

Schritte des Standardisierungsprozesses, die Beschreibung der Intervention und die Ergebnisse zur Behandlungsintegrität *(treatment integrity)* werden in der Folge dargestellt.

6.2 Das Aufstellungsseminar als Interventionseinheit

Das zu prüfende Verfahren Systemaufstellungen wurde als Psychotherapie- und Beratungsmethode verstanden, die den Grundsätzen systemischer Psychotherapie/Beratung folgt (von Schlippe u. Schweitzer 2007). Allgemein sind Systemaufstellungen eine Form der Einzelberatung in der Gruppe, oft in Seminarform über einen Zeitraum von 2–3 Tagen. In unserer Studie wurden nicht nur die Einzelaufstellungen der aktiven Teilnehmer, sondern die 3-tägigen Systemaufstellungsseminare als Interventionseinheit (treatment) verstanden. Dies kann damit begründet werden, dass Veränderungsprozesse von Klienten in Aufstellungsseminaren über Einzelaufstellungen hinausgehend auf vielfältige Weise angeregt werden können. Auch forschungspraktisch lässt sich die Wirksamkeit von Einzelaufstellungen aktiver Teilnehmer kaum unabhängig von den Gruppenprozessen der Seminare erheben. Auf etwaige Unterschiede zwischen aktiven Teilnehmern und Beobachtern hinsichtlich der Ergebnisse wird in den Kapiteln 8–11 eingegangen.

Insgesamt wurden acht Aufstellungsseminare im Gruppentherapieraum am Institut für Medizinische Psychologie des Universitätsklinikums Heidelberg durchgeführt. Um eine möglichst naturalistische Durchführung der Studienseminare zu gewährleisten, orientierte sich die Zeitstruktur unsere Seminare an den im *Wieslocher Institut für Systemische Lösungen (WISL)* angebotenen Seminaren der beiden Studientherapeuten (1. Tag: 16.00–21.00 Uhr, 2. Tag: 9.00–19.00; 3. Tag: 9.00–14.00). Die Forschungsaktivitäten sollten keine Beeinträchtigung der Seminare darstellen. Deshalb waren bei jedem Studienseminar lediglich zwei Mitglieder des Forschungsteams zur Beobachtung und Prüfung der Behandlungsintegrität anwesend.

6.3 Standardisierung der Intervention

Bisher existiert nach unserem Wissen keine Publikation zur Standardisierung von Systemaufstellungen. Daher entwickelten wir ein Manual der Elemente eines Systemaufstellungsseminars. Dazu wurden zunächst mehrere Aufstellungsseminare der beiden Seminarleiter am WISL beobachtet und protokolliert. Anschließend wurden die zentralen Elemente extrahiert und so definiert, dass sie durch Beobachtung der Studienseminare prüfbar wurden. Unterschieden wurde zwischen (A) dem Seminarrahmen und den Handlungen außerhalb der Einzelaufstellungen; (B) verbindlichen Elementen von Einzelaufstellungen und (C) optionalen Elementen von Einzelaufstellungen. Abschließend wurde das Manual von den beiden Studientherapeuten gegengelesen und bestätigt.

(A) Jedes 3-tägige Systemaufstellungsseminar sollte nach dem Manual als »Seminarrahmen« und an Aktivitäten außerhalb der Einzelaufstellungen die folgenden 11 Elemente beinhalten. Am 1. Tag waren dies:

1. Begrüßung und Organisatorisches: Alle Studienteilnehmer nehmen im Stuhlkreis Platz, die Aufstellungsleitung gibt organisatorische Informationen.
2. Informationen zu Systemaufstellungen: Der Seminarleiter erläutert den Hintergrund von Systemaufstellungen und verweist auf mögliche Bedeutungen von Aufstellungsbildern.
3. Erläuterungen zu Interventionen: Der Aufstellungsleiter erläutert die eigene Arbeitsweise.
4. Instruktionen zur Rolle des Stellvertreters: Die Seminarleitung gibt Instruktionen für die Rolle als Stellvertreter und wie man in dieser Rolle kommuniziert.
5. Instruktionen zum Aufstellen: Der Seminarleiter gibt Instruktionen für aktive Teilnehmer zur Auswahl und Positionierung von Stellvertretern.
6. Fragen zum Vorgehen: Alle Teilnehmer können Fragen zum Vorgehen stellen.
7. Auftragsklärung: Der Seminarleiter befragt jeden aktiven Teilnehmer zu seinem Anliegen (ca. 5–10 Minuten pro Teilnehmer).

Weiterhin sollte der 3. Tag eine gemeinsame Schlussrunde (8. Element) beinhalten, in der alle Teilnehmer offene Fragen klären konnten.

Außerdem sollte jeder der 3 Seminartage die Möglichkeit zur Nachbesprechung (Debriefing, 9. Element) beinhalten und Fragen und Anmerkungen zu vorangegangenen Einzelaufstellungen zu klären; eine gemeinsame Runde, in der alle Teilnehmer persönliche Erlebnisse, offene Fragen und Bedenken äußern konnten (10. Element), und Pausen (täglich zwei kurze Pausen, eine Mittagspause am 2. und 3. Seminartag) (11. Element).

(B) Jede Einzelaufstellung sollte laut Manual folgende 7 Elemente beinhalten:

1) Auftragsklärung: Der Aufstellungsleiter interviewt den betreffenden aktiven Teilnehmer über sein Anliegen oder Ziel für seine Aufstellung.
2) Entscheidung über aufzustellendes System: Aktiver Teilnehmer und Aufstellungsleiter entscheiden gemeinsam, welches System und welcher Teil daraus zu Beginn aufgestellt wird.
3) Positionierung der Stellvertreter: Der aktive Teilnehmer wählt Stellvertreter für Systemmitglieder und positioniert diese in einem räumlichen Szenario entsprechend seinem inneren Bild (Ausgangsbild).
4) Äußerungen der Stellvertreter: Der Seminarleiter befragt die Stellvertreter über ihre Empfindungen und Wahrnehmungen in der entsprechenden Position.
5) Stellungsarbeit: Der Aufstellungsleiter positioniert die Stellvertreter räumlich neu oder bittet diese, sich zu einem neuen Platz in der Aufstellung zu bewegen.
6) Weitere Äußerungen der Stellvertreter: Der Seminarleiter befragt die Stellvertreter erneut über ihre Empfindungen und Wahrnehmungen in veränderten Positionen.
7) Lösungsbild und Beendigung der Einzelaufstellung: Nachdem ein Lösungsbild erstellt wurde, wird die Einzelaufstellung in Einverständnis mit dem aktiven Teilnehmer beendet.

(C) Zusätzlich wurden optionale Elemente ins Manual aufgenommen, die zwar häufig auftreten, aber keine notwendigen Elemente von Einzelaufstellungen sind. Das Auftreten dieser Elemente wurde codiert, aber nicht für die Evaluation der Behandlungsintegrität berechnet:

1) das Hinzufügen oder Entfernen von Stellvertretern;
2) ritualisierte Sätze, die durch den Seminarleiter vorgeschlagen werden und zwischen den Stellvertretern kommuniziert werden;
3) vom Seminarleiter vorgeschlagene ritualisierte Gesten oder Symbole, die innerhalb der Aufstellung von den Stellvertretern genutzt werden;
4) Platzierung des aktiven Teilnehmers in das Lösungsbild am Ende seiner/ihrer eigenen Aufstellung.

Die genannten Elemente aus (A) und (B) wurden als hinreichend für die Bewertung der Behandlungsintegrität betrachtet.

6.4 Berechnung von Interrater-Reliabilität und Behandlungsintegrität

Jeweils zwei Mitglieder des Forschungsteams beobachteten jedes der acht Studienseminare und codierten unabhängig voneinander das Auftreten der Manualelemente. Praktizierte Elemente sowohl des Gesamtseminars als auch jeder Einzelaufstellung wurden auf einer Liste mit einem Häkchen markiert.

Um zu prüfen, inwiefern sich die Beobachtungen der beiden Forscher deckten, wurde die Interrater-Reliabilität der Codierungen für jedes der acht Seminare anhand der mittleren Anzahl von Übereinstimmungen beider Rater berechnet. Sie lag für die acht Studienseminare zwischen 94,5 und 100 %. Aufgrund der geringen Varianz zwischen den Ratern war eine Berechnung eines robusteren Koeffizienten, wie beispielsweise Cohens Kappa (κ), nicht möglich (Wirtz u. Caspar 2002).

Die *Behandlungsintegrität* (ein anderer Begriff für Manualtreue) wurde definiert als Anteil der Elemente des Manuals (Teile A und B), die pro Aufstellungsseminar praktiziert und beobachtet wurden (*overall integrity*; Perepletchikova 2011). Dazu wurden die codierten Elemente aus Teil A des Manuals und die Anzahl der codierten Elemente von 16 Einzelaufstellungen (Teil B) addiert. Die Behandlungsintegrität bzw. Übereinstimmung von Manual und Aufstellungsseminar lag für die acht Seminare zwischen 96,6 und 100 %. Damit zeigten beide Studientherapeuten eine sehr hohe Behandlungsintegrität bezüglich des vorgestellten Manuals.

6.5 Fazit

Durch die Entwicklung eines Manuals und die Überprüfung der hohen Behandlungsintegrität beider Studientherapeuten in allen acht Aufstellungsseminaren konnten wir dem Anspruch von Wirksamkeitsstudien gerecht werden, die tatsächlich praktizierte Intervention so genau wie möglich zu berichten. Mithilfe dieses Manuals wird das vielschichtige Phänomen »Aufstellungsseminar« anschaulich beschreibbar und ermöglicht den Vergleich mit weiterführenden Forschungen.

Offen bleibt, inwieweit das Manual auf andere Aufstellungskontexte übertragbar ist, beispielsweise für Organisationsaufstellungen oder Aufstellungen in einer Klinik. Weiterhin besitzt es wenig Aussagekraft über Inhalt, Dynamik und theoretische Annahmen von Einzelaufstellungen und ist daher als Trainingstool nur begrenzt nutzbar. Zentrale Elemente von Einzelaufstellungen wie ritualisierte Sätze oder Gesten registrierten wir zwar, nahmen sie aber in unsere Berechnungen nicht auf. Sie werden zwar häufig verwendet, sind jedoch nicht obligatorischer Bestandteil von Aufstellungen und eigneten sich somit nicht für die Berechnung der Behandlungsintegrität in unserer Studie.

Eine umfassendere Standardisierung als hier vorgenommen erscheint uns – ähnlich zu anderen Psychotherapie- und Beratungsverfahren – weder wissenschaftlich plausibel noch pragmatisch durchführbar. Eine Einzelaufstellung kann trotz ihrer kurzen Zeitdauer leicht eine dreistellige Anzahl von beobachtbaren Sequenzen (wechselnde Positionen der Stellvertreter, Äußerungen dieser in verschiedenen Stadien der Aufstellung, ritualisierte Sätze und Gesten) aufweisen. Ein Bild sagt eben mehr als tausend Worte.

7 Studienteilnehmer und Gruppeneffekte

Jan Weinhold und Julia Thom

7.1 Soziodemografische Merkmale der Studienteilnehmer

Ein wesentlicher Faktor für die Einschätzung der Qualität einer Wirksamkeitsstudie sind die Merkmale der Studienteilnehmer (Hulley et al. 2000). Aus den Informationen darüber, welche Personen an einer Studie teilgenommen haben, lassen sich Rückschlüsse über die Generalisierbarkeit der erzielten Ergebnisse ziehen bzw. darüber, mit welchen Einschränkungen diese interpretiert werden sollten.

Bei klinischen Studien sind die Ein- und Ausschlusskriterien zumeist deutlich enger gefasst als in unserer Studie (Kap. 5). Dies bildet sich vor allem in der Festlegung einer bestimmten Diagnose/Erkrankung ab, indem geprüft wird, ob die Intervention X, z. B. ein Medikament, ein Psychotherapieverfahren oder eine medizinische Prozedur, wirksam bei dieser bestimmten Diagnose/Erkrankung ist. Da dies nicht unsere Fragestellung war, sondern vielmehr, inwiefern Aufstellungsarbeit bei einer für diese Intervention typischen Stichprobe wirksam ist, haben wir auf eine formale klinische Diagnostik verzichtet. Deshalb kann keine Aussage darüber getroffen werden, wie positiv oder negativ sich die Aufstellungsarbeit auf *bestimmte* diagnostizierte psychische Erkrankungen auswirkt. Allerdings geben auch andere Stichprobenmerkmale wichtige Auskunft darüber, wie die Studienergebnisse hinsichtlich der Zielkriterien einzuordnen sind (Boutron et al. 2008).

Tab. 15 zeigt eine Übersicht über soziodemografische Merkmale der Studienteilnehmer, getrennt nach Interventions- und Kontrollgruppe sowie Teilnehmerstatus. Wie durch die Randomisierung zu erwarten war, sind die beiden Studienarme hinsichtlich der soziodemografischen Merkmale balanciert. Das Durchschnittsalter der Studienteilnehmer betrug 48 Jahre, die Nationalität war bis auf acht Fälle deutsch. Mit 79 % stellten Frauen den weitaus größten Teil der Teilnehmer dar. Über zwei Drittel lebten in einer Ehe oder festen Partnerschaft. Über 80 % der Teilnehmer gaben als höchsten Schulabschluss Abitur an und über 90 % waren berufstätig. Die Mehrheit der Studienteilnehmer arbeitete in einem »Helferberuf« im medizinischen oder psychosozialen Bereich. Häufig genannte Berufe waren

Ärztin, Psychologe, Psychotherapeutin, Sozialarbeiter oder Beraterin. Bemerkenswert ist, dass mit 80 % die Mehrheit bereits Vorerfahrungen mit der Aufstellungsarbeit aufwies.

	IG (n = 104)			KG (n = 104)		
Variable	**Gesamt**	**AT (n = 64)**	**TB (n = 40)**	**Gesamt**	**AT (n = 64)**	**TB (n = 40)**
Alter (Jahre): Mittelwert (Standardabweichung)	47 (9)	47 (9)	48 (10)	48 (10)	48 (10)	49 (10)
Weibliche Studienteilnehmer: *n* (%)	87 (84 %)	51 (80 %)	36 (90 %)	77 (74 %)	45 (70 %)	32 (80 %)
In Ehe oder fester Beziehung	69 (66 %)	42 (66 %)	27 (68 %)	77 (74 %)	46 (72 %)	31 (78 %)
Höchster Schulabschluss Abitur	92 (88 %)	57 (89 %)	35 (88 %)	89 (86 %)	40 (63 %)	39 (98 %)
In Arbeitsverhältnis stehend	98 (94 %)	59 (92 %)	39 (98 %)	94 (90 %)	55 (86 %)	39 (98 %)
Tätigkeit im psychosozialen Bereich	65 (63 %)	38 (59 %)	27 (68 %)	54 (52 %)	31 (48 %)	23 (58 %)
Deutsche Staatsangehörigkeit	101 (97 %)	63 (98 %)	38 (95 %)	99 (95 %)	61 (95 %)	38 (95 %)
Vorerfahrungen mit Aufstellungen	83 (80 %)	51 (80 %)	32 (80 %)	82 (79 %)	54 (84 %)	28 (70 %)

IG = Interventionsgruppe; KG = Wartekontrollgruppe; AT = aktive Teilnehmer; TB = teilnehmende Beobachter

Tab. 15: Merkmale der Studienteilnehmer

Während der Rekrutierung wurde bei telefonischen Kontakten erfragt, auf welchem Weg Interessenten von der Möglichkeit einer Studienteilnahme erfuhren. Diese Befragung diente vor allem als Warm-up am Telefon, war kein Teil der Rekrutierungsprozedur und wurde daher nicht systematisch dokumentiert. Hier zeigte sich jedoch als Tendenz, dass sehr viele Studienteilnehmer über die Jahrestagung 2010 der

Deutschen Gesellschaft für Systemische Therapie, Beratung und Familientherapie (DGSF) in Heidelberg mit 900 Teilnehmenden, über die Werbung im *Wieslocher Institut für Systemische Lösungen (WISL)*, über eine Annonce in der Zeitschrift *Praxis der Systemaufstellung* sowie über unsere Projekt-Webseite (www.aufstellungsforschung.de) Kenntnis über die Studie erlangt hatten. Nur ein geringer Teil der Studienteilnehmer erfuhr davon durch ausliegende Flyer oder wurde von anderen Behandlern (Ärzte, Psychotherapeuten) darauf hingewiesen.

Diese Rekrutierungsstrategien legen nahe, warum ein hoher Anteil von Studienteilnehmern im psychosozialen Bereich bzw. in einem Helferberuf tätig war, was wiederum zumeist das Abitur als Schulabschluss voraussetzt und somit den hohen Bildungsgrad der Stichprobe erklärt. Durch die Rekrutierung in aufstellungsaffinen Kontexten erreichten wir vor allem Personen, die sich bereits mit der Aufstellungsarbeit auskannten bzw. eigene Erfahrungen damit aufwiesen und sich möglicherweise deshalb für die Studie meldeten. Die Geschlechtsverteilung mit einem hohen Anteil Frauen bildet vermutlich das reale Verhältnis in Aufstellungsseminaren auf dem »freien Markt« ab, wo Männer zumeist unterrepräsentiert sind. Insofern ist es uns einerseits gelungen, eine für Aufstellungsseminare typische Stichprobe zu rekrutieren und damit auch hier eine naturalistische Studiendurchführung zu realisieren. Andererseits lassen sich aufgrund dieser aufstellungsaffinen Studienteilnehmer nur begrenzte Generalisierungen ableiten (Kapitel 14).

7.2 Teilnehmer im Studienverlauf

7.2.1 Intention-to-treat vs. Per-protocol-Analyse

In kontrollierten Wirksamkeitsstudien sollten sowohl die Anzahl der Studienabbrecher in beiden Studienarmen als auch die Anzahl derjenigen Personen, welche die Studie bis zum Ende wie geplant absolviert haben, beschrieben werden. Unterschieden wird dabei zwischen den zwei Bedingungen *Intention-to-treat* und *Per-protocol-Analyse*.

Intention-to-treat bedeutet, die Daten aller randomisierten Studienteilnehmer in das Ergebnis einfließen zu lassen. Dies bedeutet, dass alle einmal randomisiert einer Gruppe zugewiesenen Studienteilnehmer berücksichtigt werden, unabhängig davon, ob sie (1) die entsprechende Intervention erhalten oder nicht, (2) nach der Intervention die Studie vor Abschluss abbrechen, z. B. wegen Nebenwirkungen (Drop-outs) oder (3) andere Abweichungen vom Studienprotokoll aufweisen. Die Nichtberücksichtigung solcher Fälle könnte das jeweilige Studienergebnis verfälschen, z. B. beim absichtlichen Weglassen von Medikamenten, beim Beendigen einer Studienteilnahme aufgrund subjektiv enttäuschender Ergebnisse oder bei Todesfällen aufgrund der Behandlung (Faller 2004).

In der *Per-protocol-Analyse* werden hingegen nur die Studienteilnehmer berücksichtigt, welche die Intervention erhalten und die Studie protokollgemäß bis zu Ende absolviert haben. Wir haben beide Analysen durchgeführt. Um in die Per-procotol-Bedingung eingeschlossen zu werden, mussten die Studienteilnehmer:

- (1) randomisiert an einem 3-tägigen Aufstellungsseminar teilnehmen,
- (2) an keinem weiteren Aufstellungsseminar im Studienzeitraum (festgelegt bis März 2012) teilnehmen und
- (3) die Fragebögen zu allen Messzeitpunkten ausfüllen.

7.2.2 Teilnehmerzahlen im Studienverlauf

Aufgrund der in Kapitel 5.4 beschriebenen Rekrutierungsstrategien meldeten sich im Zeitraum von Juli 2010 bis Februar 2011 insgesamt 371 Personen mit einem Interesse an der Studienteilnahme per Telefon oder per E-Mail. Davon konnten 163 Personen nicht in die Studie aufgenommen werden, da sie nicht den Einschlusskriterien entsprachen. 124 Personen mochten einer Randomisierung zu einem der acht Seminartermine nicht zustimmen – viele davon, weil vier der acht Seminare im Juli 2011 stattfanden und ihr Seminartermin mit Ferien- oder Urlaubsterminen hätte kollidieren können. 39 Personen stimmten nicht zu, den reduzierten Teilnahmebetrag von 120 € für aktive Teilnehmer und 70 € für Beobachter zu tragen. Hier kann vermutet werden, dass Personen mit einem geringen Einkommen die Studienteilnahme erschwert war.

208 Studienteilnehmer unterzogen sich einer randomisierten Zuweisung zu den acht Seminarterminen, davon 128 als aktive Teilnehmer und 80 als teilnehmende Beobachter. Damit konnten alle Plätze der Aufstellungsseminare randomisiert belegt werden. Keiner der 208 Studienteilnehmer brach die Studie vorzeitig ab, was eine außergewöhnlich hohe Durchhaltequote darstellt.

In der Interventionsgruppe konnten 5 Studienteilnehmer nicht an den Aufstellungsseminaren im Frühjahr 2011 teilnehmen – einer wegen eines Todesfalles in der Familie, einer, weil er sich psychisch zu instabil fühlte, zwei aufgrund einer starken Erkältung/Grippe und ein fünfter ohne uns bekannte Begründung (Protokollabweichung 1). Weiterhin berichteten in dieser Gruppe 3 Studienteilnehmer zum 3. Messzeitpunkt (4 Monate nach den Aufstellungsseminaren der Interventionsgruppe), an einem weiteren Aufstellungsseminar teilgenommen zu haben, möglicherweise aufgrund der Erfahrungen im Seminar unserer Studie (Protokollabweichung 2). In der Kontrollgruppe gaben zum 3. Messzeitpunkt vier Teilnehmer an, bereits an einem anderen Aufstellungsseminar teilgenommen zu haben, möglichweise weil sie nicht 4 Monate bis zum Studienseminar warten wollten (Protokollabweichung 2). Alle Teilnehmer der Kontrollgruppe nahmen jedoch nach ihrer Warteperiode von 4 Monaten im Sommer 2011 an ihrem Studienseminar teil.

Zusammenfassend gab es keinen Studienabbrecher bis März 2012, nur 5 von 208 Personen nahmen nicht am Studienseminar teil (Protokollabweichung 1) und nur 7 von 208 Personen gaben eine Teilnahme an einem weiteren Aufstellungsseminar an (Protokollabweichung 2). Eine weitere Bedingung für die *Per-protocol-Analyse* war das Ausfüllen der Fragebögen zu allen Messzeitpunkten. Auch hier war es nur ein sehr geringer Anteil von Teilnehmern, die dem nicht nachkamen (Protokollabweichung 3). Ihre Anzahl unterschied sich in verschiedenen Teilstudien, die folglich in den Kapiteln 8–10 der Ergebnisdarstellung separat berichtet werden.

7.3 Gruppeneffekte und Einfluss der Studientherapeuten auf die Studienergebnisse

Wird eine Person in einer klinischen Studie einer Gruppe, zumal einer Gruppenintervention zugeordnet, geschehen wechselseitige Beeinflussungen zwischen Person und Gruppe. Studienteilnehmer innerhalb eines bestimmten Aufstellungsseminars können untereinander ähnlicher sein, verglichen mit Teilnehmern eines anderen Studienseminars *(clustering effects)*. Daher prüften wir in einer Mehrebenenanalyse, ob die Zuordnung bzw. Zugehörigkeit zu einer der acht Seminargruppen einen Einfluss auf die Ergebnisse in Interventions- und Kontrollgruppe hatten (Kreft u. de Leeuw 1998). Dies war nicht der Fall: Zu keinem der vier Messzeitpunkte nach den Studienseminaren zeigte sich eine Beeinflussung der Zielkriterien bzw. der Fragebogenergebnisse durch die Zugehörigkeit zu einem der acht Aufstellungsseminare.

Weiterhin wurde mittels Varianzanalysen geprüft, ob die beiden Studientherapeuten unterschiedlich starken Einfluss auf die Veränderung in den Zielkriterien ausübten. Hier zeigten sich ebenso keine signifikanten Interaktionen zwischen den Variablen Zeit und Studientherapeut. Die Unterschiede in den Veränderungen der Zielkriterien sind demnach nicht auf Unterschiede zwischen den Studientherapeuten zurückführbar. Somit konnten unterschiedlich starke Einflüsse sowohl der acht einzelnen Aufstellungsseminare im Sinne von Gruppeneffekten als auch unterschiedlich starke Einflüsse der beiden Studientherapeuten auf die Ergebnisse ausgeschlossen werden.

8 RCT-Studie: Veränderungen der psychischen Gesundheit

Jan Weinhold und Leoni Link

Folgend werden die Ergebnisse der prospektiven RCT-Studie hinsichtlich der *allgemeinen* therapeutischen Wirksamkeit von Systemaufstellungen zusammengefasst (Details bei: Weinhold, Hunger, Bornhäuser, Link et al. 2013). Interventions- und Kontrollgruppe wurden zur Basisdatenerhebung und 2 Wochen sowie 4 Monate nach den Aufstellungsseminaren der Interventionsgruppe verglichen. Weiterhin wird berichtet, wann im Zeitverlauf Veränderungen in den Variablen der psychischen Gesundheit auftreten. Unsere Hypothese war, dass die Teilnahme an einem 3-tägigen Aufstellungsseminar im Vergleich zu einer Kontrollgruppe die psychische Befindlichkeit nach 2 Wochen und nach 4 Monaten signifikant verbessert. Zusätzlich interessierte uns, ob sich die psychische Belastung und die motivationale Inkongruenz in diesem Zeitraum vermindern. Auch prüften wir, wie klinisch reliabel die Veränderungen waren. Schließlich analysierten wir unerwünschte Nebenwirkungen. Wir erwarteten, dass die aktiven Teilnehmer der Interventionsgruppe stärker als die teilnehmenden Beobachter vom Aufstellungsseminar profitieren, weil bei Erstgenannten die Probleme und Anliegen in einer Einzelaufstellung thematisiert werden.

8.1 Methodik

8.1.1 Studiendesign

In dieser Teilstudie wurde geprüft, ob sich die Teilnehmer der Interventionsgruppe 2 Wochen und 4 Monate nach ihrer Teilnahme an einem Systemaufstellungsseminar von der Kontrollgruppe hinsichtlich der drei Variablen psychische Befindlichkeit, psychische Belastung und motivationale Inkongruenz unterscheiden. Diese Prüfung im RCT-Design erlaubt eine Einschätzung, ob die Aufstellungsarbeit zu positiven (oder negativen) Veränderungen in den genannten Variablen führt. Die drei Messzeitpunkte für beide Gruppen bestanden vor den Studienseminaren der Interventionsgruppe (t1, Basisdatenerhebung) und 2 Wochen (t2) sowie 4 Monate nach den Seminaren (t3). In Tab. 16 sind die beiden Studienarme, die Messzeitpunkte und die gemes-

Messzeitpunkt	t0	t1	t2	t3	t4	t5	t6
Ereignis	Rekrutierung und Einschluss in Studie	Basisdatenerhebung SAS der IG	2 Wo. nach den SAS der IG	4 Mon. nach den SAS der IG SAS der KG	2 Wo. nach den SAS der KG	8 Mon. nach den SAS der IG 4 Mon. nach den SAS der KG	12 Mon. nach den SAS der IG
Zeitraum (Monat/Jahr)	9/2010–2/2011	2–3/2011	3/2011	7/2011	7/2011	12/2011	3/2012
Interventionsgruppe	Informationsschreiben Einverständnis Demografischer Fragebogen	EB-45 FEP K-INK EXIS GAS/ZF STEP (nur AT)	EB-45 FEP K-INK EXIS GAS/ZE	EB-45 FEP K-INK EXIS GAS/ZE		EB-45 FEP K-INK EXIS GAS/ZE	EB-45 FEP K-INK EXIS GAS/ZE
Wartekontrollgruppe	Informationsschreiben Einverständnis Demografischer Fragebogen	EB-45 FEP K-INK EXIS GAS/ZF	EB-45 FEP K-INK EXIS GAS/ZE	EB-45 FEP K-INK EXIS GAS/ZE STEP (nur AT)	EB-45 FEP K-INK EXIS	EB-45 FEP K-INK EXIS	

SAS = Systemaufstellungsseminar; IG = Interventionsgruppe; KG = Wartekontrollgruppe; EB-45 = Ergebnisfragebogen-45; FEP = Fragebogen zur Evaluation von Psychotherapieverläufen; K-INK = Kurzform des Inkongruenzfragebogens; EXIS = Fragebogen zum Erleben in sozialen Systemen (Experience In Social Systems Questionnaire); GAS = Goal Attainment Scaling; ZF = Zielformulierung; ZE = Zielerreichung; STEP = Stundenbogen für die Allgemeine und Differenzielle Einzelpsychotherapie; AT = aktive Teilnehmer

Tab. 16: Studiendesign der RCT-Studie zu den Variablen psychischer Gesundheit

senen Variablen grau markiert. Die der Kontrollgruppe zugeordneten Teilnehmer erhielten ebenso die Intervention in Form eines Systemaufstellungsseminars, jedoch erst nach dem 3. Messzeitpunkt.

8.1.2 Variablen und Messinstrumente

Verwendet wurden die in Kapitel 5.2 beschriebenen Instrumente: der *Ergebnisfragebogen* (EB-45) zur Einschätzung der psychischen Befindlichkeit, der *Fragebogen zur Evaluation von Psychotherapieverläufen* (FEP) zur Messung der psychischen Belastung und die *Kurzform des Inkongruenzfragebogens* (K-INK) zur Erfassung der motivationalen Inkongruenz. Berechnet wurde jeweils der Gesamtwert *(total score)* der drei Fragebogen. Unerwünschte Nebenwirkungen wurden passiv, d. h über die Selbstauskunft seitens der Studienteilnehmer, erhoben (Kap. 5.2).

8.1.3 Statistische Analysen

Die Datenauswertung erfolgte mit dem Statistikprogramm SPSS (Version 19.0). Fehlende Werte in den Fragebogendaten wurden durch Zeitreihenmittelwerte getrennt für jede der vier Untergruppen ersetzt (aktive Teilnehmer in Interventions- und Kontrollgruppe, teilnehmende Beobachter in beiden Gruppen).

Um die Unterschiede zwischen Interventions- und Kontrollgruppe hinsichtlich der drei Zielkriterien zu prüfen, wurden dreifaktorielle Varianzanalysen mit Messwiederholung *(Varianzanalysen mit gemischtem Design, three-way mixed-design ANOVAs)* berechnet. Die Faktoren waren *Gruppe* (Interventions- und Kontrollgruppe), *Teilnehmerstatus* (aktiver Teilnehmer, Beobachter) und *Zeit* (Basisdatenerhebung, 2-Wochen-, 4-Monats-Follow-up). Im Falle signifikanter Interaktionen in den Varianzanalysen wurden zur genaueren Analyse Einfacheffekte *(simple effects)* innerhalb der beiden Studienarme und zwischen diesen berechnet (Howell 2002).

Da die Veränderungsmessungen nach den Aufstellungsseminaren der Interventionsgruppe zu zwei Messzeitpunkten (nach 2 Wochen und nach 4 Monaten) erfolgten, wurde geprüft, in welchen Zeiträumen sich die Veränderungen vollzogen. Dazu wurden innerhalb der beiden Studiengruppen Kontraste gebildet: zwischen Basisdatenerhebung und 2-Wochen-Follow-up (Kontraste A), zwischen 2-Wochen-Follow-up und 4-Monats-Follow-up (Kontraste B).

Um zu prüfen, ob es innerhalb der Interventionsgruppe Unterschiede zwischen den 64 aktiven Teilnehmern und den 40 Beobachtern gibt, wurden zweifaktorielle Varianzanalysen mit gemischtem Design berechnet. Unter Nichtberücksichtigung der Kontrollgruppe waren die Faktoren hier *Teilnehmerstatus* (aktiver Teilnehmer, Beobachter) und *Zeit* (Basisdatenerhebung, 2-Wochen-, 4-Monats-Follow-up).

Die Effektstärken sind als partielles Eta-Quadrat (η^2) für die Varianzanalysen angegeben und als Cohens *d* für Mittelwertunterschiede. Tab. 17 zeigt die Einteilung der Effektstärken (Cohen 1988).

Effekt	η^2	Cohens *d*
Klein	≥ 0,010	≥ 0,20
Mittel	≥ 0,060	≥ 0,50
Groß	≥ 0,140	≥ 0,80

Tab. 17 Einteilung der Effektstärken

Die klinische Signifikanz, das heißt die klinische Bedeutsamkeit der Veränderung, wurde mit Hilfe des *Reliable Change Index* (RCI) sowie dem Trennkriterium *Cut-Off C* berechnet (Jacobson u. Truax 1991). Mit dem RCI kann die Reliabilität der Veränderung geschätzt werden. Für dessen Berechnung wurden die Ergebnisse der Fragebögen EB-45, FEP, K-INK und die jeweiligen internen Konsistenzen genutzt (Bauer, Lambert u. Nielsen 2004). Um eine klinisch relevante Veränderung zu erfassen, wurde dann ein Cut-Off-Wert für jedes Messinstrument berechnet, der als Trennkriterium zwischen *gesund* und *krank* bzw. *funktional* und *dysfunktional* unterscheidet. Um diesen zu bestimmen, wurde die Methode *Cut-Off C* genutzt. Der Cut-Off C wird mit dem gewichteten Durchschnitt einer klinischen und einer Normalbevölkerungsstichprobe berechnet (Jacobson u. Truax 1991). Klinische und nichtklinische Normen stammen aus den Publikationen zu den drei verwendeten Messinstrumenten (Grosse Holtforth et al. 2004; Lambert et al. 2002; Lutz et al. 2009).

8.2 Ergebnisse

8.2.1 Studienteilnehmer

In die Teilstudie eingeschlossen wurden alle 208 Studienteilnehmer, die sich jeweils mit 104 Personen auf die beiden Studienarme von Experimental- und Kontrollgruppe verteilten. Das Flussdiagramm stellt eine grafische Konvention für den Verlauf der Studienteilnehmer in

Wirksamkeitsstudien dar (Boutron et al. 2008). Darin wird die Anzahl der Studienteilnehmer in jedem Studienarm zu jedem bedeutsamen Studienzeitpunkt dargestellt. Der Teilnehmerverlauf dieser Analyse findet sich in Abb. 2.

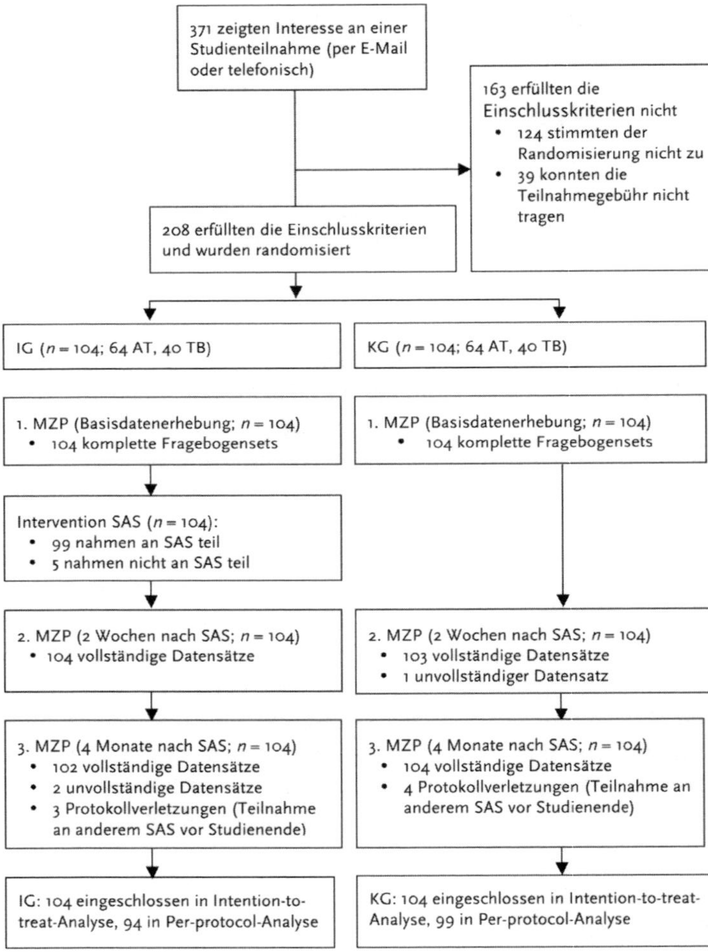

(IG = Interventionsgruppe; KG = Wartekontrollgruppe; AT = aktive Teilnehmer; TB = teilnehmende Beobachter; SAS = Systemaufstellungsseminar; MZP = Messzeitpunkt)

Abb. 2: Teilnehmerverlauf der RCT-Studie zu psychischer Gesundheit

Die *Intention-to-treat-Analyse* umfasste alle 208 Studienteilnehmer (Kapitel 7). Neben den 5 Teilnehmern, die nicht an ihren Studienseminaren teilnehmen konnten (Protokollabweichung 1) und 7 Teilnehmern mit Teilnahme an einem anderen Aufstellungsseminar im Studienzeitraum (Protokollabweichung 2), füllten 3 Studienteilnehmer ihre Fragebögen unzureichend aus (Protokollabweichung 3). Die *Per-protocol-Analyse* wurde somit für 193 Teilnehmer durchgeführt, davon 94 in der Interventionsgruppe und 99 in der Kontrollgruppe (Abb. 2, Kapitel 7).

8.2.2 Zielkriterien

Ergebnisse für die drei Zielkriterien psychische Befindlichkeit, psychische Belastung und motivationale Inkongruenz sind in Tabelle 18 abgebildet (Mittelwerte und Standardabweichungen der Interventions- und Kontrollgruppe zu den drei Messzeitpunkten, statistische Ergebnisse der Varianzanalysen, Effektstärken der Unterschiede zwischen beiden Studienarmen). Aufgrund der nicht signifikanten Dreifachinteraktion (Zeit×Gruppe×Teilnehmerstatus) in den Varianzanalysen wurden ausschließlich die Zeit×Gruppe-Interaktionen und die Zeit×Teilnehmerstatus-Interaktionen mit Einfacheffekten *(simple effects)* genauer analysiert.

Psychische Befindlichkeit

Für den Gesamtwert des EB-45 zeigt die Varianzanalyse eine signifikante Zeit×Gruppe-Interaktion, die einen Unterschied zwischen Interventions- und Kontrollgruppe im Zeitverlauf bestätigt. Einfacheffekte *(simple effects) zwischen* den beiden Studienarmen zeigen, dass sich die Gruppen sowohl 2 Wochen als auch 4 Monate nach dem Aufstellungsseminar der Interventionsgruppe signifikant in ihrer psychischen Befindlichkeit unterscheiden. Dabei sind die Werte der Interventionsgruppe besser als die der Kontrollgruppe. Unterschiede bilden sich mit kleinen Effektstärken ab. Kontraste zwischen den Messzeitpunkten verdeutlichen einen signifikanten Unterschied zwischen Basisdatenerhebung und 2-Wochen-Follow-up (Kontrast A). Hingegen zeigt der Vergleich zwischen dem 2-Wochen-Follow-up und dem 4-Monats-Follow-up keinen signifikanten Unterschied (Kontrast B).

Analysen *innerhalb* der Gruppen verdeutlichen, dass diese Kontraste auf signifikante Veränderungen in der Interventionsgruppe zurückzuführen sind. Die Teilnehmer der Kontrollgruppe zeigten

		Basis-datener-hebung	2-Wo-chen-Follow-up	4-Mo-nats-Follow-up	ANOVA Zeit×Gruppe-Interaktion	Einfacheffekte auf Ebene der Zwischensubjektfaktoren (IG/KG)					
						2-Wochen-Follow-up			4-Monats-Follow-up		
Varia-ble	**Gruppe**	**MW (SD)**	**MW (SD)**	**MW (SD)**		***F (df)***	***p***	***d****	***F (df)***	***p***	***d****
EB-45-TOT	IG (n = 104)	49,94 (17,78)	42,63 (17,39)	42,46 (17,40)	F(1,83; 373,07) = 12,89 p = 0,000, η^2 = 0,059	9,35 (1,204)	0,003	0,45	9,22 (1,204)	0,003	0,46
	KG (n = 104)	49,91 (18,71)	51,03 (20,22)	50,79 (18,83)							
FEP-TOT	IG (n = 104)	2,15 (0,56)	1,92 (0,51)	1,92 (0,53)	F(1,82; 371,37) = 9,81 p = 0,000, η^2 = 0,046	12,82 (1,204)	0,000	0,51	11,24 (1,204)	0,001	0,51
	KG (n = 104)	2,16 (0,57)	2,21 (0,62)	2,20 (0,57)							
K-INK-TOT	IG (n = 104)	2,21 (0,56)	2,02 (0,59)	2,03 (0,57)	F(1,92; 390,65) = 8,33 p = 0,000, η^2 = 0,039	14,78 (1,204)	0,000	0,55	12,94 (1,204)	0,000	0,52
	KG (n = 104)	2,29 (0,55)	2,35 (0,62)	2,33 (0,59)							

Deskriptive Daten (MW, Mittelwert; SD, Standardabweichung) zur Basisdatenerhebung, 2-Wochen- und 4-Monats-Follow-up für Interventionsgruppe (IG; n = 104) und Wartekontrollgruppe (KG; n = 104), Ergebnisse der Varianzanalysen (ANOVA) und Einfacheffekte sowie Effektstärken für Zeit×Gruppe-Interaktionen und Zwischensubjektfaktoren.
EB-45-TOT = Gesamtwert (total score) des Ergebnisfragebogens; FEP-TOT = Gesamtwert (total score) des Fragebogens zur Evaluation von Psychotherapieverläufen; K-INK-TOT = Gesamtwert (total score) der Kurzform des Inkongruenzfragebogens.
* Effektklassifizierung gemäß Tab. 17.

Tab. 18: Statistische Ergebnisse der RCT-Studie zur psychischen Befindlichkeit, psychischen Belastung und motivationalen Inkongruenz

keine signifikanten Veränderungen im Zeitverlauf. Die Unterschiede zwischen den beiden Gruppen sind somit auf eine Verbesserung der psychischen Befindlichkeit in der Interventionsgruppe 2 Wochen nach ihren Aufstellungsseminaren zurückzuführen, die sich über 4 Monate als stabil zeigen. Hingegen verändern sich die Werte der Kontrollgruppe nicht (Abb. 3). Diese Ergebnisse treten sowohl in der *Intention-to-treat-* als auch in der *Per-protocol-Analyse* auf (Kapitel 7).

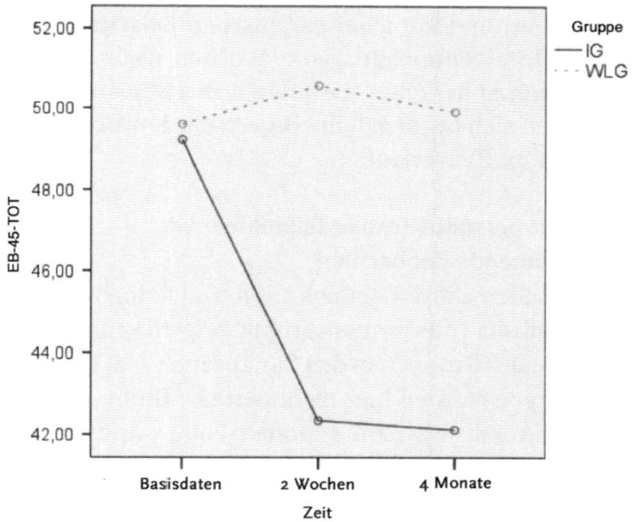

(Mittelwerte der Interventionsgruppe [IG; n = 104; durchgezogene Linie] und der Kontrollgruppe [WLG; n = 104; Punktlinie] bei Basisdatenerhebung sowie 2 Wochen und 4 Monate nach den Aufstellungsseminaren: EB-45-TOT, Gesamtwert [total score] des Ergebnisfragebogens EB-45)

Abb. 3: Psychische Befindlichkeit beider Studiengruppen im Verlauf der RCT-Studie

Psychische Belastung und Inkongruenz

Für die anderen beiden Maße der *allgemeinen* therapeutischen Wirksamkeit (psychische Belastung, Inkongruenz) zeigten sich ähnliche Ergebnisse. In beiden Zielkriterien bilden die Varianzanalysen signifikante Zeit×Gruppe-Interaktionen ab und bestätigen damit Unterschiede zwischen den Studienarmen im Zeitverlauf. Auch hier zeigen Einfacheffekte *(simple effects)* zwischen den beiden Studienarmen, dass die Interventionsgruppe im Vergleich zur Kontrollgruppe sowohl bezüglich der psychischen Belastung als auch der motivationalen Inkongruenz signifikant bessere Werte erzielte. Die Unterschiede 2 Wochen und 4 Monate nach den Aufstellungsseminaren der Interventionsgruppe weisen bei diesen beiden Variablen mittlere Effektstärken auf (Tab. 18). Die Verläufe *innerhalb* der Gruppen mittels Kontrast- und Einfacheffektanalysen *(simple effects)* bestätigen die Ergebnisse der psychischen Befindlichkeit. Unterschiede zwischen den beiden Studienarmen zu beiden Follow-up-Zeitpunkten lassen sich aus einer Verminderung der psychischen Belastung und Inkongruenz in der Interventionsgruppe 2 Wochen nach Teilnahme am Aufstellungsseminar herleiten, die dann nach 4 Monaten stabil bleibt. Hingegen zeigen sich bei den Teilnehmern der Kontrollgruppe keine Veränderungen im Zeitverlauf.

8.2.3 Teilnehmerstatus (aktive Teilnehmer vs. teilnehmende Beobachter)

Vergleiche zwischen aktiven Teilnehmern und teilnehmenden Beobachtern innerhalb der Interventionsgruppe zeigten keine signifikanten Unterschiede beider Gruppen in den Varianzanalysen. Die Teilnehmer der Kontrollgruppe wurden hier nicht berücksichtigt, da sie bis zum 3. Messzeitpunkt bzw. bis zum 4-Monats-Follow-up nicht an einem Studienseminar teilnahmen (Zusammenfassung beider Studienarme in Kapitel 11).

8.2.4 Klinische Signifikanz

Die Kombination reliabler und klinisch signifikanter Veränderungskriterien resultiert in vier Kategorien:

- *erholt* (reliable Veränderung unter dem Cut-off-Wert),
- *verbessert* (reliable Veränderung nicht unter dem Cut-off-Wert),
- *unverändert* (keine reliable Veränderung) und
- *verschlechtert* (reliable Veränderung in negative Richtung).

Die Kategorisierung der Teilnehmer beider Studienarme ist in Tab. 19 wiedergegeben.

	Variablen		Unterhalb des klinischen Cut-off	Erholt	Verbessert	Unverändert	Verschlechtert
		n	*n* (%)	*n* (%)	*n* (%)	*n* (%)	*n* (%)
IG							
Basisdatenerhebung	EB-45-TOT	104	77 (74)				
	FEP-TOT	104	74 (71)				
	K-INK-TOT	104	64 (62)				
2-Wochen-Follow-up	EB-45-TOT	104		29 (28)	0 (0)	72 (69)	3 (3)
	FEP-TOT	104		29 (28)	1 (1)	68 (65)	6 (6)
	K-INK-TOT	104		25 (24)	1 (1)	76 (73)	2 (2)
4-Monats-Follow-up	EB-45-TOT	104		26 (25)	1 (1)	73 (70)	4 (4)
	FEP-TOT	104		34 (33)	3 (3)	55 (53)	12 (12)
	K-INK-TOT	104		25 (24)	2 (2)	67 (64)	10 (10)
KG							
Basisdatenerhebung	EB-45-TOT	104	79 (76)				
	FEP-TOT	104	72 (69)				
	K-INK-TOT	104	63 (61)				
2-Wochen-Follow-up	EB-45-TOT	104		6 (6)	0 (0)	91 (88)	7 (7)
	FEP-TOT	104		7 (7)	2 (2)	75 (72)	20 (19)
	K-INK-TOT	104		2 (2)	1 (1)	93 (89)	8 (8)
4-Monats-Follow-up	EB-45-TOT	104		8 (8)	1 (1)	82 (79)	13 (13)
	FEP-TOT	104		20 (19)	1 (1)	60 (58)	23 (22)
	K-INK-TOT	104		10 (10)	2 (2)	78 (75)	14 (13)

Unterhalb des klinischen Cut-off = Teilnehmer innerhalb des gesunden Bereichs zur Basisdatenerhebung
Erholt = zuverlässige Veränderung unterhalb des klinischen Cut-off; Verbessert = zuverlässige Veränderung jedoch mit Werten noch oberhalb des klinischen Cut-off; Unverändert = keine zuverlässige Veränderung; Verschlechtert = zuverlässige Veränderung in negative Richtung
EB-45-TOT = Gesamtwert (TOT = total score) des Ergebnisfragebogens, FEP-TOT = Gesamtwert des Fragebogens zur Evaluation von Psychotherapieverläufen; K-INK-TOT = Gesamtwert der Kurzform des Inkongruenzfragebogens
Reliabe Change Index (RCI) für die Gesamtwerte der Fragebogen: EB-45-TOT: ±13,58; FEP-TOT: ±0,33; K-INK-TOT: ±0,20; Cut-off: EB-45-TOT: 63,00; FEP-TOT: 2,45; K-INK-TOT: 2,40

Tab. 19: Klinische Signifikanz für psychische Befindlichkeit, psychische Belastung und Inkongruenz in Interventions- und Kontrollgruppe

Die Mehrheit zeigte bei keinem der Zielkriterien eine reliable Veränderung (Kategorie *unverändert*), dies zu beiden Follow-ups und weder in der Interventions- noch in der Kontrollgruppe. Bei ungefähr einem Viertel der Interventionsgruppe wurde 2 Wochen und 4 Monate nach den Aufstellungsseminaren eine reliable Veränderung unter dem Cut-off-Wert (Kategorie *erholt*) beobachtet. In der Kontrollgruppe war diese Veränderungsquote geringer. Schließlich zeigen 2–12 % der Interventionsgruppe eine Verschlechterung, d. h. eine reliable Veränderung in negativer Richtung (Kategorie *verschlechtert*). Hingegen liegen die Zahlen der Kontrollgruppe in der Kategorie *verschlechtert* noch höher (Tab. 19).

8.2.5 Unerwünschte Nebenwirkungen

Kein Studienteilnehmer der Interventionsgruppe berichtete unerwünschte Nebenwirkungen während oder nach der Teilnahme am Aufstellungsseminar. Die Kontrollgruppe absolvierte ihre Studienseminare erst im Anschluss, dort auftretende Nebenwirkungen werden in Kapitel 11 adressiert.

8.3 Diskussion

Die vorliegende Analyse prüfte erstmalig mit einem RCT-Design Veränderungen der psychischen Gesundheit nach Teilnahme an einem Systemaufstellungsseminar. Unsere Ergebnisse belegen konsistent die positive Wirksamkeit von Systemaufstellungen hinsichtlich Variablen psychischer Gesundheit. Teilnehmer eines einmaligen 3-tägigen Aufstellungsseminars zeigen im Vergleich zu einer Kontrollgruppe eine signifikant verbesserte psychische Befindlichkeit, eine verminderte psychische Belastung sowie ein geringeres Ausmaß an erlebter Inkongruenz. Diese Resultate fanden wir sowohl in der *Intention-to-treat-* als auch in der *Per-protocol-Analyse*. Damit werden die in Kapitel 3 berichteten positiven Wirkungen zur Wirksamkeit von Systemaufstellungen gestützt.

Kleine bis mittlere Effekte zwischen den beiden Studienarmen treten 2 Wochen nach der Seminarteilnahme auf und bleiben nach 4 Monaten stabil. Systemaufstellungen erzielen demnach nicht nur kurzfristige Effekte, sondern wirken sich auch mittelfristig auf die psychische Befindlichkeit, Belastung und Inkongruenz aus. Die Stabilität der Effekte nach 4 Monaten lässt vermuten, dass Systemaufstellungen sowohl individuelle als auch interpersonale therapeutische Prozesse auslösen können, die über das unmittelbare positive Gruppenerlebnis eines Aufstellungsseminars hinausgehen.

Die Effektstärken in unserer Studie sind kleiner als in üblichen Psychotherapien mit mehreren Sitzungen (Lambert u. Ogles 2004). Sie sind ebenfalls kleiner als Effekte, die mit dem Instrument EB-45 in anderen Beratungskontexten erhoben wurden (Minami et al. 2009). Sie sind jedoch für eine einmalige Intervention beachtlich und vergleichbar mit interpersonal orientierten Ehe- und Paarberatungen, die häufig in einem Wochenendkontext stattfinden (Hawkins et al. 2008).

Hinsichtlich der klinischen Signifikanz sollten die Resultate zurückhaltend interpretiert werden. Die Mehrheit der Studienteilnehmer zeigte keine reliable Veränderung nach 2 Wochen und nach 4 Monaten. Jedoch befand sich der Großteil der Studienteilnehmer bereits vor den Studienseminaren (zur Basisdatenerhebung) im funktionalen bzw. nichtklinischen Bereich, was den geringen Grad an Psychopathologie in unserer Stichprobenrekrutierung widerspiegelt. Mit diesen Einschränkungen sind die Verteilungen der klinischen Signifikanz mit den Werten aus der Psychotherapie- und Beratungsforschung vergleichbar (Lambert u. Ogles 2004; Snell et al. 2001).

Der Vergleich zwischen aktiven und beobachtenden Teilnehmern in der Interventionsgruppe zeigte keine Unterschiede hinsichtlich der drei Zielkriterien. Obwohl aktive Teilnehmern stärkere Zuwendung und spezifische Interventionen durch die Aufstellungsleitung erhielten, lassen sich Wirkfaktoren für die Gesamtgruppe vermuten, von denen beide Studienarme profitieren. Im Verlauf der 3-tägigen Studienseminare beobachteten wir die Entwicklung eines positiven Gruppenklimas und einer starken Kohäsion bei allen Teilnehmern. Beobachter teilten mit den aktiven Teilnehmern die Erfahrungen mehrerer erlebnisintensiver und emotional bewegender Einzelaufstellungen, was zu einem hohen Grad an Empathie führte. Auch die Beobachter erfuhren in ihrer Funktion als Repräsentant direkt und – im Wortsinne – stellvertretend verschiedene Familiendynamiken. Beiden Aufstellungsleitern gelang es, vertrauensvolle Beziehungen und eine Allianz innerhalb der Gesamtgruppe zu etablieren. Wir analysierten in unserer Studie nicht explizit die Gruppenwirkfaktoren Kohäsion, Gruppenklima, therapeutische Allianz und Empathie (Burlingame, MacKenzie u. Strauss 2004). Jedoch vermuten wir, dass diese die nicht bestehenden Unterschiede zwischen aktiven Teilnehmern und Beobachtern zum Teil erklären können.

Berücksichtigt werden sollte auch, dass aktive Teilnehmer und Beobachter nicht randomisiert wurden, sondern freiwillig vor Studienbeginn über ihren Teilnehmerstatus entscheiden konnten (umfassendere Analyse der Variable *Teilnehmerstatus* in Kapitel 11).

8.4 Fazit

Unsere Resultate stellen erstmalig methodisch belastbare Erkenntnisse zur Wirksamkeit von Systemaufstellungen im RCT-Design dar. Zusammenfassend verweisen die vorliegenden Ergebnisse auf die positive Wirksamkeit von Systemaufstellungsseminaren hinsichtlich der psychischen Befindlichkeit, der psychischen Belastung sowie der motivationalen Inkongruenz. Eine ausführliche Methodenkritik erfolgt in Kapitel 14.

9 RCT-Studie: Veränderungen des Systemerlebens

Christina Hunger und Leoni Link

9.1 Empirische Studien zu interpersonalen Beziehungen und zum Systemerleben im Rahmen von Systemaufstellungen

Wie in Kapitel 4 beschrieben, sichteten wir für die Entwicklung des Fragebogens zum Erleben in sozialen Systemen (Experience In Social Systems Questionnaire, EXIS; Hunger u. Schweitzer 2014) mehr als 200 Publikationen zur Frage der Verbesserung konflikthafter interpersonaler Beziehungen und des Systemerlebens sowie der damit einhergehenden Steigerung sozialer Beziehungsqualitäten (Hunger u. Link 2011; Hunger u. Schweitzer 2014). Die Studien zeigen, dass Systemaufstellungen zu einer Verbesserung des sozialen Beziehungserlebens in der Herkunfts- und Gegenwartsfamilie beitragen können (Mraz 2006; Sethi 2009). Auch können sie zu einem verstärkten Gefühl der Zugehörigkeit (Rogers 2010) und zur Verbesserung des Erlebens individueller Autonomie bei gleichzeitig verstärkter emotionaler familiärer Verbundenheit führen (Schumacher 2000). Schließlich werden ein verstärktes Gefühl von Einklang und Frieden mit Familiengeschichten und privaten Beziehungen berichtet (Schneider 2006).

Kritisch anzumerken ist, dass diese Aussagen auf Fallberichten und korrelativen Studien basieren. Ein kontrolliertes Forschungsdesign realisierte bisher ausschließlich Höppner (2001), dessen Studie nahelegt, dass eine Veränderung des inneren Bildes der eigenen Vergangenheit, d. h. der Erinnerung an die Kindheit, Auswirkungen auf das aktuelle Selbstkonzept hat. Die genannten Studien nutzen vor allem Messinstrumente aus der Persönlichkeitsdiagnostik und nur teilweise familiendiagnostische Verfahren. Ein validierter Fragebogen zur Erfassung des individuellen Erlebens innerhalb eines subjektiv als wichtig erachteten Systems kam bisher in keiner Untersuchung zum Einsatz. Mit der in Kapitel 4 beschriebenen Entwicklung des EXIS haben wir die Voraussetzung geschaffen, um die Veränderung des Systemerlebens nach Teilnahme an einem Aufstellungsseminar einzuschätzen.

Im Fokus dieses Kapitels steht die Zusammenfassung der Ergebnisse unserer RCT-Studie über das individuelle Systemerleben 2 Wochen und 4 Monate nach Teilnahme an einem Aufstellungsseminar (detaillierte Darstellung: Hunger et al. 2013). Geprüft wurde die *interventionsspezifische* Wirksamkeit von Systemaufstellungen. Wir erwarteten positive Effekte auf das allgemeine Erleben in privaten Systemen und spezifisch auf das Erleben von Zugehörigkeit, Autonomie, Einklang und Zuversicht bei den Teilnehmern der Interventionsgruppe. Wir erwarteten diese Effekte nicht für die Teilnehmer der Kontrollgruppe, deren Aufstellungsseminar erst nach Abschluss der RCT-Studie stattfand (Kapitel 5).

9.2 Methodik

9.2.1 Studiendesign

In dieser Analyse wurde im RCT-Design geprüft, ob sich die Teilnehmer der Interventionsgruppe hinsichtlich des Erlebens in privaten sozialen Systemen 2 Wochen und 4 Monate nach der Teilnahme an einem Systemaufstellungsseminar von der Kontrollgruppe unterscheiden. Die drei Messzeitpunkte für beide Gruppen lagen vor den Studienseminaren der Interventionsgruppe (t1, Basisdatenerhebung) und 2 Wochen (t2) sowie 4 Monate nach den Seminaren (t3). In Tab. 20 sind die beiden Studienarme, die Messzeitpunkte und die gemessenen Variablen grau markiert. Die der Kontrollgruppe zugeordneten Teilnehmer erhielten ebenso die Intervention in Form eines Systemaufstellungsseminars, jedoch erst nach dem dritten Messzeitpunkt.

9.2.2 Messinstrumente

Erleben in sozialen Systemen

Da es sich vor allem bei Familienaufstellungen um die Abbildung privater sozialer Systeme handelt, wählten wir zur Veränderungsmessung die private Domäne des Fragebogens zum Erleben in sozialen Systemen (Hunger u. Schweitzer 2014). Wie in Kapitel 4 beschrieben, erhebt der EXIS.pers mit zwölf Items auf einem Generalfaktor das Konstrukt *Erleben in privaten Systemen* mit den vier Dimensionen *Zugehörigkeit, Autonomie, Einklang, Zuversicht*. Der EXIS.pers erhebt das Systemerleben der vergangenen 14 Tage und hat in Vorläuferstudien zufriedenstellende bis exzellente psychometrische Kennwerte gezeigt. Zum Zeitpunkt der Basisdatenerhebung in unserer Studie zeigte der Generalfaktor des EXIS.pers eine exzellente Reliabilität (Cronbachs $\alpha =$

Messzeitpunkt	t0	t1	t2	t3	t4	t5	t6
Ereignis	Rekrutierung und Einschluss in Studie	Basisdatenerhebung SAS der IG	2 Wo. nach den SAS der IG	4 Mon. nach den SAS der IG SAS der KG	2 Wo. nach den SAS der KG	8 Mon. nach den SAS der IG 4 Mon. nach den SAS der KG	12 Mon. nach den SAS der IG
Zeitraum (Monat/Jahr)	9/2010–2/2011	2–3/2011	3/2011	7/2011	7/2011	12/2011	3/2012
Interventionsgruppe	Informationsschreiben Einverständnis Demografischer Fragebogen	EB-45 FEP K-INK EXIS GAS/ZF STEP (nur AT)	EB-45 FEP K-INK EXIS GAS/ZE	EB-45 FEP K-INK EXIS GAS/ZE		EB-45 FEP K-INK EXIS GAS/ZE	EB-45 FEP K-INK EXIS GAS/ZE
Wartekontrollgruppe	Informationsschreiben Einverständnis Demografischer Fragebogen	EB-45 FEP K-INK EXIS GAS/ZF	EB-45 FEP K-INK EXIS GAS/ZE	EB-45 FEP K-INK EXIS GAS/ZE STEP (nur AT)	EB-45 FEP K-INK EXIS	EB-45 FEP K-INK EXIS	

SAS = Systemaufstellungsseminar; IG = Interventionsgruppe; KG = Wartekontrollgruppe; EB-45 = Ergebnisfragebogen-45; FEP = Fragebogen zur Evaluation von Psychotherapieverläufen; K-INK = Kurzform des Inkongruenzfragebogens; EXIS = Fragebogen zum Erleben in sozialen Systemen (Experience In Social Systems Questionnaire); GAS = Goal Attainment Scaling; ZF = Zielformulierung; ZE = Zielerreichung; STEP = Stundenbogen für die Allgemeine und Differenzielle Einzelpsychotherapie; AT = aktive Teilnehmer

Tab. 20: Studiendesign für die RCT-Studie zum Erleben in sozialen Systemen

0,80) und die vier Dimensionen befriedigende bis gute Reliabilitäten (Cronbachs α = 0,77 bis 0,86), sowohl in der Interventions- als auch Kontrollgruppe.

Interpersonale Beziehungen

Zur Validierung der erstmalig mit dem EXIS.pers ermittelten Ergebnisse dienten etablierte Messverfahren. Wir nutzten die Dimension der *zwischenmenschlichen Beziehungen* des Ergebnisfragebogens EB-45 (Lambert et al. 2002) und die Dimension der *interpersonalen Beziehung* des Fragebogens zur Evaluation von Psychotherapieverläufen (FEP; Lutz et al. 2009):

- Die Dimension der zwischenmenschlichen Beziehungen des Ergebnisfragebogens (EB-45) besteht aus 11 Items mit Antwortmöglichkeiten von 0 (»niemals«) bis 4 (»fast immer«) und erfragt die Zufriedenheit mit und Probleme in interpersonalen Beziehungen in der vergangenen Woche. Sie zeigte sich in Vorläuferstudien reliabel und veränderungssensitiv in klinischen Populationen (Haug et al. 2004; Lambert et al. 2002). Zur Basisdatenerhebung in unserer Studie zeigte sie in der Interventionsgruppe eine gute Reliabilität (Cronbachs α = 0,80) und in der Kontrollgruppe eine befriedigende Reliabilität (Cronbachs α = 0,78).
- Die Dimension der interpersonalen Beziehung des Fragebogens zur Evaluation von Psychotherapieverläufen (FEP) besteht aus 12 Items mit Antwortmöglichkeiten von 1 (»niemals«) bis 5 (»sehr oft«) und erfragt menschliche Probleme in der vergangenen Woche vor dem Hintergrund des interpersonalen Circumplexmodells (Horowitz et al. 1988). Sie zeigte sich in Vorläuferstudien reliabel und veränderungssensitiv in klinischen Populationen (Lutz et al. 2009). Zur Basisdatenerhebung in unserer Studie zeigte sie eine gute Reliabilität (Cronbachs α = 0,85 bis 0,86) sowohl in der Interventions- als auch Kontrollgruppe.

9.2.3 Statistische Analysen

Alle statistischen Analysen wurden mit der Statistiksoftware SPSS (Version 19.0) und zweiseitiger Testung durchgeführt. Fehlende Werte wurden durch Zeitreihenmittelwerte ersetzt. Unterschiede zwischen

Interventions- und Kontrollgruppe unter Berücksichtigung des Studienzeitraums wurden anhand von dreifaktoriellen Varianzanalysen mit Messwiederholung überprüft *(Varianzanalysen mit gemischtem Design, three-way mixed-design ANOVAs)*. Die Faktoren waren *Gruppe* (Interventions- und Kontrollgruppe), *Teilnehmerstatus* (aktive und beobachtende Teilnehmer) und *Zeit* (Basisdatenerhebung, 2 Wochen und 4 Monate nach Systemaufstellungsseminar). Aufgrund der nicht signifikanten Dreifachinteraktion (Zeit×Gruppe×Teilnehmerstatus) analysierten wir ausschließlich die Zeit×Gruppe-Interaktionen und die Zeit×Teilnehmerstatus-Interaktionen (Field 2009).

Einfacheffekte *(simple effects)* ermöglichten sowohl die Feststellung von Veränderungen im Zeitverlauf pro Gruppe als auch den Vergleich beider Gruppen zu den einzelnen Zeitpunkten. Mithilfe von Kontrastanalysen wurden zudem die Veränderungen 2 Wochen nach dem Aufstellungsseminar im Vergleich zur Basisdatenerhebung analysiert. Anschließend wurden Veränderungen nach 4 Monaten mit jenen nach 2 Wochen kontrastiert. Als Effektstärkemaße wurden Eta-Quadrat (η^2) und Cohens *d* bestimmt und unter Berücksichtigung der Klassifizierung aus Tab. 17 interpretiert. In Anlehnung an Coe (2002) interpretierten wir die klassifizierten Effekte in Form prozentualer Unterschiede zwischen den Teilnehmern der Interventionsgruppe und den Teilnehmern der Kontrollgruppe.

9.3 Ergebnisse

9.3.1 Stichprobe und Teilnehmerverlauf

Der Teilnehmerverlauf ist in Abb. 4 als Flussdiagramm dargestellt. Neben den in Kapitel 7 beschriebenen Protokollabweichungen 1 und 2 von 12 Studienteilnehmern füllten drei Teilnehmer der Interventionsgruppe (1,4 %) und zwei Teilnehmer der Kontrollgruppe (1,0 %) den EXIS.pers 4 Monate nach dem Systemaufstellungsseminar nicht vollständig aus. In die Gesamtanalyse der Studienteilnehmer *(Intention-to-treat)* gingen 208 Teilnehmer und in die *Per-protocol-Analyse* 191 Teilnehmer ein (91,8 %; 93 Teilnehmer der Interventionsgruppe, 98 Teilnehmer der Kontrollgruppe). Die Teilnehmer waren hauptsächlich Frauen, verheiratete bzw. in Partnerschaft lebende Personen mittleren Alters mit hohem Bildungsniveau und aktueller Berufstätigkeit, von denen fast die Hälfte schon Erfahrungen mit Systemaufstellungen gemacht hatten (Kapitel 7).

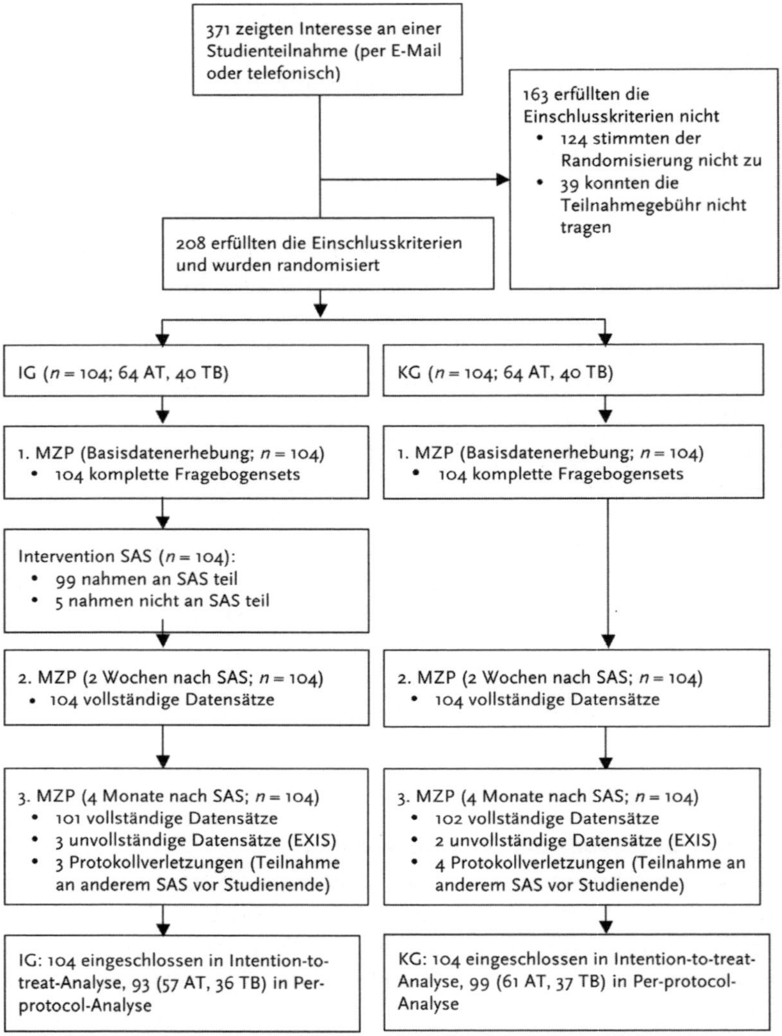

(IG = Interventionsgruppe; KG = Wartekontrollgruppe; AT = aktive Teilnehmer; TB = teilnehmende Beobachter; SAS = Systemaufstellungsseminar; MZP = Messzeitpunkt; EXIS = Experience in Social Systems Questionnaire)

Abb. 4: Teilnehmerverlauf der RCT-Studie zum Erleben in privaten sozialen Systemen

9.3.2 Erleben in sozialen Systemen

Die Ergebnisse für den EXIS.pers und die interpersonalen Messinstrumente sind in Tab. 21 wiedergegeben. Die Varianzanalyse zeigte eine signifikante Zeit×Gruppe-Interaktion für den *EXIS.pers Generalfaktor* in der Gesamtanalyse der Studienteilnehmer *(Intention-to-treat,* $n = 208$) mit einer mittleren Effektstärke. Einfacheffekte *(simple effects) zwischen* den Gruppen verdeutlichten, dass die Teilnehmer der Interventionsgruppe im Vergleich zur Kontrollgruppe über ein signifikant verbessertes Systemerleben berichten. Dies zeigt sich sowohl 2 Wochen als auch 4 Monate nach ihrer Teilnahme an einem Studienseminar. Die Effektstärken lagen im mittleren Bereich. Konkret bedeutet dies, dass die statistisch gedachte Durchschnittsperson der Interventionsgruppe nach 2 Wochen im Vergleich zu 73 % der Teilnehmer der Kontrollgruppe (Cohens $d = 0{,}61$) und nach 4 Monaten im Vergleich zu 69 % der Teilnehmer der Kontrollgruppe (Cohens $d = 0{,}53$) ein verbessertes Systemerleben schilderte.

Ein Kontrastvergleich wies auf eine Verbesserung 2 Wochen nach dem Aufstellungsseminar im Vergleich zur Basisdatenerhebung hin. Ein Kontrastvergleich der Teilnehmerwerte nach 2 Wochen und 4 Monaten war nicht signifikant. Somit verbesserte sich das Systemerleben nach 2 Wochen und blieb über 4 Monate hinweg stabil. Einfacheffekte *(simple effects) innerhalb* der Gruppen machten deutlich, dass dieser Effekt über die Zeit hinweg zugunsten der Interventionsgruppe ausfiel, wohingegen die Teilnehmer der Kontrollgruppe keine Verbesserung im Systemerleben schilderten. Die *Per-protocol-Analyse* der Personen mit Teilnahme wie geplant ($n = 191$) bestätigten diese Ergebnisse (für die statistischen Kennwerte: Hunger et al. 2013).

Zusätzliche Analysen der EXIS.pers-Einzeldimensionen spiegelten die Ergebnisse des Generalfaktors wider (Tab. 21; n = 208). Vergleiche zwischen den beiden Studienarmen zeigen, dass die Teilnehmer der Interventionsgruppe im Vergleich zur Kontrollgruppe zu beiden Zeitpunkten nach den Seminaren über ein signifikant verbessertes Systemerleben in den Dimensionen *Zugehörigkeit, Autonomie, Einklang und Zuversicht* verfügten. Die Stärke dieser Effekte lag im kleinen bis mittleren Bereich. Interessant ist, dass die Verbesserung im Erleben von Zugehörigkeit nach 4 Monaten nicht signifikant wurde. Auch für diese vier Dimensionen zeigten die Kontrastvergleiche, dass sich das Systemerleben der Teilnehmer der Interventionsgruppe nach 2 Wochen verbesserte und über 4 Monate hinweg stabil blieb (für die statistischen Kennwerte: Hunger et al. 2013).

		Basisdatenerhebung	2 Wochen	4 Monate	Varianzanalyse Zeit×Gruppe-Interaktionen	Analyse zwischen den Gruppen (IG/KG)			
						2 Wochen		4 Monate	
		MW (SD)	MW (SD)	MW (SD)		*F (df)*	*d**	*F (df)*	*d**
Erleben in privaten Systemen									
General-faktor	IG	4,07 (0,77)	4,54 (0,74)	4,47 (0,78)	$F(1{,}90; 386{,}51) = 17{,}28$ $p = 0{,}000$, $\eta^2 = 0{,}078$	$F(1{,}204) = 17{,}51$ $p = 0{,}000$, $\eta^2 = 0{,}079$	0,61	$F(1{,}204) = 13{,}17$ $p = 0{,}000$, $\eta^2 = 0{,}061$	0,53
	KG	4,15 (0,76)	4,07 (0,81)	4,05 (0,81)					
Zugehörig-keit	IG	4,25 (1,00)	4,57 (0,88)	4,56 (1,04)	$F(1{,}91; 388{,}69) = 6{,}01$ $p = 0{,}003$, $\eta^2 = 0{,}029$	$F(1{,}204) = 5{,}39$ $p = 0{,}021$, $\eta^2 = 0{,}026$	0,32	$F(1{,}204) = 3{,}21$ $p = 0{,}075$, $\eta^2 = 0{,}015$	0,27
	KG	4,39 (1,09)	4,26 (1,04)	4,29 (0,99)					
Autonomie	IG	4,19 (0,91)	4,63 (0,80)	4,61 (0,83)	$F(1{,}90; 386{,}99) = 11{,}44$ $p = 0{,}000$, $\eta^2 = 0{,}053$	$F(1{,}204) = 18{,}23$ $p = 0{,}000$, $\eta^2 = 0{,}082$	0,62	$F(1{,}204) = 17{,}04$ $p = 0{,}000$, $\eta^2 = 0{,}077$	0,61
	KG	4,17 (0,84)	4,09 (0,94)	4,05 (1,00)					
Einklang	IG	3,81 (1,00)	4,38 (0,87)	4,32 (0,95)	$F(1{,}89; 385{,}61) = 12{,}16$ $p = 0{,}000$, $\eta^2 = 0{,}056$	$F(1{,}204) = 15{,}84$ $p = 0{,}000$, $\eta^2 = 0{,}072$	0,59	$F(1{,}204) = 11{,}93$ $p = 0{,}001$, $\eta^2 = 0{,}055$	0,50
	KG	3,94 (0,87)	3,86 (0,91)	3,83 (1,01)					
Zuversicht	IG	4,04 (0,97)	4,57 (0,93)	4,39 (0,97)	$F(1{,}91; 388{,}65) = 11{,}31$ $p = 0{,}000$, $\eta^2 = 0{,}053$	$F(1{,}204) = 12{,}86$ $p = 0{,}000$, $\eta^2 = 0{,}059$	0,54	$F(1{,}204) = 6{,}53$ $p = 0{,}031$, $\eta^2 = 0{,}038$	0,38
	KG	4,11 (0,94)	4,05 (1,00)	4,02 (0,99)					
Interpersonale Beziehungen									
BEZ	IG	12,12 (6,00)	10,79 (5,65)	10,33 (5,65)	$F(1{,}74; 354{,}64) = 5{,}88$ $p = 0{,}005$, $\eta^2 = 0{,}028$	$F(1{,}204) = 4{,}48$ $p = 0{,}035$, $\eta^2 = 0{,}022$	0,32	$F(1{,}204) = 5{,}44$ $p = 0{,}021$, $\eta^2 = 0{,}026$	0,36
	KG	12,03 (5,63)	12,64 (5,93)	12,41 (6,04)					
IB	IG	1,98 (0,59)	1,85 (0,56)	1,82 (0,51)	$F(1{,}96; 399{,}76) = 5{,}45$ $p = 0{,}005$, $\eta^2 = 0{,}026$	$F(1{,}204) = 8{,}92$ $p = 0{,}003$, $\eta^2 = 0{,}042$	0,45	$F(1{,}204) = 13{,}58$ $p = 0{,}000$, $\eta^2 = 0{,}062$	0,53
	KG	2,06 (0,57)	2,11 (0,60)	2,11 (0,58)					

Deskriptive Daten (MW, Mittelwert; SD, Standardabweichung) zur Basisdatenerhebung, 2-Wochen- und 4-Monats-Follow-up für die Interventionsgruppe (IG; n = 104) und die Wartekontrollgruppe (KG; n = 104), Ergebnisse der Varianzanalysen und Einfachvergleiche (Kontraste) sowie Effektstärken für die Zeit×Gruppe-Interaktionen und für die Gruppenvergleiche (Zwischensubjektfaktoren).
BEZ = Zwischenmenschliche Beziehungen, Dimension im Ergebnisfragebogen (EB-45); IB = Interpersonale Beziehungen, Dimension im Fragebogen zur Evaluation von Psychotherapieverläufen (FEP). * Effektklassifizierung gemäß Tab. 17.

Tab. 21: Statistische Ergebnisse der RCT-Studie zum Erleben in sozialen Systemen

9.3.3 Interpersonale Beziehungen

Sowohl für die Dimension der zwischenmenschlichen Beziehungen des Ergebnisfragebogens (EB-45) als auch die der interpersonalen Beziehung des Fragebogens zur Evaluation von Psychotherapieverläufen (FEP) zeigten sich vergleichbare Ergebnisse mit kleinen bis mittleren Effektstärken (Tab. 21; $n = 208$). Vergleiche zwischen den Gruppen verdeutlichten, dass die Teilnehmer der Interventionsgruppe im Vergleich zur Kontrollgruppe über ein bedeutsam verbessertes Beziehungserleben sowohl 2 Wochen als auch 4 Monate nach ihrer Teilnahme an einem Systemaufstellungsseminar berichteten (für die statistischen Kennwerte: Hunger et al. 2013).

9.3.4 Teilnehmerstatus (aktive vs. beobachtende Teilnahme)

Hinsichtlich des Teilnehmerstatus zeigten sich keine signifikanten Zeit×Teilnehmerstatus-Interaktionen in der Gesamtanalyse der Studienteilnehmer ($n = 208$). Die Haupteffekte des Teilnehmerstatus waren gleichfalls nicht signifikant. Somit traten keine Unterschiede zwischen aktiven und beobachtenden Teilnehmern im Systemerleben auf (Hunger et al. 2013).

9.4 Diskussion

In diesem Kapitel haben wir die erstmalige Untersuchung von Veränderungen im Systemerleben nach Teilnahme an einem Systemaufstellungsseminar innerhalb eines RCT-Designs beschrieben. Gemessen wurde das Systemerleben in privaten Systemen mit dem EXIS.pers. Zur Validierung der Ergebnisse nutzten wir die Dimension der zwischenmenschlichen Beziehungen im Ergebnisfragebogen (EB-45) und die Dimension der interpersonalen Beziehungen des Fragebogens zur Evaluation von Psychotherapieverläufen (FEP).

Unsere Ergebnisse zeigen signifikante Verbesserungen der Interventionsgruppe im Erleben innerhalb privater Systeme 2 Wochen und 4 Monate nach Teilnahme an einem Systemaufstellungsseminar. Diese Aussage trifft gleichermaßen auf aktive und beobachtende Teilnehmer zu. Die Teilnehmer berichten über ein verbessertes Erleben in Bezug auf die Vertretung eigener Bedürfnisse (Autonomie), die Akzeptanz von Dingen »so, wie diese sind« (Einklang) und im Hinblick auf einen verstärkten Optimismus, auch herausfordernde Situationen zukünftig gut bewältigen zu können (Zuversicht). Die Effekte dieser Veränderungen lagen nach 2 Wochen im mittleren Bereich und blieben über den 4-monatigen Studienzeitraum stabil. Die interpersonalen Beziehungsdimensionen der etablierten Erhebungsverfahren bestätigten die mit dem EXIS.pers erzielten Resultate. Jedoch fielen die Effektstärken vergleichsweise geringer aus. Die in diesem Kapitel gezeigten Ergebnisse sind konsistent bezüglich der Ergebnisse der psychischen Gesundheit und der Erreichung selbst gesetzter Ziele, wie in Kapitel 8 und Kapitel 10 dargestellt.

Unsere Ergebnisse einer Erwachsenenstichprobe weisen auf positive Effekte von Aufstellungsseminaren hinsichtlich des Erlebens in privaten Systemen hin. Da es sich beim EXIS.pers um ein neuartiges Erhebungsverfahren handelt und noch keine Normwerte vorliegen, war es uns bisher nicht möglich, die klinische Signifikanz dieser Effekte zu bestimmen. Jedoch liegen die ermittelten Effektstärken im Bereich der Paar- und Familientherapie (Shadish et al. 1993).

Im Unterschied zu den drei oben berichteten Dimensionen des EXIS.pers war das Erleben von Zugehörigkeit 2 Wochen nach dem Systemaufstellungsseminar nur mit einem kleinen Effekt signifikant und 4 Monate später nicht mehr signifikant. Ein Grund hierfür mag in der Charakteristik der Stichprobe liegen. So war die überwiegende Zahl der Teilnehmer verheiratet oder lebte in Partnerschaft. Daher ist anzunehmen, dass Anliegen mit einem Fokus auf eine Verbesserung des Erlebens von Zugehörigkeit unterrepräsentiert waren. Post-hoc-Analysen machten deutlich, dass die überwiegende Mehrheit der Teilnehmer (71 %) vor allem Klarheit bezüglich ihrer Beziehungskonstellationen suchte, und kaum ein Teilnehmer (2 %) in der Zielabfrage Aspekte von Zugehörigkeit nannte (vgl. hierzu Kapitel 10). Möglicherweise mag das Erleben von Zugehörigkeit in einer klinischen Stichprobe oder einer Stichprobe mit weniger sozial eingebundenen Personen ansteigen. Soziale Ausgrenzung ist sowohl eine Ursache als auch eine Konsequenz psychischer Störungen. So verfügen psychisch kranke Menschen oftmals über weniger Beziehungserfahrungen, erleben sich stärker isoliert, haben häufiger keine berufliche Anstellung, verfügen über ein geringeres Einkommen und haben mehr finanzielle Probleme (Frayn 2012).

Es zeigten sich keine Unterschiede zwischen den aktiven oder beobachtenden Teilnehmern. Dies steht im Einklang mit den in Kapitel 8 und Kapitel 10 berichteten Ergebnissen hinsichtlich des Teilnehmerstatus bei Veränderungen der psychischen Gesundheit und bei der Erreichung selbst gesetzter Ziele. Eine umfassendere Analyse mit allen 208 Studienteilnehmern der Gesamtstichprobe wird in Kapitel 11 geschildert.

Systemaufstellungsseminare scheinen somit das im EXIS.pers erfasste Erleben von Zugehörigkeit, Autonomie, Einklang und Zuversicht innerhalb wichtiger privater Systeme positiv zu beeinflussen. Wie in Kapitel 4 beschrieben, sind diese Dimensionen eng verbunden mit psychischer Gesundheit und negativ assoziiert mit Psychopathologien. Jedoch gibt es bisher noch keinen Hinweis darauf, dass ein verändertes Erleben der Herkunfts- oder Gegenwartsfamilie allein zu dieser Verbesserung führt. Studien zur *Beziehungsethik* lassen allerdings darauf schließen, dass die vier Dimensionen der Zugehörigkeit und Autonomie, des Einklangs und der Zuversicht als Teil des EXIS.pers mit ehelicher Zufriedenheit verbunden sind. In diesem Fall ist zumindest von einem indirekten Zusammenhang des Systemerlebens mit der psychischen Gesundheit auszugehen (Gangamma et al. 2012).

9.5 Schlussfolgerung

Unsere Ergebnisse weisen auf die kurzfristige, nach 2 Wochen und 4 Monaten gemessene Wirksamkeit der einmaligen Teilnahme an einem 3-tägigen Aufstellungsseminar auf das Erleben in subjektiv als wichtig wahrgenommenen privaten Systemen hin. Konkret zeigt sich dies auf den für die Arbeit mit Systemaufstellungen zentralen Dimensionen des Erlebens von Zugehörigkeit, Autonomie, Einklang und Zuversicht. Zukünftige Forschungen zur Replikation unsere Studie in klinischen Kontexten und Stichproben sind wünschenswert. Dabei sollten Systemaufstellungen einerseits klassisch als einmalige Intervention und andererseits als zusätzliches Angebot innerhalb alternativer, kurz- oder langfristiger Beratungs- und Therapieprozesse untersucht werden.

10 RCT-Studie: Ziele der Studienteilnehmer und Zielerreichung

Annette Bornhäuser und Julia-Elisabeth Wolff

An der Aufstellungsarbeit wurde in der Vergangenheit wiederholt kritisiert, die Methode sei zu leiterzentriert und die Aufstellungsleiter würden ihren theoretischen Annahmen stärker folgen als den Zielen der Klienten und Letztere daher nicht selten verfehlen (Haas 2009). Der Umfang der Erreichung von selbst formulierten Zielen der Teilnehmer von Aufstellungsseminaren wurde bislang noch nicht systematisch erforscht. Deshalb entschieden wir uns dafür, dies zu tun (detaillierte Darstellung: Bornhäuser et al. 2014).

In der Psychotherapieforschung gelten individuelle Ziele und Zielerreichung als wichtige Variablen. Zielerreichung ist eines der direkten Veränderungsmaße, das mit der Klientenzufriedenheit und indirekten Veränderungsmaßen, d. h. standardisierten Fragebögen, hoch korreliert (Berking, Jacobi u. Masuhr 2001; Richter, Schmid-Ott u. Muthny 2011). Ergänzend zu den verwendeten indirekten Veränderungsmaßen (psychische Befindlichkeit, psychische Belastung, Inkongruenz, Erleben in Systemen) haben wir daher die Ziele und die Zielerreichung der Studienteilnehmer erhoben. Der Grad der Zielerreichung beschreibt die *subjektive* Wirksamkeit von Systemaufstellungen (Kap. 5.2).

Aus der Psychotherapieforschung ist bekannt, dass das Ausmaß der Zielerreichung stark von inhaltlichen Aspekten der Ziele abhängig ist (Berking et al. 2005). Da Klienten zu Systemaufstellungsseminaren erfahrungsgemäß nicht aufgrund einer klar umschriebenen klinischen Diagnose kommen, sondern mit oft sehr unterschiedlichen, auch nichtklinischen Anliegen, ging es uns zunächst um eine Systematisierung dieser Ziele. Ein Überwiegen interpersonaler Zielsetzungen vermuteten wir aufgrund der Tatsache, dass Systemaufstellungsseminare vorwiegend auf generationsübergreifende Familienbeziehungen fokussieren. Unterschiede in der Zielerreichung zwischen den beiden Studienarmen vermuteten wir sowohl 2 Wochen (t2) als auch 4 Monate (t3), nachdem die Teilnehmer der Interventionsgruppe an ihrem Aufstellungsseminar teilnahmen (Tab. 22, Studienarme, Messzeitpunkte und die gemessenen Variablen grau markiert). Da wir zudem

Messzeitpunkt	t0	t1	t2	t3	t4	t5	t6
Ereignis	Rekrutierung und Einschluss in Studie	Basisdatenerhebung SAS der IG	2 Wo. nach den SAS der IG	4 Mon. nach den SAS der IG SAS der KG	2 Wo. nach den SAS der KG	8 Mon. nach den SAS der IG 4 Mon. nach den SAS der KG	12 Mon. nach den SAS der IG
Zeitraum (Monat/Jahr)	9/2010–2/2011	2–3/2011	3/2011	7/2011	7/2011	12/2011	3/2012
Interventionsgruppe	Informationsschreiben Einverständnis Demografischer Fragebogen	EB-45 FEP K-INK EXIS GAS/ZF STEP (nur AT)	EB-45 FEP K-INK EXIS GAS/ZE	EB-45 FEP K-INK EXIS GAS/ZE		EB-45 FEP K-INK EXIS GAS/ZE	EB-45 FEP K-INK EXIS GAS/ZE
Wartekontrollgruppe	Informationsschreiben Einverständnis Demografischer Fragebogen	EB-45 FEP K-INK EXIS GAS/ZF	EB-45 FEP K-INK EXIS GAS/ZE	EB-45 FEP K-INK EXIS GAS/ZE STEP (nur AT)	EB-45 FEP K-INK EXIS	EB-45 FEP K-INK EXIS	

SAS = Systemaufstellungsseminar; IG = Interventionsgruppe; KG = Wartekontrollgruppe; EB-45 = Ergebnisfragebogen-45; FEP = Fragebogen zur Evaluation von Psychotherapieverläufen; K-INK = Kurzform des Inkongruenzfragebogens; EXIS = Fragebogen zum Erleben in sozialen Systemen (Experience In Social Systems Questionnaire); GAS = Goal Attainment Scaling; ZF = Zielformulierung; ZE = Zielerreichung; STEP = Stundenbogen für die Allgemeine und Differenzielle Einzelpsychotherapie; AT = aktive Teilnehmer

Tab. 22: Studiendesign für die RCT-Studie zur Zielerhebung und Zielerreichung

zwischen aktiven Teilnehmern und beobachtenden Teilnehmern einen Unterschied im Grad der Verwirklichung ihrer Ziele erwarteten, haben wir die Daten nicht nur für die Gesamtgruppe analysiert, sondern diese beiden Subgruppen zusätzlich separat ausgewertet.

10.1 Erhebungsmethoden: Zielinhalte und Zielerreichung

Vor Beginn der Studienseminare (Basisdatenerhebung) wurden alle Teilnehmer gebeten, ihre Zielsetzungen für das Aufstellungsseminar im Freitext zu formulieren. Es handelte sich hierbei um eine offen formulierte Aufforderung, für deren Beantwortung es keinerlei explizite Vorgabe gab. Die Aufforderung lautete: »*Wir bitten Sie im Folgenden, Ihr persönliches Ziel für das Aufstellungsseminar anzugeben. Bitte formulieren Sie diese Ziele möglichst präzise, z. B. ›Ich möchte mich gegenüber xyz besser abgrenzen‹* oder ›*Ich möchte bezüglich xyz mehr Klarheit gewinnen*‹ oder ›*Ich möchte meine Verlustangst besser bewältigen*‹.« Die Teilnehmer wurden gebeten, den vorformulierten Satzanfang »*Mithilfe des Aufstellungsseminars möchte ich …* « zu ergänzen.

Um die erwartbar heterogenen Ziele zu klassifizieren, nutzten wir die Taxonomie des Berner Inventars für Therapieziele, abgekürzt BIT-T (Grosse Holtforth u. Grawe 2002). Die in dieser Taxonomie enthaltenen Zielkategorien wurden im Rahmen einer Studie mit Ambulanzpatienten des Berner Gesundheitszentrums entwickelt. Die Taxonomie ist auf drei Abstraktionsebenen aufgebaut. Die oberste Ebene besteht aus den folgenden sechs Hauptkategorien (Grosse Holtforth u. Grawe 2002): (1) *Problem- und Symptombewältigung,* (2) *Interpersonale Ziele,* (3) *Wohlsein/better functioning,* (4) *Orientierung,* (5) *Selbstentwicklung* sowie einer (6) *Restkategorie* für Ziele, die nicht kategorisierbar sind. In die Restkategorie fallen Ziele, die entweder zu vage formuliert oder keine Behandlungsziele sind.

Problem- und Symptombewältigungsziele werden als störungsspezifische Zielkategorie bezeichnet. Die anderen Hauptkategorien, also interpersonale Ziele, Ziele bezüglich Wohlsein, Orientierungsziele sowie Selbstentwicklungsziele gelten als störungsübergreifend. In der aktuellen Version 4.0 der BIT-Taxonomie untergliedern sich die sechs Hauptkategorien in 31 Kategorien, denen insgesamt wiederum 50 Unterkategorien zugeordnet sind. Für alle Kategorien liegen zusätzlich jeweils Residualkategorien vor. Tab. 23 zeigt die Hauptkategorien und Kategorien des BIT-T auf den beiden oberen Abstraktionsebenen.

Die in Klammern aufgeführten Ziffern repräsentieren die Anzahl der (Sub-)Kategorien einschließlich der jeweiligen Residualkategorien.

Problem- und Symptombewältigung	Interpersonale Ziele	Wohlsein/ better functioning	Orientierung	Selbstentwicklung	Restkategorie
12 (14) Kategorien	7 (9) Kategorien	3 (5) Kategorien	2 (4) Kategorien	4 (6) Kategorien	3 (5) Kategorien
18 (44) Unterkategorien	12 (24) Unterkategorien	7 (15) Unterkategorien	3 (6) Unterkategorien	6 (15) Unterkategorien	3(5) Unterkategorien
• depressives Erleben • Suizid • Ängste • Zwänge • Traumata • Sucht • Essverhalten • Schlaf • Sexualität • körperbezogene Probleme • Stress • Medikamente	• Partnerschaft • aktuelle Familie • Herkunftsfamilie • andere Beziehungen • Alleinsein, Trauer • Selbstbehauptung • Kontakt	• Bewegung, Aktivität • Entspannung, Gelassenheit • Wohlbefinden	• Selbstreflexion, Zukunft • Sinnfindung	• Selbstwert • Selbstverwirklichung • Selbstkontrolle • Gefühlsregulation	• keine Therapieziele • nicht kategorisierbare Ziele

Tab. 23: Übersicht über die Taxonomie des Berner Inventars für Therapieziele (BIT-T)

Neben dieser Übersichtsversion existiert eine weitere, detailliertere Version des BIT-T, in der sich für jede Kategorie und Unterkategorie präzise Überschriften, klare Definitionen und Beispiele prototypischer Zielinhalte finden. Diese erleichtert die korrekte Zuordnung konkreter Zielinhalte zu den jeweiligen (Sub-)Kategorien (Grosse Holtforth u. Grawe 2002). Zum besseren Nachvollziehen sei dies am Beispiel der Hauptkategorie *Interpersonale Ziele* verdeutlicht:

Die Hauptkategorie *Interpersonale Ziele* ist in die folgenden sieben Kategorien unterteilt: (1) *bestehende Partnerschaft*, (2) *aktuelle Familie*, (3) *Herkunftsfamilie*, (4) *andere konkrete Beziehungen*, (5) *Alleinsein und Trauer*, (6) *Selbstbehauptung und Abgrenzung*, (7) *Kontakt, Nähe, Austausch*. Daneben existieren zwei Residualkategorien, nämlich (8) *nicht näher benannte interpersonale Ziele* sowie (9) *andere interpersonale Ziele/Probleme*. Die erste Kategorie *bestehende Partnerschaft* untergliedert sich ihrerseits in drei Unterkategorien, für die nachfolgend in Klammern jeweils prototypisch konkrete Beispiele aufgeführt sind: *1.1 Partnerbeziehung verbessern* (»unsere Probleme in der Partnerschaft bewältigen lernen«); *1.2 Sexualität in der Partnerschaft verbessern* (»erfülltes Sexualleben mit meinem Mann haben«); *1.3 individuelles Ziel/Problem in Partnerschaft bewältigen* (»Angst vor Partnerverlust bewältigen«, »Für und Wider einer Trennung abwägen«). Auch auf dieser Unterkategorienebene besteht die Möglichkeit, Anliegen zwei verschiedenen Residual-Unterkategorien zuzuordnen, zum einen in *nicht näher benannte Ziele in der bestehenden Partnerschaft* (»Interesse aneinander steigern«), zum anderen in *andere spezifische Ziele/Probleme* (»Ehegespräch anstreben, um über den Missbrauch sprechen zu können«).

Die Zielsetzungen aller Studienteilnehmer wurden von zwei Mitgliedern des Forschungsteams unabhängig voneinander entsprechend dem BIT-T-Kategorienschema zugeordnet und kategorisiert. Die Interrater-Reliabilität (Übereinstimmung zwischen zwei unabhängigen Beurteilern) wurde anhand Cohens Kappa (κ) berechnet (Cohen 1960).

2 Wochen und 4 Monate nach den Aufstellungsseminaren der Interventionsgruppe schätzten alle Studienteilnehmer das Ausmaß ihrer eigenen Zielerreichung ein. Analog zum Prozedere der deutschsprachigen Basisdokumentation für Psychosomatik und Psychotherapie Psy-BaDo (Heuft u. Senf 1998) baten wir die Teilnehmer, auf einer 4-stufigen Likert-Skala anzugeben, inwieweit sie ihre Ziele bis zum jeweiligen Zeitpunkt erreicht hatten (1 = nicht erreicht, 2 = teilweise erreicht, 3 = erreicht, 4 = vollständig erreicht). Zusätzlich konnten Teilnehmer angeben, ob sich ihre Ziele verändert hatten.

10.2 Statistische Analyse: Bestimmung der Zielerreichung

Den Grad der Zielerreichung errechneten wir für das von den Teilnehmern jeweils erstgenannte Ziel. Somit gingen in die statistische Analyse 208 Ziele ein, wobei wir die oberste Abstraktionsebene des BIT-T (Hauptkategorien) verwendeten.

Die primäre Analyse wurde in der *Intention-to-treat-Bedingung* vorgenommen (Kapitel 7). Dies bedeutet, dass die Angaben von 208 Studienteilnehmern zur Zielerreichung in der Ergebnisauswertung berücksichtigt wurden. Einzelne fehlende Werte in den Angaben zur

Zielerreichung wurden mit den jeweiligen durchschnittlichen Werten der vier Subgruppen ersetzt (aktive Teilnehmer in Interventions- bzw. Kontrollgruppe, teilnehmende Beobachter in Interventions- bzw. Kontrollgruppe). Zusätzlich führten wir eine *Per-protocol-Analyse* durch, in die nur die Teilnehmer ohne Protokollabweichungen aufgenommen wurden. In diese Analyse gingen die Datensätze von 196 Teilnehmern ein, d. h. 94 % der Stichprobe (96 Teilnehmer der Interventionsgruppe, 100 Teilnehmer der Kontrollgruppe).

Kontinuierliche Daten wurden zu Mittelwerten und Standardabweichungen aufsummiert. Kategoriale Daten wurden durch Häufigkeitszählungen aufsummiert und als Prozentangaben dargestellt. Für kontinuierliche Variablen wurde Students t-Test zum Vergleich zwischen aktiven Teilnehmern und teilnehmenden Beobachtern in beiden Studienarmen verwendet, der Chi-Quadrat-Test für kategoriale Variablen.

Um zu bestimmen, ob die Intervention eine Auswirkung auf die Zielerreichung hatte, berechneten wir eine dreifaktorielle Varianzanalyse mit Messwiederholung (*Varianzanalysen mit gemischtem Design, three-way mixed-design ANOVA*). Dabei dienten Studienarm (Interventions- oder Kontrollgruppe) und Teilnehmerstatus (aktiv oder beobachtend) als Zwischensubjektfaktor und die Zeit als Innersubjekt- bzw. Messwiederholungsfaktor (Field 2009). Im Fall signifikanter Interaktionen (Zeit×Gruppe×Teilnehmer, Zeit×Gruppe bzw. Zeit×Teilnehmer) wurden Einfacheffekte (*simple effects*) berechnet (Howell 2002), indem die Varianzanalyse unter Konstanthaltung einer Variable durchgeführt wurde (Messwiederholungseffekt für eine Gruppe unter Konstanthaltung der anderen Gruppe). In den Fällen, in denen sowohl Dreifach- als auch Zweifachinteraktionen nicht signifikant waren, analysierten wir Haupteffekte.

Zusätzlich wird für Zwischensubjekteffekte zu den beiden Messzeitpunkten nach den Studienseminaren der Interventionsgruppe (2-Wochen-Follow-up, 4-Monats-Follow-up) Cohens *d* berichtet. Partielle Eta-Quadrate ($\eta 2$) und Cohens *d* (Cohen 1988) werden gemäß Tab. 17 klassifiziert.

Bei der Berechnung des globalen Zielerreichungswertes, also des Ausmaßes der Zielerreichung unabhängig von den einzelnen Zielkategorien, wurden die der Restkategorie zugeordneten Ziele nicht eingeschlossen. In dieser Kategorie finden sich Ziele, die von den Ratern entweder (1) als *keine Therapieziele* kategorisiert worden waren (z. B. »Gunthard Weber oder Diana Drexler kennenlernen«) oder die

(2) seitens der Teilnehmer zu vage formuliert waren. Neben dem Grad der globalen Zielerreichung berechneten wir den Grad der Zielerreichung in einzelnen Hauptkategorien. Bei dieser Analyse konnten nur die beiden BIT-T-Hauptkategorien *interpersonale Ziele und Orientierung* berücksichtigt werden, da sich die Anzahl der in den anderen BIT-T-Hauptkategorien codierten Ziele als zu gering für die Durchführung einer Varianzanalyse erwies. Davon ausgehend, dass aktive Teilnehmer einen höheren Grad der Zielerreichung aufweisen als beobachtende Teilnehmer führten wir zudem Varianzanalysen durch, in denen wir die Zielerreichung beider Subgruppen verglichen. Weil die genannten Analysen explorativer Natur waren, führten wir keine Adjustierung für multiple Testungen durch.

10.3 Ergebnisse

10.3.1 Interrater-Reliabilität der Zielkategorisierungen nach BIT-T

Die Interrater-Reliabilität für die Zielkategorisierungen betrug im Durchschnitt über alle Hauptkategorien hinweg einen Wert von Cohens Kappa κ = 0,90 (mit einer Streuung von κ = 0,82 für *Selbstentwicklung* bis κ = 0,97 für *interpersonale Ziele/Restkategorie*). Diese Ergebnisse spiegeln eine hervorragende Übereinstimmung zwischen Ratern wider (Landis u. Koch 1977). Sie entsprechen zugleich den Werten aus vorangegangenen Studien bezüglich der Interrater-Reliabilität des BIT-T (Schoettke et al. 2011; Trachsel et al. 2008).

10.3.2 Zielinhalte und Zielveränderungen

Zur Veranschaulichung werden zunächst exemplarisch einige Zielsetzungen unserer Studienteilnehmer genannt: »Ängste bearbeiten«, »Meine Beziehung mit meiner Mutter klären«, »Aus der Ko-Abhängigkeit von alkoholkranken Männern gelangen«, » (Körperliche) Nähe freudig zulassen können ohne tiefe Traurigkeit« oder »Meine Autonomie stärken«. Ein Überblick über die den fünf Hauptkategorien zugeordneten Zielinhalte der gesamten Stichprobe ($n = 208$) bietet Tab. 24.

Die Häufigkeit der genannten Ziele verteilt sich wie folgt: *Interpersonale Ziele* haben mit Abstand erstrangige Bedeutung, Ziele der Kategorie *Orientierung* stehen an zweiter Stelle und Ziele der Kategorie *Problem- und Symptombewältigung* wurden am dritthäufigsten genannt. An vierter Stelle stehen Ziele aus dem Bereich *Selbstentwicklung*, am seltensten wurden Ziele der Kategorie *Wohlsein* genannt. Insgesamt wurden etwa ein Drittel aller Ziele in die *Restkategorie* eingeordnet. Dies ist auffällig häufig und lässt sich auf die beobachtenden Teilnehmer zurückführen: Darin spiegelt sich wider, dass die Mehrzahl der beobachtenden Teilnehmer, die ja per definitionem ohne eigene Aufstellung teilnehmen, keine therapeutisch relevanten Ziele nennen.

BIT-T-Hauptzielkategorien	**Gesamt**		**Ziel 1**		**Ziel 2**		**Ziel 3**	
	Nz	**%**	**Np**	**%**	**Np**	**%**	**Np**	**%**
Interpersonale Ziele	157	32	69	33	61	29	27	13
Orientierung	98	20	41	20	36	17	21	10
Problem- und Symptombewältigung	26	5	14	7	8	4	4	2
Selbstentwicklung	38	8	13	6	15	7	10	5
Wohlsein / better functioning	11	2	3	1	3	1	5	2
Restkategorie	165	33	68	33	54	26	43	21
Gesamt	**495**	**100**	**208**	**100**	**177**	**100**	**110**	**100**
Keine Angabe			*0*	*0*	*31*	*15*	*98*	*47*
N_z = Anzahl der genannten Ziele; N_p = Anzahl der Personen								

Tab. 24: Häufigkeitsverteilung der Hauptzielkategorien des BIT-T 4.0

Ziele der aktiven Teilnehmer: Von den 128 aktiven Teilnehmern setzt sich nahezu jeder Zweite ein interpersonales Ziel, gefolgt von Zielen der BIT-T-Hauptkategorie *Orientierung*. Hingegen repräsentieren *Problem- und Symptombewältigung, Selbstentwicklung* und *Wohlsein* zusammengenommen nur 10 % aller von den Teilnehmern genannten Ziele. Auf die Residualkategorie entfallen weniger als 10 % aller Zielsetzungen der aktiven Teilnehmer.

Ziele der beobachtenden Teilnehmer: Von den 80 genannten Zielen wurden 60 (75 %) der Residualkategorie zugeordnet. Die meisten davon spiegeln den Wunsch wider, eine lebensnahe praktische Einführung in die Aufstellungsarbeit zu erleben. Die verbleibenden 25 %

der genannten Ziele fallen in eine der anderen, inhaltlich definierten Zielkategorien. Damit weist ein Viertel aller teilnehmenden Beobachter durchaus konkret formulierte Zielsetzungen auf.

Auf die Gesamtgruppe bezogen lässt sich feststellen, dass insgesamt 8 % (n = 16 von 208) aller Teilnehmer eine Veränderung ihrer anfänglichen Zielinhalte berichten. 2 Wochen nach dem Aufstellungsseminar geben neun Teilnehmer an (sechs Personen aus der Interventionsgruppe und drei Personen aus der Kontrollgruppe), dass sich ihre anfänglichen Ziele in der Zeit seit der Basisdatenerhebung verändert haben. 4 Monate nach dem Aufstellungsseminar ist dies bei sieben Teilnehmern aus der Kontrollgruppe der Fall. Da diese die Intervention mit einer 4-monatigen Verzögerung erlebten, ist es nachvollziehbar, dass sich einige Ziele in dieser Zwischenzeit verändern. Gleichwohl bleiben 92 % aller Teilnehmerziele über 4 Monate hinweg konstant, inhaltliche Veränderungen der Zielsetzungen sind damit insgesamt selten.

10.3.3 Zielerreichung

Die Ergebnisse für die Gesamtzielerreichung, d. h. der Hauptkategorien zusammengenommen, und für die Zielerreichung pro Hauptkategorie sind in Tab. 25 abgebildet (mit Mittelwerten, F-Statistiken, partiellen Eta-Quadraten [η^2] und Cohens d).

Für die *Gesamtzielerreichung* zeigen die Ergebnisse der dreifaktoriellen Varianzanalyse mit Messwiederholung in der *Intention-to-treat-Analyse* eine signifikante Interaktion zwischen den Faktoren Zeit und Gruppe mit einer mittleren Effektstärke. Dies belegt, dass es zwischen den beiden Studienarmen Interventions- und Kontrollgruppe hinsichtlich des Grades der Gesamtzielerreichung einen Unterschied im Zeitverlauf gibt. Die Analyse der Einfacheffekte *(simple effects) zwischen* den beiden Gruppen zeigt, dass die Gesamtzielerreichung in der Interventionsgruppe signifikant höher ist als in der Kontrollgruppe. Dieser Unterschied tritt mit einer hohen Effektstärke sowohl 2 Wochen als auch 4 Monate nach Durchführung der Intervention auf. Analysen der Einfacheffekte *(simple effects) innerhalb* der Gruppen zeigen überdies einen signifikanten Fortschritt der Gesamtzielerreichung in der Kontrollgruppe zwischen 2-Wochen- und 4-Monats-Follow-up. Die Teilnehmer in der Interventionsgruppe wiesen hingegen in diesem Zeitraum keinen weiteren Zuwachs auf, der bereits hohe Grad der

		2 Wochen	4 Monate	Varianzanalyse Zeit×Gruppe-Interaktionen	Analyse zwischen Gruppen (IG/KG) 2-Wochen-Follow-up				Analyse zwischen Gruppen (IG/KG) 4-Monats-Follow-up			
		MW (SD)	MW (SD)		t (df)	KI (95%)	p	d*	t (df)	KI (95%)	p	d*
Alle Zielbereiche oR	IG (n = 104)	2,31 (0,45)	2,35 (0,46)	$F(1,206) = 24{,}12$ $p = 0{,}000$ $\eta^2 = 0{,}11$	2,44 (134)	[0,97; 1,15]	0,000	2,33	15,64 (173)	[0,73; 0,94]	0,000	2,21
	KG (n = 104)	1,25 (0,18)	1,52 (0,29)									
Interpersonale Ziele	IG (n = 51)	2,27 (0,80)	2,29 (0,80)	$F(1,98) = 3{,}95$ $p = 0{,}050$ $\eta^2 = 0{,}04$	8,20 (73)	[0,77; 1,27]	0,000	1,71	4,90 (100)	[0,42; 1,00]	0,000	0,97
	KG (n = 51)	1,25 (0,39)	1,57 (0,68)									
Orientierung	IG (n = 31)	2,39 (0,89)	2,27 (0,94)	$F(1,66) = 1{,}59$ $p = 0{,}211$ $\eta^2 = 0{,}02$	7,16 (38)	[0,88; 1,57]	0,000	2,03	5,65 (39)	[0,66; 1,39]	0,000	1,57
	KG (n = 37)	1,17 (0,36)	1,25 (0,41)									
Selbstentwicklung	IG (n = 21)	2,31 (0,93)	2,29 (0,92)	$F(1,32) = 2{,}75$ $p = 0{,}107$ $\eta^2 = 0{,}08$	5,19 (28)	[0,71; 1,63]	0,000	1,64	2,95 (32)	[0,26; 1,39]	0,006	1,08
	KG (n = 13)	1,14 (0,35)	1,46 (0,52)									
Problem- und Symptombewältigung	IG (n = 12)	2,21 (0,99)	2,25 (0,25)	$F(1,22) = 0{,}80$ $p = 0{,}381$ $\eta^2 = 0{,}04$	3,55 (13)	[0,42; 1,72]	0,003	1,62	2,75 (22)	[0,19; 1,39]	0,012	2,11
	KG (n = 12)	1,14 (0,33)	1,46 (0,50)									

Deskriptive Daten der Zielerreichung zum 2-Wochen- und 4-Monats-Follow-up für Interventions- (IG; n = 104) und Wartekontrollgruppe (KG; n = 104), Ergebnisse der Varianzanalysen und Einfacheffekte sowie Effektstärken für Zeit×Gruppe-Interaktionen und Gruppenvergleiche (Zwischensubjektfaktoren). IG = Interventionsgruppe; KG = Wartekontrollgruppe, Alle Zielbereiche oR = Alle Zielbereiche zusammen ohne die Restkategorie, *MW* = Mittelwert (1 = nicht erreicht; 2 = teilweise erreicht, 3 = erreicht; 4 = vollkommen erreicht), *SD* = Standardabweichung. *KI* = Konfidenzintervall.
*Effektklassifizierung gemäß Tab. 17

Tab. 25: Statistische Ergebnisse der RCT-Studie zum Grad der Zielerreichung von Interventions- und Kontrollgruppe

Zielerreichung stieg somit nicht weiter an. Analysen der Teilnehmer ohne Protokollabweichungen *(Per-protocol-Bedingung)* bestätigen diese Ergebnisse.

Um die Zielerreichung für die einzelnen BIT-T-Hauptkategorien zu ermitteln, rechneten wir eine dreifaktorielle Varianzanalyse mit dem Faktor Zeit als Innersubjekt- bzw. Messwiederholungsfaktor und den Faktoren Gruppe sowie Teilnehmerstatus als Zwischensubjektfaktoren. Die Dreifachinteraktionen (Zeit×Gruppe×Teilnehmer) und die Zeit×Gruppe-Interaktionen waren nicht signifikant, weder für die Hauptkategorie *interpersonale Ziele* noch für die Hauptkategorie *Orientierung*. Für interpersonale Ziele zeigen signifikante Haupteffekte für die Faktoren Gruppe und Zeit, dass Teilnehmer der Interventionsgruppe einen höheren Grad der Zielerreichung berichten als Teilnehmer der Kontrollgruppe. Sie zeigen auch, dass die Zielerreichung bei den interpersonalen Zielen sowohl in der Interventions- als auch in der Kontrollgruppe nach 4 Monaten weitreichender ist als nach 2 Wochen. Bei der Zielerreichung in der Kategorie *Orientierung* zeigt sich ein signifikanter Effekt für den Faktor Gruppe; somit erweist sich die Interventionsgruppe der Kontrollgruppe hier ebenso als überlegen. Die Analyse der Zielerreichung, in die lediglich die aktiven Teilnehmer einbezogen wurden, zeigte entgegen unserer Erwartung keinen signifikant höheren Zielerreichungsgrad als in der Gesamtstichprobe.

10.4 Diskussion

Die vorliegende Untersuchung ist die erste, in der die Ziele und der Grad der Zielerreichung von Teilnehmern eines Systemaufstellungsseminars im Rahmen einer RCT-Studie untersucht wurden. Unsere Ergebnisse unterstützen anekdotische Fallstudien zur Aufstellungsarbeit (z. B. Franke 2004; Schneider 2006). Sie zeigen deutlich, dass aktive Teilnehmer von Systemaufstellungsseminaren in erster Linie interpersonale Ziele verfolgen. An zweiter Stelle werden Anliegen eingebracht, die gemäß der Taxonomie des BIT der Kategorie *Orientierung* zuzuordnen sind und die die eigene Selbstreflexion und Sinnfindung betreffen. Die untergeordnete Bedeutung symptombezogener Ziele ist vermutlich auf unsere nichtklinische Stichprobe zurückzuführen. Unsere Ergebnisse sagen damit kaum etwas über die Wirksamkeit von Systemaufstellungen bei der Erreichung symptombezogener Ziele bzw. klinisch relevanter Probleme aus.

Für die beobachtenden Teilnehmer bekräftigen unsere Ergebnisse einerseits, dass diese vor allem einen Einblick in die Aufstellungsmethode gewinnen wollen, sei es als interessierte Kollegen oder zum Kennenlernen und zur »Prüfung« der Methode. Sie verdeutlichen darüber hinaus, dass ein nicht unbeträchtlicher Teil der beobachtenden Teilnehmer mit der Teilnahme an einem Aufstellungsseminar eigene therapierelevante Ziele verbindet.

Zu bedenken ist, dass bei der Bezeichnung der Zielinhalte möglicherweise ein Bias besteht. So weisen Simon, Clement und Stierlin (1999) darauf hin, dass Klienten oft antizipieren, welche Themen eine geeignete »Eintrittskarte« zu therapeutisch-beraterischen Interventionen darstellen. Vermutlich benennen Teilnehmer von Aufstellungsseminaren ihre Anliegen deshalb eher als interpersonal oder existenziell, während z. B. Verhaltenstherapie-Klienten dieselben Themen eher als diagnoserelevante Symptome beschreiben würden. Es ist anzunehmen, dass dies insbesondere auf Teilnehmer zutrifft, die bereits Erfahrungen mit Aufstellungsarbeit gesammelt haben. Gleiches könnte freilich in Bezug auf die beiden Rater geltend gemacht werden. Diese, ihrerseits mit der Aufstellungsarbeit vertraut, ordnen Zielinhalte vermutlich entsprechend anders zu, als dies verhaltenstherapeutisch orientierte Kollegen getan hätten. In jedem Fall bestätigt die Übereinstimmung der beiden Rater die bereits in früheren Studien dokumentierte gute Interrater-Reliabilität des BIT-T (Grosse Holtforth u. Grawe 2002).

Im Grad der Zielerreichung zeigen unsere Daten signifikante Gruppenunterschiede zwischen der Interventions- und der Kontrollgruppe, sowohl bei der Gesamtzielerreichung als auch bei der Erreichung interpersonaler Ziele. Sowohl unabhängig vom jeweiligen Zielinhalt als auch für die interpersonalen Zielsetzungen scheint eine Systemaufstellung somit die Zielerreichung zu fördern und wird vermutlich hierdurch subjektiv als wirksam erlebt. Dies gilt auch für die beobachtenden Teilnehmer. Deren Zielerreichung ist besser, wenn sie der Interventionsgruppe angehören, als wenn sie der Kontrollgruppe angehören (ausgenommen die in die Residualkategorie klassifizierten Zielsetzungen, die nicht in die Analyse aufgenommen wurden).

Die Stabilität der Zielerreichung 2 Wochen und 4 Monate nach dem Aufstellungsseminar ist bemerkenswert und verdeutlicht, dass einmal erreichte Veränderungen nicht nur kurzfristig beibehalten werden. Unsere Ergebnisse widersprechen somit der Kritik, Aufstellungsseminare seien »Quick-fix«-Veranstaltungen ohne länger andauernde Wirkung. Dass die Zielerreichung der Teilnehmer der Kontrollgruppe im Studienverlauf anstieg – wenngleich insgesamt deutlich geringer als bei der Interventionsgruppe –, lässt sich vermutlich darauf zurückführen, dass deren Ziele sich teilweise auch ohne Aufstellungsseminar im Zeitverlauf erfüllen. Eine weitere Vermutung ist, dass sich bei der Kontrollgruppe Erwartungseffekte hinsichtlich der Aufstellungsseminare bildeten, die sich positiv auf die Zielerreichung auswirkten.

Zwischen aktiven Teilnehmern und teilnehmenden Beobachtern weisen die Ergebnisse keinen Unterschied im Grad der Zielerreichung auf. Wenngleich dies zunächst die Schlussfolgerung nahe legt, dass es für den Grad der Zielerreichung nicht bedeutsam ist, ob man als aktiver oder beobachtender Teilnehmer an einem Aufstellungsseminar teilnimmt, kann dieser Befund durchaus auch ein methodisches Artefakt sein. So ist denkbar, dass allein die Seminarteilnahme (ob als aktiver Teilnehmer oder teilnehmender Beobachter) bzw. das Agieren der teilnehmenden Beobachter als Repräsentanten sich für die eigene Zielerreichung förderlich auswirkt und die Auswirkung einer eigenen Aufstellung überdeckt. Da die Anzahl der konkreten inhaltlichen Zielsetzungen der teilnehmenden Beobachter exklusive der nicht in die Berechnung einbezogenen Residualziele relativ gering war, ist der hier nicht festgestellte Unterschied aber möglicherweise auch auf eine zu geringe Gruppengröße zurückzuführen.

10.5 Folgerungen für Forschung und Praxis

Systemaufstellungsseminare fördern die Verwirklichung der subjektiven Anliegen und damit die Zielsetzungen ihrer Teilnehmer. Es ist wünschenswert, dass die vorliegenden Ergebnisse durch zukünftige Studien mit ausreichend großen Stichproben auch den Grad der Zielerreichung in denjenigen einzelnen BIT-T Hauptkategorien untersuchen, welche wir aufgrund zu geringer Zielnennungen nicht bestimmen konnten. Im Fall einer kontrolliert-randomisierten Studie ist zukünftig zudem die Erfassung des Grades der Zielerreichung zur Basisdatenerhebung erstrebenswert, um Unterschiede zwischen den Studienarmen systematisch erfassen zu können.

Die Taxonomie des Berner Inventars für Therapieziele (BIT-T) erscheint als angemessenes Kategoriensystem für die Anliegen aktiver Teilnehmer von Systemaufstellungsseminaren, weniger aber für beobachtende Teilnehmer, die vorwiegend keine eigenen therapeutisch relevanten Anliegen mitbringen. Aufstellungsleiter können die vorliegende Analyse der Zielinhalte für ein genaueres Verständnis der Bedürfnisse und Erwartungen ihrer Klienten nutzen. Zumindest in einem nichtklinischen Kontext sind dies vorwiegend interpersonale Ziele. Künftige Studien könnten aufbauend auf der vorliegenden Untersuchung mit einem ähnlichen Design an einer klinischen Population untersuchen, ob symptombezogene Ziele dort häufiger genannt werden. Andererseits wäre zu erkunden, ob Psychotherapie-Klienten, die sich im klinischen Kontext klassischerweise mit primär symptombezogenen Zielen vorstellen (Berking, Dreesen u. Jacobi 2004), ebenfalls überwiegend interpersonale Anliegen formulieren, wenn die Aufstellungsarbeit ergänzend zur üblichen Versorgung angeboten wird.

11 Kumulative Analyse der Gesamtstichprobe und differenzielle Wirksamkeit

Jan Weinhold und Julia Knierim

Die bisherige Ergebnisdarstellung bezog sich auf die RCT-Studie, in der die Interventionsgruppe (mit Teilnahme an einem Aufstellungsseminar) und die Kontrollgruppe (ohne Studienseminar) miteinander verglichen wurden. Nachdem die Teilnehmer der Kontrollgruppe nach 4 Monaten Wartezeit und nach Abschluss der RCT-Datenerhebung ebenso ein Studienseminar absolvierten, erfolgten bei dieser Gruppe 2 Wochen und 4 Monate nach deren Studienseminaren zwei weitere Datenerhebungen (zu den Messzeitpunkten t4 und t5; Tab. 26, entsprechende Messzeitpunkte und Variablen grau markiert). Damit konnten die beide Studienarme Interventions- und Wartekontrollgruppe zusammengefasst werden. An der kumulierten Gesamtstichprobe von 208 Teilnehmern erfolgte eine Einschätzung der Wirksamkeit von insgesamt acht Systemaufstellungsseminaren. Wir vermuteten, dass sich für die Gesamtgruppe eine signifikante Verbesserung der psychischen Gesundheit (psychische Befindlichkeit, psychische Belastung, Inkongruenz) und des Erlebens in privaten Systemen zeigt, und zwar sowohl 2 Wochen als auch 4 Monate nach den Studienseminaren. Die Ergebnisse der RCT-Studie (Kapitel 8 und 9) können somit mit einer größeren Stichprobe bestätigt (oder verworfen) werden (vgl. detailliert Knierim 2013).

Weiterhin kann durch die zusammengefasste Stichprobe geprüft werden, ob bestimmte Teilnehmergruppen (Subgruppen) besonders von der Aufstellungsarbeit profitieren *(differenzielle* Wirksamkeit, Kap. 5.2). Bisher konnten keine Unterschiede hinsichtlich des Teilnehmerstatus, d. h. zwischen den aktiven Teilnehmern und den teilnehmenden Beobachtern gefunden werden (Kapitel 8–10). Jedoch wurden bislang nur die Teilnehmer der Interventionsgruppe einbezogen. Eine erneute Analyse mit allen Teilnehmern beider Studienarme, also mit doppelter Stichprobenanzahl, soll den Einfluss des Teilnehmerstatus erneut prüfen. Da aktive Teilnehmer ihre Anliegen in einer eigenen Aufstellung bearbeiten und somit sowohl eine aktive psychologische Auseinandersetzung mit der eigenen Problematik stattfindet als auch verstärkte Zuwendung und spezifische Interventionen

Messzeitpunkt	t0	t1	t2	t3	t4	t5	t6
Ereignis	Rekrutierung und Einschluss in Studie	Basisdatenerhebung SAS der IG	2 Wo. nach den SAS der IG	4 Mon. nach den SAS der IG SAS der KG	2 Wo. nach den SAS der KG	8 Mon. nach den SAS der IG 4 Mon. nach den SAS der KG	12 Mon. nach den SAS der IG
Zeitraum (Monat/Jahr)	9/2010–2/2011	2–3/2011	3/2011	7/2011	7/2011	12/2011	3/2012
Interventionsgruppe	Informationsschreiben Einverständnis Demografischer Fragebogen	EB-45 FEP K-INK EXIS GAS/ZF STEP (nur AT)	EB-45 FEP K-INK EXIS GAS/ZE	EB-45 FEP K-INK EXIS GAS/ZE		EB-45 FEP K-INK EXIS GAS/ZE	EB-45 FEP K-INK EXIS GAS/ZE
Wartekontrollgruppe	Informationsschreiben Einverständnis Demografischer Fragebogen	EB-45 FEP K-INK EXIS GAS/ZF	EB-45 FEP K-INK EXIS GAS/ZE	EB-45 FEP K-INK EXIS GAS/ZE STEP (nur AT)	EB-45 FEP K-INK EXIS	EB-45 FEP K-INK EXIS	

SAS = Systemaufstellungsseminar; IG = Interventionsgruppe; KG = Wartekontrollgruppe; EB-45 = Ergebnisfragebogen-45; FEP = Fragebogen zur Evaluation von Psychotherapieverläufen; K-INK = Kurzform des Inkongruenzfragebogens; EXIS = Fragebogen zum Erleben in sozialen Systemen (Experience In Social Systems Questionnaire); GAS = Goal Attainment Scaling; ZF = Zielformulierung; ZE = Zielerreichung; STEP = Stundenbogen für die Allgemeine und Differenzielle Einzelpsychotherapie; AT = aktive Teilnehmer

Tab. 26: Studiendesign für die kumulative Analyse

durch den Seminarleiter erfahren werden, vermuten wir, dass aktive Teilnehmer stärker von der Aufstellungsarbeit profitieren als teilnehmende Beobachter.

Ebenfalls wird eingeschätzt, ob sich Studienteilnehmer mit Vorerfahrungen in der Aufstellungsmethode von denjenigen ohne Vorerfahrungen unterscheiden. Bestehende Vor- und Lernerfahrungen mit der Aufstellungsarbeit könnten sich mehrfach vorteilhaft auswirken: Das Vorgehen und die Ziele der Aufstellungsarbeit sind bereits bekannt, weshalb die Interpretation der Aufstellungsbilder leichter fallen könnte. Auch hat in vorherigen Aufstellungen gegebenenfalls schon eine Auseinandersetzung mit eigenen Systemdynamiken stattgefunden. Schließlich kann bei bestehenden Vorerfahrungen auch ein stärkerer Glaube an die Wirksamkeit der Methode im Sinne von Erwartungseffekten vorhanden sein.

Bei Studienteilnehmern, die bereits eine ambulante oder stationäre Psychotherapie absolviert haben, erfolgte im Vorfeld bereits eine Beschäftigung mit eigenen psychologischen Themen. Wir gehen davon aus, dass durch damit einhergehende Lernerfahrungen Studienteilnehmer mit psychotherapeutischen Vorerfahrungen sensibilisierter für eigene psychologische Prozesse sind und somit auch stärker von der Aufstellungsarbeit profitieren als Personen ohne psychotherapeutische Vorerfahrung.

11.1 Methodik

11.1.1 Studiendesign und Intervention

Im Anschluss an die Interventionsgruppe durchliefen die Teilnehmer der Kontrollgruppe nach einer 4-monatigen Wartezeit ebenso ein 3-tägiges Studienseminar. Aufgrund derselben Vorgehensweise innerhalb der beiden Gruppen bezüglich Fragebögen und Seminarablauf, die sich lediglich durch die Zeitversetzung unterschied, wurden die Teilnehmer beider Studienarme zu einer Gesamtgruppe zusammengefasst. Somit bezieht sich die vorliegende Analyse auf die Veränderungen aller 208 Studienteilnehmer nach insgesamt acht Systemaufstellungsseminaren (Kapitel 5 und 7).

Die kumulative Analyse wurde im Prä-post-Design mit drei Messzeitpunkten durchgeführt: direkt vor den Aufstellungsseminaren (t1 bzw. Basisdatenerhebung für die Interventionsgruppe, t3 für die Kontrollgruppe), 2 Wochen nach den Seminaren (t2 für die Interventionsgruppe, t4 für die Kontrollgruppe) und 4 Monate nach den Seminaren (t3 für die Interventionsgruppe, t5 für die Kontrollgruppe; Tab. 26). Zur besseren Veranschaulichung wird in diesem Kapitel von folgenden drei Messzeitpunkten (mit T = *Time* als Großbuchstabe) berichtet: T1 = vor den Seminaren (Prä-Intervention); T2 = 2 Wochen nach den Seminaren, T3 = 4 Monate nach den Seminaren (Post-Intervention).

Soziodemografische Daten (einschließlich Teilnehmerstatus, Vorerfahrung mit Systemaufstellungen und mit Psychotherapie) wurden von allen Studienteilnehmern zur Basisdatenerhebung erfasst. Psychische Befindlichkeit, psychische Belastung, motivationale Inkongruenz und das Erleben in privaten Systemen wurde zu jedem der drei Messzeitpunkte erhoben.

11.1.2 Variablen und Messinstrumente

Soziodemografische und studienrelevante Variablen

Die Anzahl von aktiven Teilnehmern und teilnehmenden Beobachtern resultierte aus dem Randomisierungsplan (Kap. 5.3; Tab. 14). Im Fragebogen zu soziodemografischen Daten wurde die Vorerfahrung mit Systemaufstellungen mit einer Frage erfasst *(»Haben Sie persönliche Erfahrungen mit der Aufstellungsarbeit?«)*. Antworten wurden mit 0 = *nein* und 1 = *ja* codiert. Vorerfahrungen mit Psychotherapie wurden ebenso mit einer Frage erfasst *(»Waren Sie früher in ambulanter oder stationärer psychotherapeutischer Behandlung?«: 1 = ja, 2 = nein)*.

Zielkriterien

Ergebnisse zur psychischen Gesundheit wurden mit den in Kap. 5.2 beschriebenen Messinstrumenten erhoben: psychische Befindlichkeit mit dem *Ergebnisfragebogen* (EB-45; Lambert et al. 2002), psychische Belastung mit dem *Fragebogen zur Evaluation von Psychotherapieverläufen* (FEP; Lutz et al. 2009) und motivationale Inkongruenz mit der Kurzform des *Inkongruenzfragebogens* (K-INK; Grosse Holtforth et al. 2004). Das Beziehungserleben in privaten Systemen wurde mit dem *Fragebogen zum Erleben in sozialen Systemen* (EXIS.pers) erhoben (Kapitel 4). Bei allen vier Messinstrumenten wurde jeweils der Gesamtwert *(total score)* berechnet. Der Grad der Zielerreichung wurde in dieser Analyse nicht berücksichtigt.

11.1.3 Statistische Analysen

Die Datenauswertung erfolgte mit dem Statistikprogramm SPSS (Version 19.0). Alle inferenzstatistischen Tests wurden zweiseitig durchgeführt. Es wurde eine *Intention-to-treat-Analyse* mit allen 208 Studienteilnehmern berechnet (Kap. 7.2).

Gesamtstichprobe

Für die Untersuchung der kumulierten Gesamtstichprobe wurden die beiden Studienarme der RCT-Studie zusammengeführt. Zunächst prüften wir, ob die zeitliche Verzögerung von 4 Monaten zwischen den Seminaren der Interventionsgruppe im Februar/März 2011 und der Kontrollgruppe im Juli 2011 einen Einfluss auf die Ergebnisse aufwies. Hier sollten keine Unterschiede zwischen den beiden Studienarmen zu den jeweilig vergleichbaren Messzeitpunkten auftreten. Dies konnte durch zweifaktorielle Varianzanalysen bestätigt werden: Es zeigten sich keine signifikanten Unterschiede, weshalb Interventions- und Kontrollgruppe zu einer Gesamtgruppe zusammengefasst werden konnten. Um die Veränderung der kumulierten Gesamtstichprobe über die Zeit zu untersuchen, wurden einfaktorielle Varianzanalysen mit Messwiederholung (mit dem Faktor Zeit: T1, T2, T3) für jedes Zielkriterium durchgeführt. Effektstärken wurden mit Cohens *d* gemäß der Einteilung in Tab. 17 berechnet (Cohen 1988).

Klinische Signifikanz

Die klinische Signifikanz, das heißt die klinische Bedeutsamkeit der Veränderung, wurde mit Hilfe des Reliable Change Index (RCI) sowie dem Trennkriterium *Cut-Off C* berechnet (Jacobson u. Truax 1991). Mit dem RCI kann die Reliabilität der Veränderung geschätzt werden. Für dessen Berechnung wurden die Ergebnisse der Fragebögen EB-45, FEP, K-INK und die jeweiligen internen Konsistenzen genutzt (Bauer et al. 2004). Um eine klinisch relevante Veränderung zu erfassen, wurde dann ein Cut-Off-Wert für jedes Messinstrument berechnet, der als Trennkriterium zwischen *gesund* und *krank* bzw. *funktional* und *dysfunktional* unterscheidet. Um diesen zu bestimmen, wurde Jacobson und Truax' (1991) Methode *Cut-Off C* genutzt. Der *Cut-Off C* wird mit dem gewichteten Durchschnitt einer klinischen und einer Normalbevölkerungsstichprobe berechnet. Klinische und nichtklinische Normen stammen aus den Publikationen zu den drei verwendeten

Messinstrumenten (Grosse Holtforth et al. 2004; Lambert et al. 2002; Lutz et al. 2009).

Subgruppen

Da die Variablen *Teilnehmerstatus*, *Vorerfahrung mit Systemaufstellungen* und *Vorerfahrung mit Psychotherapie* nicht randomisiert vorlagen, sondern sich aus den Daten ergaben, können eventuelle Unterschiede in den soziodemografischen Merkmalen zwischen den Teilnehmergruppen vorliegen (aktive vs. teilnehmende Beobachter, Vorerfahrung vs. keine Vorerfahrung mit Systemaufstellungen, Vorerfahrung vs. keine Vorerfahrung mit Psychotherapie). Diese wurden mit Chi-Quadrat-Tests geprüft. Weiterhin wurden alle sechs Gruppen mit Kolmogorow-Smirnow-Tests auf Normalverteilung geprüft, da sich die Größen (Anzahl der Teilnehmer in den jeweiligen Gruppen) unterschieden. In beiden Analysen zeigten sich keine auffälligen Ergebnisse, deshalb können die Gruppen miteinander verglichen werden (Knierim 2013).

Zur Berechnung der Vergleiche zwischen den Gruppen (aktive Teilnehmer vs. teilnehmende Beobachter, Teilnehmer mit vs. ohne Vorerfahrung mit der Aufstellungsarbeit, Teilnehmer mit vs. ohne Vorerfahrung mit Psychotherapie) wurden zweifaktorielle Varianzanalysen mit Messwiederholung verwendet. Die Faktoren waren dementsprechend Teilnehmerstatus (aktive Teilnehmer vs. teilnehmende Beobachter) und Zeit (T1, T2, T3), Vorerfahrung mit Systemaufstellungen (mit, ohne) und Zeit (T1, T2, T3) sowie Vorerfahrung mit Psychotherapie (mit, ohne) und Zeit (T1, T2, T3). Im Falle signifikanter Interaktionen wurden Analysen der Einfacheffekte *(simple effects) zwischen* und *innerhalb* der Gruppen durchgeführt (Howell 2002). Damit lässt sich der Einfluss von Zeit auf jeder Stufe des Faktors Subgruppe (Teilnehmerstatus, Vorerfahrung mit Aufstellungen, Vorerfahrung mit Psychotherapie) analysieren.

Weil multiple Testungen erfolgten, wurde eine Korrektur des Signifikanzniveaus berechnet und dementsprechend ein konservatives Alpha-Level (α) von $p < 0{,}01$ gewählt (Pedhazur u. Pedhazur Schmelkin 1991). Der Veränderungsverlauf (Basisdatenerhebung, 2 Wochen und 4 Monate nach der Intervention) wurde mit Tests der Innersubjektkontraste (kurz: Kontraste) untersucht (T1–T2 und T1–T3). Wegen ungleicher Stichprobengrößen wurden Greenhouse-Geisser-Korrekturen durchgeführt. Effektstärken sind hier ebenfalls in Cohens *d* angegeben, deren Einteilung zeigt Tab. 17 (Cohen 1988).

11.2 Ergebnisse

11.2.1 Studienteilnehmer

Die soziodemografischen Daten aller Studienteilnehmer sind in Kap. 7.1 angegeben. Von $n = 208$ Studienteilnehmern besaßen 79 % bereits Vorerfahrungen mit Systemaufstellungen ($n = 164$) und 66 % hatten zum Zeitpunkt des Studienbeginns bereits eine ambulante oder stationäre Psychotherapie absolviert ($n = 137$). Die Zuordnung als aktiver Teilnehmer oder Beobachter erfolgte nicht randomisiert, sondern durch die freie Entscheidung der Studienteilnehmer (Kapitel 5).

11.2.2 Wirksamkeit von Systemaufstellungsseminaren in der Gesamtstichprobe

Varianzanalysen ergaben für alle drei Variablen der psychischen Gesundheit (psychische Befindlichkeit, EB-45; psychische Belastung, FEP und Inkongruenz, K-INK) eine signifikante Veränderung über die Zeit (Tab. 27). Im Vergleich zur Erhebung vor den Studienseminaren konnten sowohl 2 Wochen als auch 4 Monate danach Verbesserungen in Form kleiner Effektstärken nachgewiesen werden. Das Erleben in privaten Systemen (EXIS.pers) verbessert sich ebenfalls zu beiden Zeitpunkten nach der Intervention, jedoch mit mittleren Effekten. Somit zeigen sich in der Gesamtstichprobe positive Veränderungen der psychischen Befindlichkeit, psychischen Belastung und Inkongruenz sowie ein verbessertes Erleben in privaten Systemen 2 Wochen und 4 Monate nach Teilnahme an einem Studienseminar.

11.2.3 Klinische Signifikanz

Die Einteilung für reliable und klinisch signifikante Veränderungskriterien resultiert in vier Kategorien: *erholt* (reliable Veränderung unter dem Cut-off-Wert), *verbessert* (reliable Veränderung nicht unter dem Cut-off-Wert), *unverändert* (keine reliable Veränderung) und *verschlechtert* (reliable Veränderung in negative Richtung). Die Kategorisierung aller Studienteilnehmer für alle Variablen der psychischen Gesundheit ist in Tab. 28 abgebildet. Die Mehrheit der Teilnehmer weist keine reliable Veränderung 2 Wochen und 4 Monate nach den Studienseminaren auf (Kategorie *unverändert)*. Bei ungefähr einem Viertel der Teilnehmer wurde zu T2 und T3 eine reliable Veränderung unter dem Cut-off-Wert (Kategorie *erholt)* und eine reliable Veränderung, die nicht unter dem Cut-off-Wert liegt (Kategorie *verbessert)* beobachtet. Zwischen 5 und 15 % der Teilnehmer fielen je nach Messzeitpunkt und Variablen in die Kategorie *verschlechtert.*

Variable Zeitpunkt	Mittelwerte (MW)	Standard-abweichung (SD)	ANOVA *F(df)*	Effektstärke (Cohens *d*)*
EB-45				
T1	53,06	19,24	*F*(1,88;	
T2	44,34	18,95	389,61) =	0,46
T3	46,10	19,91	23,78***	0,36
FEP				
T1	2,27	0,59	*F*(1,86;	
T2	2,02	0,54	383,97) =	0,44
T3	2,07	0,64	14,31***	0,32
K-INK				
T1	2,35	0,61	*F*(1,93;	
T2	2,10	0,59	399,86) =	0,42
T3	2,18	0,65	16,73***	0,27
EXIS.pers				
T1	3,91	0,79	*F*(1,96;	
T2	4,46	0,76	406,63) =	0,71
T3	4,35	0,86	38,58***	0,53

Mittelwerte und Standardabweichungen zu T1, T2 und T3 sowie Haupteffekte der Zeit der einfaktoriellen ANOVA und Effektstärken von T1 zu T2 sowie T1 zu T3. EB-45 = Ergebnisfragebogen-45; FEP = Fragebogen zur Evaluation von Psychotherapieverläufen; K-INK = Kurzform des Inkongruenzfragebogens; EXIS.pers = Fragebogen zum Erleben in sozialen Systemen (Experience In Social Systems Questionnaire); T1 = vor Systemaufstellungsseminar, T2 = 2 Wochen nach Systemaufstellungsseminar, T3 = 4 Monate nach Systemaufstellungsseminar.
*Effektklassifizierung gemäß Tab. 17.
***p < 0,001

Tab. 27: Statistische Ergebnisse der kumulativen Analyse für die Gesamtstichprobe (n = 208)

11.2.4 Subgruppe Teilnehmerstatus

In der Varianzanalyse zeigte sich für die psychische Befindlichkeit (EB-45) eine signifikante Zeit×Gruppen-Interaktion (statistische Details der folgenden Ergebnisdarstellung: Knierim 2013). Die Einfacheffekte *(simple effects) zwischen* den Gruppen verdeutlichen, dass bereits vor den Aufstellungsseminaren ein Unterschied zwischen den aktiven und den teilnehmenden Beobachtern bestand. Hingegen waren 2 Wochen und 4 Monate nach den Studienseminaren keine Unterschiede

Zeitpunkt **Variable**		***n***	**Unterhalb des klinischen Cut-off**	**Erholt**	**Verbessert**	**Unverändert**	**Verschlechtert**
			***n* (%)**	***n* (%)**	***n* (%)**	***n* (%)**	***n* (%)**
T1	EB-45-TOT	208	158 (76)				
	FEP-TOT	208	141 (68)				
	K-INK-TOT	208	121 (58)				
T2	EB-45-TOT	208		47 (23)	2 (1)	149 (72)	10 (5)
	FEP-TOT	208		59 (28)	4 (2)	125 (60)	20 (10)
	K-INK-TOT	208		47 (23	5 (2)	146 (70)	10 (5)
T3	EB-45-TOT	208		43 (21)	3 (1)	146 (70)	16 (8)
	FEP-TOT	208		62 (30)	5 (2)	109 (52)	31 (15)
	K-INK-TOT	208		47 (23)	3 (1)	139 (67)	19 (9)

Unterhalb des klinischen Cut-off = Teilnehmer innerhalb des gesunden Bereichs zur Basisdatenerhebung
Erholt = zuverlässige Veränderung unterhalb des klinischen Cut-off; Verbessert = zuverlässige Veränderung jedoch mit Werten noch oberhalb des klinischen Cut-off; Unverändert = keine zuverlässige Veränderung; Verschlechtert = zuverlässige Veränderung in negative Richtung
EB-45-TOT = Gesamtwert (TOT = total score) des Ergebnisfragebogens, FEP-TOT = Gesamtwert des Fragebogens zur Evaluation von Psychotherapieverläufen; K-INK-TOT = Gesamtwert der Kurzform des Inkongruenzfragebogens
Reliabe Change Index (RCI) für die Gesamtwerte der Fragebogen: EB-45-TOT: ±13,58; FEP-TOT: ±0,33; K-INK-TOT: ±0,20; Cut-off: EB-45-TOT: 63,00; FEP-TOT: 2,45; K-INK-TOT: 2,40.

Tab. 28: Klinische Signifikanz der Gesamtstichprobe für psychische Befindlichkeit, psychische Belastung und Inkongruenz

zwischen den beiden Gruppen zu beobachten. Die Analyse *innerhalb* der Gruppen im Zeitverlauf zeigte nur eine positive Veränderung bei den aktiven Teilnehmern. Diese verbesserten sich nach 2 Wochen und blieben dann stabil über 4 Monate. Die teilnehmenden Beobachter veränderten sich im Zeitverlauf nicht.

Ein ähnliches Bild zeigte sich für die Veränderungen von psychischer Belastung (FEP) und Inkongruenz (K-INK). Auch hier traten Unterschiede *zwischen* den beiden Gruppen nur vor, aber nicht nach den Aufstellungsseminaren auf. Die aktiven Teilnehmer verbesserten sich nach den Studienseminaren mit kleinen Effektstärken. Die Beobachter wiesen hingegen bereits vor den Seminaren bessere Werte auf als die aktiven Teilnehmer, blieben aber nach den Studienseminaren ohne weitere Verbesserung stabil. Eine Ausnahme stellt hier das Erleben in Systemen (EXIS.pers) dar: Auch wenn die teilnehmenden Beobachter bereits vor den Studienseminaren ein besseres Systemerleben aufwiesen als die aktiven Teilnehmer, konnte dies nach den Studienseminaren noch gesteigert werden (kleine Effektstärken). Die aktiven Teilnehmer verbesserten ihr Systemerleben noch stärker mit mittleren Effektstärken.

Zusammenfassend zeigten sich bereits vor den Studienseminaren Unterschiede zwischen den aktiven Teilnehmern und den teilnehmenden Beobachtern. 2 Wochen und 4 Monate nach den Studienseminaren treten diese nicht mehr auf. Vielmehr gleichen sich die beiden Gruppen an. Dabei wird eine Tendenz deutlich, dass aktive Teilnehmer zwar stärker von der Aufstellungsarbeit profitieren, jedoch bereits vor den Studienseminaren schlechtere Werte aufwiesen als die teilnehmenden Beobachter.

11.2.5 Subgruppe Vorerfahrung mit Systemaufstellungen

Die zweifaktorielle Varianzanalyse ergab für die psychische Befindlichkeit (EB-45) eine signifikante Zeit×Gruppen-Interaktion. Einfacheffekte *(simple effects)* konnten zu keinem Messzeitpunkt einen signifikanten Unterschied *zwischen* den beiden Gruppen (mit und ohne Vorerfahrungen mit Systemaufstellungen) nachweisen. Innerhalb der Gruppen zeigte sich eine signifikante Veränderung über die Zeit nur für die Teilnehmer mit Aufstellungsvorerfahrungen. Die psychische Befindlichkeit (EB-45) verbesserte sich für diese Gruppe 2 Wochen nach den Seminaren und blieb über 4 Monate stabil, mit kleinen Effektstärken. Für die Gruppe ohne Vorerfahrungen war hingegen keine Veränderung im Zeitverlauf zu beobachten.

Für die psychische Belastung (FEP), die motivationale Inkongruenz (K-INK) und das Systemerleben (EXIS.pers) zeigten sich keine signifikanten Zeit×Gruppe-Interaktionen. Auch *zwischen* den Gruppen (Aufstellungserfahrene vs. keine Aufstellungsvorerfahrungen) traten über alle drei Messzeitpunkte hinweg keine signifikanten Unterschiede auf. Jedoch wiesen die Teilnehmer mit Aufstellungsvorerfahrung Verbesserungen hinsichtlich psychischer Belastung und motivationaler Inkongruenz nach 2 Wochen mit kleinen Effekten auf, die über den Zeitraum von 4 Monaten stabil blieben. Die Teilnehmer ohne

Vorerfahrungen veränderten sich nicht signifikant. Das Erleben in privaten Systemen veränderte sich hingegen im Zeitverlauf beider Gruppen in eine positive Richtung, mit mittleren Effekten bei den Aufstellungsvorerfahrenen und kleinen Effekten bei den Teilnehmern ohne Vorerfahrungen.

Es lässt sich zusammenfassen, dass sich das Systemerleben für beide Gruppen, mit und ohne Aufstellungsvorerfahrung, positiv im Studienverlauf verändert. Bei den Variablen zur psychischen Gesundheit zeigt sich eine Tendenz, dass Teilnehmer mit Aufstellungsvorerfahrungen stärker von einem Studienseminar profitierten als »Aufstellungsneulinge«.

11.2.6 Subgruppe Vorerfahrung mit Psychotherapie

Die zweifaktorielle Varianzanalyse ergab für keine der vier analysierten Variablen (EB-45, FEP, K-INK, EXIS.pers) eine signifikante Zeit×Gruppen-Interaktion. Jedoch traten in allen Fragebögen, mit Ausnahme des K-INK, signifikante Haupteffekte der Zeit und der Gruppe auf.

Einfacheffekte *(simple effects) zwischen* den beiden Gruppen mit und ohne Psychotherapievorerfahrung zeigten vor den Aufstellungsseminaren bei allen Variablen, außer motivationaler Inkongruenz (K-INK), signifikante Unterschiede mit kleinen Effektstärken. Hingegen wurden 2 Wochen und 4 Monate nach den Studienseminaren in keiner der analysierten Variablen Unterschiede zwischen den beiden Gruppen gemessen.

Innerhalb der Gruppen zeigte sich 2 Wochen nach den Studienseminaren eine Verbesserung der psychischen Befindlichkeit und des Systemerlebens der Teilnehmer, die bereits eine Psychotherapie absolviert hatten, aber auch derjenigen, die noch keine Vorerfahrung mit Psychotherapie aufwiesen, in beiden Gruppen mit vorwiegend kleinen Effekten. Die Veränderung blieb in beiden Gruppen über einen Zeitraum von 4 Monaten stabil. Die psychische Belastung (FEP) und die Inkongruenz (K-INK) verminderten sich nur für die Psychotherapie-Vorerfahrenen zu beiden Messzeitpunkten nach den Aufstellungsseminaren. In der Gruppe der Psychotherapie-Unerfahrenen fanden wir keine Veränderungen.

Zusammenfassend wird deutlich, dass sich die psychische Befindlichkeit und das Systemerleben für beide Gruppen im Studienverlauf positiv verändern. Hingegen tritt die Minderung von psychischer

Belastung und Inkongruenz nur in der Gruppe mit Psychotherapievorerfahrung auf. Somit zeigt sich eine leichte Tendenz, dass Teilnehmer mit Psychotherapie-Vorerfahrungen stärker von einem Studienseminar profitieren als diejenigen ohne. Jedoch sind die Unterschiede, ähnlich wie bei den aktiven Teilnehmern und den teilnehmenden Beobachtern, auf unterschiedliche Startpunkte vor dem Aufstellungsseminar zurückzuführen.

11.2.7 Unerwünschte Nebenwirkungen

Ein aktive Teilnehmerin kontaktierte eine Woche nach ihrem Aufstellungsseminar das Studienzentrum aufgrund von Unwohlsein und Angstzuständen, die sie auf das Seminar und ihre eigene Aufstellung zurückführte. In Nachbesprechungen mit der Aufstellungsleitung und zwei therapeutischen Sitzungen mit Mitgliedern des Forschungsteams konnten diese unerwünschten Wirkungen und deren Beziehung zum Aufstellungsseminar und der eigenen Aufstellung geklärt werden.

11.3 Diskussion

Im Anschluss an die RCT-Studie wurde die Wirksamkeit von acht Systemaufstellungsseminaren auf die psychische Befindlichkeit, die psychische Belastung, die motivationale Inkongruenz und das Erleben in privaten Systemen an der Gesamtstichprobe von 208 Studienteilnehmern geprüft. Weiterhin wurden aus den Daten entstandene Subgruppen untersucht. Es wurde analysiert, ob der Teilnehmerstatus als aktiver Teilnehmer vs. teilnehmender Beobachter, Vorerfahrungen mit Systemaufstellungen und Vorerfahrungen mit psychotherapeutischer Behandlung zu unterschiedlichen Ergebnissen im Sinne der *differenziellen* Wirksamkeit führen.

11.3.1 Gesamtstichprobe und klinische Signifikanz

Die Analyse der Gesamtstichprobe weist auf eine Verbesserung der psychischen Befindlichkeit und des Systemerlebens in privaten Beziehungen sowie auf eine Minderung der psychischen Belastung und der motivationalen Inkongruenz nach einem Systemaufstellungsseminar hin. Positive Veränderungen zeigten sich mit kleinen bis mittleren Effektstärken sowohl 2 Wochen als auch 4 Monate nach den Studienseminaren. Diese Ergebnisse bestätigen konsistent die Ergebnisse der vorangegangenen RCT-Studie, in welcher kleine bis mittlere Effektstärken zwischen Interventions- und Kontrollgruppe (ohne Intervention) für die genannten Variablen auftraten (Kapitel 8 und 9).

Die klinisch signifikante Veränderung der Gesamtgruppe zeigte sich für die psychische Befindlichkeit geringer als die Änderungsrate bei fortlaufenden Psychotherapien (Lambert 2013). Jedoch muss berücksichtigt werden, dass die große Mehrzahl der Studienteilnehmer sich bereits vor den Studienseminaren in den drei Variablen der psychischen Gesundheit im funktionalen Bereich befand und nach 2 Wochen und 4 Monaten keine reliable Veränderung auftrat. Ein hoher Anteil an klinisch signifikanter Veränderung kann am ehesten durch mehrfache Behandlungssitzungen erreicht werden (Reese, Toland u. Hopkins 2011). Deswegen erscheint der Anteil der reliablen Veränderung in der vorliegenden Arbeit akzeptabel, wenn man die begrenzte Dauer eines Aufstellungsseminars beachtet. Einige Teilnehmer zeigten – vergleichbar mit fortlaufenden Psychotherapien – eine Verschlechterung 2 Wochen und 4 Monaten nach den Aufstellungsseminaren. Ein Grund hierfür könnte der fehlende Beratungskontext für die emotional teilweise sehr intensive Intervention sein. Für diese Teilnehmer ist möglicherweise eine zusätzliche Begleitung nach einem Systemaufstellungsseminar indiziert, um eine bessere Integration zu ermöglichen.

11.3.2 Subgruppe Teilnehmerstatus

Der Vergleich von aktiven Teilnehmern und teilnehmenden Beobachtern zeigte, dass sich – mit Ausnahme des Systemerlebens – nur die aktiven Teilnehmer im Zeitverlauf verbesserten. Damit konnten die in Kapitel 8 und 9 berichteten Ergebnissen, bei denen sich keine Unterschiede zwischen den beiden Gruppen manifestierten, nicht bestätigt werden.

Die doppelte Fallzahl von 128 aktiven Teilnehmern vs. 80 Beobachtern (in der RCT wurden nur die 64 aktiven Teilnehmer und 40 Beobachter der Interventionsgruppe untersucht) erklärt möglicherweise häufigere, statistisch signifikante Unterschiede. Vor allem muss aber berücksichtigt werden, dass die beiden Gruppen die Studienseminare mit unterschiedlichen »Startpunkten« vor der Intervention besuchten.

Die aktiven Teilnehmer begannen im Vergleich zu den Beobachtern mit schlechteren Werten in allen vier Zielkriterien, verbesserten sich im Studienverlauf und näherten sich den teilnehmenden Beobachtern an. Vor den Seminaren bestehende Unterschiede zwischen den Gruppen traten 2 Wochen und 4 Monate danach nicht mehr auf. Dies scheint naheliegend, wenn davon ausgegangen wird, dass sich aktive Studienteilnehmer bewusst für diesen Teilnehmerstatus entschieden. Die Aufstellungsseminare wurden dann mit dem Veränderungswunsch einer psychisch belastenden Problematik besucht. Hier spiegeln sich vermutlich – im Vergleich zu den teilnehmenden Beobachtern – negativere Anfangswerte der psychischen Gesundheit wider.

Teilnehmende Beobachter hingegen partizipierten an den Aufstellungsseminaren vermutlich ohne den Leidensdruck einer aktuellen Problematik, was sich in ihren besseren Werten vor den Studienseminaren abbilden würde. Möglicherweise handelt es sich bei den Beobachtern auch häufiger um Personen, die diese Methode zunächst passiv und ohne eigene Aufstellung kennenlernen möchten. In dem Fall wäre die Motivation zur Veränderung der eigenen psychischen Gesundheit sekundär, was die Stabilität der Werte nach den Studienseminaren erklären würde. Eine Ausnahme stellt das Erleben in privaten Systemen dar. Hier verbesserten sich beide Gruppen im Studienverlauf, die aktiven Teilnehmer noch stärker als die teilnehmenden Beobachter. Die gefundenen mittleren Effektstärken bestätigen die Werte der RCT-Studie (Kapitel 9).

11.3.3 Subgruppe Vorerfahrung mit Systemaufstellungen

Die Gruppe der 165 Teilnehmer mit Aufstellungsvorerfahrungen wies eine Verbesserung aller Variablen sowohl 2 Wochen als auch 4 Monate nach der Intervention auf. In der Gruppe ohne Vorerfahrung mit 43 Teilnehmern wurde – mit Ausnahme des Systemerlebens – keine Veränderung über die Zeit beobachtet. Die Verläufe innerhalb der beiden Gruppen resultieren jedoch nicht in signifikanten Unterschieden zwischen den Gruppen nach den Studienseminaren. Zu berücksichtigen ist in dieser Subgruppenanalyse besonders die kleine Stichprobengröße. Möglicherweise erreichten in der Gruppe ohne Aufstellungsvorerfahrung aufgrund der geringen Fallzahl Veränderungen nicht das Signifikanzniveau, im Gegensatz zur erheblich größeren Gruppe mit Vorerfahrung. Somit lässt sich die Vermutung, dass Teilnehmer mit Aufstellungsvorerfahrung stärker von den Studienseminaren profitieren als Teilnehmer ohne Vorerfahrung, im direkten Gruppenvergleich nicht bestätigen. Jedoch verweisen die Verläufe innerhalb der Gruppen tendenziell auf eine stärkere Wirksamkeit der Intervention für die Aufstellungserfahrenen. Dies lässt sich möglicherweise durch Lernerfahrungen und eine Vertrautheit mit der Aufstellungsarbeit erklären. Auch mag ein stärkerer »Glaube« an die bekannte Methode zu Erwartungseffekten geführt haben: Bei vielen Teilnehmern ist davon auszugehen, dass sie aufgrund positiver Vorerfahrungen an der Studie teilnahmen. Hingegen waren diejenigen ohne Vorerfahrung möglicherweise zunächst etwas distanzierter und mussten zuerst das Prinzip »Aufstellungsarbeit« lernen.

11.3.4 Subgruppe Vorerfahrung mit Psychotherapie

Die Analyse dieser Subgruppe zeigte für die Gruppen mit und ohne Vorerfahrung mit Psychotherapie unterschiedliche Startpunkte vor den Studienseminaren. Für die Teilnehmer mit Psychotherapievorerfahrung lagen – im Vergleich zu denjenigen ohne – negativere Werte in allen Variablen vor. Sowohl 2 Wochen als auch 4 Monate nach den Studienseminaren konnten keine Gruppenunterschiede mehr beobachtet werden. Im Studienverlauf zeigten sich in beiden Gruppen Verbesserungen, bei den Teilnehmern mit Psychotherapievorerfahrung jedoch stärker ausgeprägt als bei denjenigen ohne. Somit kann die Annahme, dass Teilnehmer mit Psychotherapievorerfahrung stärker als Teilnehmer ohne Vorerfahrung von einem Aufstellungsseminar profitieren, tendenziell bestätigt werden. Jedoch kann dies in unserer Studie nicht eindeutig auf eine bessere Empfänglichkeit für die Intervention aufgrund einer psychotherapeutischen »Sensibilisierung« attribuiert werden. Vielmehr waren die psychotherapeutisch erfahrenen Studienteilnehmer vor der Intervention auch stärker belastet.

11.3.5 Zusammenfassende Betrachtung der Subgruppenanalysen

Verglichen mit der RCT-Studie lassen sich die Effektstärken innerhalb einzelner Teilnehmergruppen bestätigen (Kapitel 8 und 9). So sind es im Bereich der psychischen Gesundheit vor allem aktive Teilnehmer, Teilnehmer mit Aufstellungserfahrungen und diejenigen mit Psychotherapievorerfahrung, die mit kleinen Effekten von einem Aufstellungsseminar profitieren. Diese Gruppen verbesserten nach der Intervention ebenfalls ihr Erleben in privaten Systemen mit mittleren Effekten, wobei hier auch die Beobachter und die Teilnehmer ohne Aufstellungs- und Psychotherapievorerfahrungen profitieren.

Insgesamt muss berücksichtigt werden, dass die Unterschiede zwischen den Gruppen teilweise bereits vor der Intervention bestanden. Dies lässt sich darauf zurückführen, dass die untersuchten Subgruppen nicht randomisiert wurden, sondern sich aus den bestehenden Daten ergaben. Diese Unterschiede sind verständlich, beispielsweise aufgrund der Tatsache, dass Personen, die mit einem konkreten Anliegen zum Aufstellungsseminar kommen, auch einen größeren Leidensdruck empfinden als Beobachter, der sich dementsprechend in niedrigeren Werten der psychischen Gesundheit abbildet. Dem könnte methodisch vor der Intervention durch eine Randomisierung des Teilnehmerstatus entgegengewirkt werden. Jedoch ist dies praktisch nur begrenzt und auf Kosten der externen Validität umsetzbar, da die eigene Thematik und der Wunsch, diese zu bearbeiten, bei Aufstellungen von großer Bedeutung sind. Die Freiwilligkeit, entweder als aktiver Teilnehmer oder als Beobachter teilzunehmen, ist ein zentrales Merkmal von auf dem freien Markt angebotenen Aufstellungsseminaren. Andere methodische Zugänge wären hier die A-priori-Homogenisierung von Subgruppen, beispielsweise durch Blockrandomisierung, quasi-experimentelle Designs oder enger gefasste Einschlusskriterien (z. B. nur in der Methode unerfahrene Teilnehmer, nur Personen ohne Psychotherapieerfahrung).

Die Methodik der vorgestellten Subgruppenanalyse sollte auch deshalb kritisch betrachtet werden, da durch geringe Stichprobengrößen, unterschiedlich große Gruppen oder eine hohe Anzahl statistischer Tests die Wahrscheinlichkeit für Zufallsbefunde steigt (Rudick 2012). Dem wurde in der vorliegenden Studie durch entsprechende statistische Korrekturen entgegenzuwirken versucht. Trotzdem sollten die vorliegenden Befunde zunächst als Anhaltspunkte gesehen werden, die der Bestätigung durch weitere Untersuchungen mit spezifischeren Designs bedürfen.

11.4 Fazit

Die Analysen an der Gesamtstichprobe von 208 Studienteilnehmern bestätigen konsistent die in den Kapiteln 8 und 9 berichteten Resultate der vorhergehenden RCT-Studie. Damit stützen die vorliegenden Ergebnisse die Hinweise auf die Wirksamkeit von Systemaufstellungen auf die psychische Gesundheit und das Erleben in privaten Systemen nach 2 Wochen und 4 Monaten. Zwischen einzelnen Teilnehmergruppen (aktive Teilnehmer vs. teilnehmende Beobachter, mit Aufstellungsvorerfahrung vs. ohne, mit Psychotherapievorerfahrung vs. ohne) zeigten sich Unterschiede im Sinne der *differenziellen* Wirksamkeit. Die Verläufe *innerhalb* der genannten Gruppen bestätigen einerseits die Wirksamkeit der Studienseminare allgemein, verdeutlichen aber andererseits auch die Unterschiede zwischen diesen Gruppen. Diese Unterschiede waren jedoch aufgrund einer Post-hoc-Analyse ohne vorherige Randomisierung mit unterschiedlichen Startwerten vor den Studienseminaren verbunden, was eindeutige Interpretationen erschwert.

12 Mittel- und langfristige Analyse: Veränderungen der psychischen Gesundheit, des Systemerlebens und der Zielerreichung

Christina Hunger und Leoni Link

Bisher haben wir Ergebnisse berichtet, die sich auf die Zeitpunkte 2 Wochen und 4 Monate nach Teilnahme an einem Systemaufstellungsseminar bezogen. Dieses Kapitel widmet sich der Zusammenfassung der Ergebnisse unserer Studie über die mittel- und langfristigen Wirkungen von Systemaufstellungsseminaren (detaillierte Darstellung: Hunger et al. 2013). Derartige Effekte wurden unseres Wissens nach bisher kaum untersucht. Jedoch zeigt eine Vielzahl an Studien der allgemeinen Psychotherapieforschung langfristig positive Effekte (Lambert 2013). In Anlehnung an diese Ergebnisse und die Hinweise auf die positive Wirkung von Systemaufstellungsseminaren wie in den vorherigen Kapiteln beschrieben, erwarteten wir mittel- und langfristig positive Veränderungen der psychischen Gesundheit, des Erlebens in privaten sozialen Systemen und bei der Erreichung selbst gesetzter Ziele.

12.1 Methodik

12.1.1 Studiendesign

In unserer Untersuchung beschränkten wir uns auf die Befragung der Teilnehmer der Interventionsgruppe, da das Wartegruppendesign 4 Monate nach den Studienseminaren endete. Als Erhebungszeitpunkte wählten wir zusätzlich zu den Messzeitpunkten in der RCT-Studie eine 8- und 12-monatige Katamnese (t5 und t6; Tab. 29, Messzeitpunkte und Variablen grau markiert).

12.1.2 Variablen und Messinstrumente

Psychische Gesundheit

Zur Untersuchung der psychischen Gesundheit wurden die in Kapitel 5 näher beschriebenen Fragebögen eingesetzt: Dabei handelt es sich erstens um den *Ergebnisfragebogen* (EB-45) für die psychische Befindlichkeit, dessen Gesamtwert die psychotherapeutische Veränderung

Messzeit-punkt	to	t1	t2	t3	t4	t5	t6
Ereignis	Rekrutierung und Einschluss in Studie	Basisdatenerhebung SAS der IG	2 Wo. nach den SAS der IG	4 Mon. nach den SAS der IG SAS der KG	2 Wo. nach den SAS der KG	8 Mon. nach den SAS der IG 4 Mon. nach den SAS der KG	12 Mon. nach den SAS der IG
Zeitraum (Monat/Jahr)	9/2010–2/2011	2–3/2011	3/2011	7/2011	7/2011	12/2011	3/2012
Interventions-gruppe	Informationsschreiben Einverständnis Demografischer Fragebogen	EB-45 FEP K-INK EXIS GAS/ZF STEP (nur AT)	EB-45 FEP K-INK EXIS GAS/ZE	EB-45 FEP K-INK EXIS GAS/ZE		EB-45 FEP K-INK EXIS GAS/ZE	EB-45 FEP K-INK EXIS GAS/ZE
Wartekontroll-gruppe	Informationsschreiben Einverständnis Demografischer Fragebogen	EB-45 FEP K-INK EXIS GAS/ZF	EB-45 FEP K-INK EXIS GAS/ZE	EB-45 FEP K-INK EXIS GAS/ZE STEP (nur AT)	EB-45 FEP K-INK EXIS	EB-45 FEP K-INK EXIS	

SAS = Systemaufstellungsseminar; IG = Interventionsgruppe; KG = Wartekontrollgruppe; EB-45 = Ergebnisfragebogen-45; FEP = Fragebogen zur Evaluation von Psychotherapieverläufen; K-INK = Kurzform des Inkongruenzfragebogens; EXIS = Fragebogen zum Erleben in sozialen Systemen (Experience In Social Systems Questionnaire); GAS = Goal Attainment Scaling; ZF = Zielformulierung; ZE = Zielerreichung; STEP = Stundenbogen für die Allgemeine und Differenzielle Einzelpsychotherapie; AT = aktive Teilnehmer

Tab. 29: Studiendesign für die Analyse der 8- und 12-Monats-Katamnesen

auf den drei Dimensionen der Symptombelastung, der zwischenmenschlichen Beziehungen und der sozialen Integration erfasst (Lambert et al. 2002; Lambert et al. 2004). Weiterhin setzten wir den *Fragebogen zur Evaluation von Psychotherapieverläufen* (FEP) ein, dessen Gesamtwert Veränderungen der psychischen Belastung anhand der vier Dimensionen des Wohlbefindens, der Beschwerden, der interpersonalen Beziehung und der Kongruenz erfragt (Lutz et al. 2009). Schließlich nutzten wir die Kurzform des *Inkongruenzfragebogens (K-INK)*, dessen Gesamtwert auf den zwei Dimensionen der Annäherungs- und Vermeidungsziele die unzureichende Umsetzung motivationaler Schemata erhebt (Grosse Holtforth et al. 2004).

Erleben in sozialen Systemen

Zur Untersuchung des Systemerlebens wurde der in Kapitel 4 beschriebene *Fragebogen zum Erleben in privaten sozialen Systemen (EXIS. pers)* verwendet (Hunger u. Schweitzer 2014). Dieser erfasst das Erleben der Teilnehmer in von ihnen subjektiv als wichtig wahrgenommenen privaten Systemen auf den vier Dimensionen Zugehörigkeit, Autonomie, Einklang und Zuversicht.

Erreichung selbst gesetzter Ziele

Schließlich nutzten wir noch die in Kapitel 10 beschriebene Skala zur Erfassung der *Erreichung selbst formulierter Ziele*, welche von den Studienteilnehmern vor den Aufstellungsseminaren formuliert wurden.

12.1.3 Statistische Analysen

Veränderungen nach Systemaufstellungsteilnahme

Alle statistischen Analysen wurden mit der Statistiksoftware SPSS (Version 19.0) und zweiseitiger Testung durchgeführt. Fehlende Werte wurden durch Zeitreihenmittelwerte ersetzt. Veränderungen über die Zeit hinweg wurden anhand von univariaten Varianzanalysen mit Messwiederholung (ANOVAs) mit dem Faktor Zeit (Basisdatenerhebung, 8 und 12 Monate nach dem Systemaufstellungsseminar) überprüft (Field 2009). Zur genaueren Analyse der Effekte hinsichtlich der psychischen Gesundheit, des Systemerlebens und der Erreichung selbst gesetzter Ziele berechneten wir Kontraste.

Die Teilnehmer formulierten ihre Ziele für das Aufstellungsseminar zum Zeitpunkt der Basisdatenerhebung in freier Textform. Zu diesem Zeitpunkt erfragten wir nicht, inwieweit diese Ziele bereits erreicht waren. Eine statistische Erfassung der Zielerreichung erfolgte erstmalig 2 Wochen nach dem Aufstellungsseminar. Dabei zeigten sich große Effekte im Zeitverlauf zwischen Basisdatenerhebung (t1) und 2 Wochen nach den Aufstellungsseminaren (t2) (Kapitel 10). In der hier beschriebenen Analyse verglichen wir die Daten der 2-wöchigen Katamnese (t2) hinsichtlich ihrer Veränderung nach 8 Monaten (t5) und nach 12 Monaten (t6) (Tab. 29). Entgegen der bisherigen Logik kann von einer Stabilität der hohen Zielerreichung ausgegangen werden, wenn *keine* signifikanten Ergebnisse in diesen Vergleichen auftreten.

Als Effektstärkemaße wurden Eta-Quadrat (η^2) und Cohens *d bestimmt und unter Berücksichtigung der Klassifizierung in* Tab. 17 interpretiert (Cohen 1988).

Klinische Signifikanz

Wir berechneten die klinische Signifikanz für die Gesamtwerte der Variablen für die psychische Gesundheit. Aufgrund der Neuartigkeit des EXIS.pers liegen für diesen noch keine Normwerte vor, sodass wir von einer Bestimmung der klinischen Signifikanz absehen mussten. Wir nutzten den Index reliabler Veränderung (Reliable Change Index; RCI), um zuverlässig signifikante Veränderungen über die Zeit hinweg festzustellen (Jacobson u. Truax 1991). In diesem Zusammenhang griffen wir auf die Angaben zur internen Konsistenz der drei Erhebungsinstrumente wie in ihren Originalpublikationen beschrieben zurück (Bauer et al. 2004). So konnten wir zuverlässige Veränderungen der Studienteilnehmer in positiver Richtung und negativer Richtung bestimmen sowie das Vorliegen einer nicht reliablen Veränderung. Zur Bestimmung klinisch bedeutsamer Veränderungen kalkulierten wir für jede Variable einen Cut-off-Wert für die Unterscheidung zwischen *normalen* bzw. *funktionalen* und *klinisch auffälligen* bzw. *dysfunktionalen* Werten. Aus der Kombination von reliablen und klinisch signifikanten Veränderungen ergaben sich vier Kategorien zur Klassifizierung der ermittelten Ergebnisse: *erholt* (zuverlässige Veränderung unterhalb des Cut-off-Wertes), *verbessert* (zuverlässige Veränderung nicht unter dem Cut-off-Wert), *unverändert* (keine zuverlässige Veränderung) und *verschlechtert* (zuverlässige Veränderung in negativer Richtung).

12.2 Ergebnisse

12.2.1 Stichprobe

Die Stichprobe der 104 Teilnehmer der Interventionsgruppe ist in Kapitel 7 dargestellt. Die Teilnehmer waren hauptsächlich Frauen, verheiratete bzw. in Partnerschaft lebende Personen mittleren Alters mit hohem Bildungsniveau und aktueller Berufstätigkeit, von denen fast die Hälfte schon Erfahrungen mit Systemaufstellungen gemacht hatte.

12.2.2 Psychische Gesundheit

Die einfaktorielle Varianzanalyse mit Messwiederholung zeigte für die psychische Befindlichkeit einen signifikanten Zeiteffekt in der Gesamtanalyse der Studienteilnehmer (*Intention-to-treat*, $n = 104$). Kontraste untermauerten dieses Ergebnis sowohl für die 8- als auch für die 12-monatige Katamnese mit kleinen Effektstärken (Tab. 30). Insofern zeigten die Teilnehmer eine mittel- und langfristige Verbesserung der psychischen Befindlichkeit. Die Ergebnisse zur psychischen Belastung und motivationalen Inkongruenz bestätigten diese Ergebnisse. Sie werden gleichfalls in den Ergebnissen der *Per-protocol-Analyse* ($n = 88$) widergespiegelt.

12.2.3 Erleben in privaten Systemen

Die einfaktorielle Varianzanalyse mit Messwiederholung zeigte auch für das Erleben in privaten Systemen einen signifikanten Zeiteffekt (*Intention-to-treat*, $n = 104$). Dieser lag für den 8- und den 12-monatigen Studienzeitraum im Bereich mittlerer Effektstärken. Damit lagen die Effekte der Veränderung höher als bei den Variablen der psychischen Gesundheit der Teilnehmer (Tab. 30).

12.2.4 Erreichung selbst gesetzter Ziele

Bezüglich der Erreichung selbst gesetzter Ziele (ZIEL) zeigte die einfaktorielle Varianzanalyse mit Messwiederholung keinen signifikanten Zeiteffekt in der Gesamtanalyse der Studienteilnehmer (*Intention-to-treat*, $n = 104$). Kontraste für die 8- und 12-monatigen Katamnesen waren ebenfalls nicht signifikant. Dies spricht für die Stabilität der erreichten Werte auch nach 8 bzw. 12 Monaten. Zum besseren Verständnis sei darauf hingewiesen, dass die Zielerreichung, erstmalig 2 Wochen nach Teilnahme an einem Systemaufstellungsseminar gemessen, bereits mit einer großen Effektstärke Unterschiede zwischen

	Basisdaten-erhebung	8 Monate	12 Monate	Zeiteffekte[a]	Einfachkontraste					
					8 Monate			12 Monate		
	MW (SD)	MW (SD)	MW (SD)		$F\ (df)^a$	p	d^b	$F\ (df)^a$	p	d^b
EB-45-TOT	49,94 (17,78)	42,63 (17,61)	41,30 (17,67)	$F(2; 206) = 21{,}49$ $p = 0{,}000$, $\eta^2 = 0{,}173$	23,65 (1,103)	0,000	0,41	34,62 (1,103)	0,000	0,49
FEP-TOT	2,15 (0,56)	1,94 (0,53)	1,88 (0,52)	$F(1{,}85; 190{,}64) = 14{,}29$ $p = 0{,}000$, $\eta^2 = 0{,}122$	13,34 (1,103)	0,000	0,39	22,68 (1,103)	0,001	0,50
K-INK-TOT	2,21 (0,56)	2,02 (0,54)	1,97 (0,54)	$F(1{,}88; 194{,}03) = 13{,}40$ $p = 0{,}000$, $\eta^2 = 0{,}115$	13,48 (1,103)	0,000	0,35	21,48 (1,103)	0,000	0,44
EXIS-TOT	4,07 (0,77)	4,53 (0,75)	4,50 (0,75)	$F(1{,}79; 184{,}48) = 24{,}08$ $p = 0{,}000$, $\eta^2 = 0{,}189$	33,77 (1,103)	0,000	0,61	27,95 (1,103)	0,000	0,57
ZIEL	2,36[b] (0,87)	2,60 (0,88)	2,61 (0,90)	$F(1{,}60; 107{,}02) = 2{,}72$ $p = 0{,}082$, $\eta^2 = 0{,}039^c$	3,36 (1,67)[c]	0,071[c]	0,27[c]	3,18 (1,67)[c]	0,079[c]	0,27[c]

Ergebnisse der Varianzanalysen, Einfachkontraste und Effektstärken.
EB-45-TOT = Gesamtwert des Ergebnisfragebogens, FEP-TOT = Gesamtwert des Fragebogens zur Evaluation von Psychotherapieverläufen; K-INK-TOT = Gesamtwert der Kurzform des Inkongruenzfragebogens; EXIS-TOT = Gesamtwert des Fragebogens zum Erleben in sozialen Systemen, private Domäne; ZIEL = Erreichung selbstgesetzter Ziele.
[a] Greenhouse-Geisser korrigierte Werte.
[b] Effektklassifizierung gemäß Tab. 17.
[c] Die Zielerreichung wurde 2 Wochen nach dem Systemaufstellungsseminar erstmals erhoben und zeigte hohe Effektstärken (Kapitel 10). Insofern nutzten wir die 2-wöchige Katamnese als „Basisdatenerhebung" in dieser Analyse. Nichtsignifikante Effekte zeigen die Aufrechterhaltung einer verbesserten Zielerreichung an.

Tab. 30: Statistische Ergebnisse der 8- und 12-Monats-Katamnese für die Interventionsgruppe (n = 104)

Interventions- und Kontrollgruppe anzeigte. Insofern weisen nicht signifikante Ergebnisse an dieser Stelle auf die mittel- und langfristige Erhaltung der berichteten Effekte hin (Tab. 30).

12.2.5 Klinische Signifikanz

Die Ergebnisse zur klinischen Signifikanz finden sich in Tab. 31. Die Mehrheit der Teilnehmer (46–62 %) zeigte auf keinem der eingesetzten Erhebungsverfahren zur psychischen Befindlichkeit, psychischen Belastung und motivationalen Inkongruenz eine klinisch reliable Verbesserung *(Unverändert)*. Eine zuverlässige Verbesserung und Werte unterhalb des klinischen Grenzwertes *(Erholt)* zum Zeitpunkt der 8- bzw. 12-monatigen Katamnese wurde bei ca. einem Drittel der Teilnehmer (31–34 %) beobachtet. Eine zuverlässige Verbesserung zum Zeitpunkt der 8- bzw. 12-Monats-Katamnese nicht unterhalb des klinischen Grenzwertes *(Verbessert)* fand sich bei etwa einem Prozent der Teilnehmer (0–2 %). Eine Bewegung mit negativer Veränderungsrichtung *(Verschlechtert)* zeigte sich bei ca. 5–14 % der Teilnehmer. Diese Aussagen treffen sowohl auf die 8- als auch die 12-Monats-Katamnese zu.

12.3 Diskussion

In den Kapiteln 8 bis 10 berichteten wir über eine Verbesserung der psychischen Gesundheit, des Erlebens innerhalb privater Systeme und der Erreichung selbst gesetzter Ziele 2 Wochen und 4 Monate nach Teilnahme an einem Systemaufstellungsseminar im Vergleich zu einer Kontrollgruppe. Dort zeigten sich große Effektstärken für die Zielerreichung, mittlere Effektstärken für das individuelle Erleben innerhalb eines wichtigen privaten Systems und mittlere bis kleine Effektstärken für die Variablen der psychischen Gesundheit.

In der Analyse zur mittel- und langfristigen Wirksamkeit von Systemaufstellungsseminaren für die 104 Teilnehmer der Interventionsgruppe zeigte sich, dass die Effekte über 8 und 12 Monate stabil blieben. In Abb. 5 ist exemplarisch der Verlauf der psychischen Befindlichkeit (EB-45) der Interventionsgruppe über den gesamten Studienzeitraum, d. h. nach 2 Wochen, 4, 8 und 12 Monaten, dargestellt. In dieser Mittel- und Langfristigkeit zeigt sich eine Stabilität der Wirkungen, die an die großen Effektstärken 2 Wochen und 4 Monate nach den Studienseminaren für die Erreichung selbst gesetzter Ziele,

		n	Unterhalb des klinischen Cut-off	Erholt	Verbessert	Unverändert	Verschlechtert
			n (%)	n (%)	n (%)	n (%)	n (%)
Basisdatenerhebung	EB-45-TOT	104	77 (74)				
	FEP-TOT	104	74 (71)				
	K-INK-TOT	104	64 (62)				
8 Monate	EB-45-TOT	104		35 (34)	1 (1)	63 (61)	6 (7)
	FEP-TOT	104		35 (34)	1 (1)	54 (52)	14 (13)
	K-INK-TOT	104		33 (32)	1 (1)	57 (55)	13 (13)
12 Monate	EB-45-TOT	104		35 (34)	0 (0)	64 (62)	5 (5)
	FEP-TOT	104		40 (38)	2 (2)	48 (46)	14 (13)
	K-INK-TOT	104		32 (31)	1 (1)	63 (61)	8 (8)

Unterhalb des klinischen Cut-off = Teilnehmer innerhalb des gesunden Bereichs zur Basisdatenerhebung
Erholt = zuverlässige Veränderung unterhalb des klinischen Cut-off; Verbessert = zuverlässige Veränderung jedoch mit Werten noch oberhalb des klinischen Cut-off; Unverändert = keine zuverlässige Veränderung; Verschlechtert = zuverlässige Veränderung in negative Richtung
EB-45-TOT = Gesamtwert (TOT = total score) des Ergebnisfragebogens, FEP-TOT = Gesamtwert des Fragebogens zur Evaluation von Psychotherapieverläufen; K-INK-TOT = Gesamtwert der Kurzform des Inkongruenzfragebogens
Reliabe Change Index (RCI) für die Gesamtwerte der Fragebogen: EB-45-TOT: ±13,58; FEP-TOT: ±0,33; K-INK-TOT: ±0,20; Cut-off: EB-45-TOT: 63,00; FEP-TOT: 2,45; K-INK-TOT: 2,40.

Tab. 31: Klinische Signifikanz in der Interventionsgruppe (8- und 12-Monats-Katamnese)

die mittlere Effektstärken für das Erleben innerhalb privater Systeme und die kleinen Effektstärken hinsichtlich der psychischen Gesundheit der Studienteilnehmer anschließen.

Anzumerken ist, dass die erzielten Effektstärken der psychischen Gesundheit im Bereich von Psychotherapien mit mehrmaligen Sitzungen liegen ($d \approx 0{,}40$–$0{,}60$; Blomberg, Lazar u. Sandell 2001). Es verwundert wenig, dass Erhebungsverfahren wie der Fragebogen zum Erleben in privaten sozialen Systemen (EXIS.pers) und die Skala zur Erreichung selbst gesetzter Ziele höhere Effektstärken erzielen. Schließlich wurde der EXIS explizit zur Erfassung der Veränderung nach Systemaufstellungsseminaren entwickelt und beinhaltet grundlegende Wirkdimensionen von Systemaufstellungen. Die

Ziele formulierte jeder Teilnehmer individuell und spezifisch für das Studienseminar. Diese beiden Erhebungsverfahren sind somit für Systemaufstellungen zutreffender als die anderen Instrumente, die originär der Ergebnismessung in der allgemeinen Psychotherapieforschung dienen.

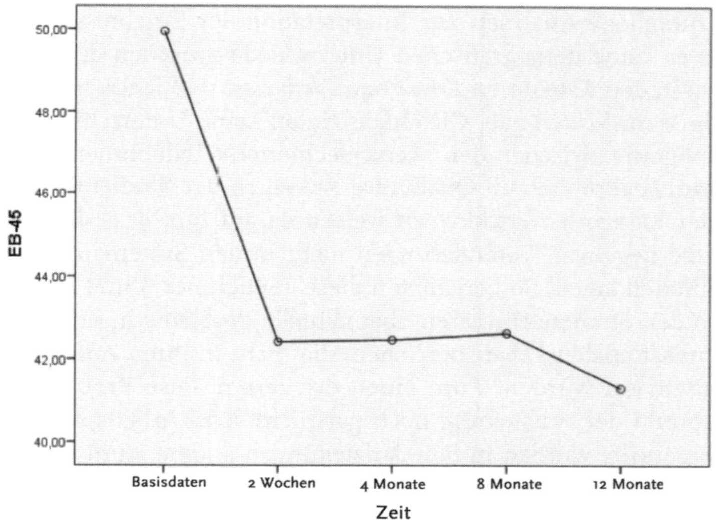

Abb. 5: Verlauf der Mittelwerte in der Interventionsgruppe (n = 104) über alle fünf Messzeitpunkte für die psychische Gesundheit

Systemaufstellungsseminare scheinen somit mittel- und langfristig die psychische Gesundheit, das Erleben innerhalb privater Systeme und die Erreichung selbst gesetzter Ziele positiv zu beeinflussen. Jedoch gibt es bisher noch keinen Hinweis darauf, dass ein verändertes Erleben der Herkunfts- oder Gegenwartsfamilie allein zu dieser Verbesserung führt (Gangamma et al. 2012; Kap. 9.4). Auch konnten wir für diesen Teil unserer Forschungen aufgrund des langen Studienzeitraumes von einem Jahr kein Kontrollgruppendesign umsetzen. Es bleibt daher Aufgabe zukünftiger Studien, die Kausalität der berichteten Veränderungen aufgrund der Teilnahme an einem Systemaufstellungsseminar nachzuweisen.

Wie schon in Kapitel 8 und Kapitel 11 berichtet, sind die Ergebnisse zur klinischen Signifikanz mit Bedacht zu interpretieren. Obwohl wir positive Mittelwertveränderungen mit kleinen bis mittleren

Effektgrößen im Katamnesezeitraum fanden, ist darauf hinzuweisen, dass die Teilnehmer unserer Studie recht unterschiedlich zu diesen Ergebnissen beitrugen. Ein Drittel der Teilnehmer berichtete über keine klinisch bedeutsame Veränderung nach 8 bzw. 12 Monaten. Es sei angemerkt, dass der Mittelwert unserer Stichprobenpopulation schon zur Basisdatenerhebung im funktionalen bzw. gesunden Bereich lag. Nachträgliche Analysen zur Interpretation der Ergebnisse zeigten, dass es keine demografischen Unterschiede zwischen den Teilnehmern in den Kategorien *Erholt* bzw. *Verbessert* und jenen in der Kategorie *Verschlechtert* gab. Gleichfalls traten keine Unterschiede in der Demografie zwischen den »verschlechterten« Teilnehmern und der Gesamtstichprobe auf. Qualitative Aussagen der Studienteilnehmer in der Kategorie *Verschlechtert* weisen darauf hin, dass die Gründe für die negativen Veränderungen nicht in den Systemaufstellungsseminaren lagen. So berichteten diese Teilnehmer 8 und 12 Monate nach den Studienseminaren über aktuelle Probleme in privaten und organisationalen Lebensbereichen, die nicht in ihren Aufstellungen thematisiert wurden. Zum einen existierten diese Probleme zum Zeitpunkt der Aufstellung noch gar nicht, z. B. Arbeitsplatzverlust. Andererseits wurden in den Aufstellungen andere, zum damaligen Zeitpunkt stärker im Fokus stehende Probleme bearbeitet.

Die größte Stärke der Analyse liegt in der erstmaligen Untersuchung der mittel- und langfristigen Effekte von Systemaufstellungsseminaren hinsichtlich der psychischen Gesundheit, des Erlebens innerhalb privater Systeme und der Erreichung selbst gesetzter Ziele. Die Stärken und Schwächen der Gesamtstudie (Durchführung der Systemaufstellungsseminare, geringe Abbruchrate, exzellente Manualtreue, Varianz von Zielkriterien und Messinstrumenten) wurden bereits in vorherigen Kapiteln beschrieben und werden in Kapitel 14 zusammengefasst. Deshalb sei hier nicht vertieft auf diese Aspekte eingegangen.

12.4 Schlussfolgerung

Die in diesem Kapitel dargestellten Ergebnisse weisen auf die mittel- und langfristige Wirksamkeit der einmaligen Teilnahme an einem 3-tägigen Systemaufstellungsseminar mit Blick auf die psychische Gesundheit, das Erleben innerhalb privater Systeme und die Erreichung selbst gesetzter Ziele hin. Zukünftige Forschungen zur Replikation unserer Studie in klinischen Kontexten und Stichproben sind wünschenswert. Dabei sollten Systemaufstellungen einerseits klassisch als einmalige Intervention und andererseits als zusätzliches Angebot innerhalb anderer kurz- oder langfristiger Beratungs- oder Therapieprozesse untersucht werden.

13 Moderatoranalyse: Zur Rolle der therapeutischen Beziehung bei Veränderungen der psychischen Gesundheit und des Systemerlebens

Christina Hunger und Theresa Koch

In den vorangegangenen Kapiteln lag der Schwerpunkt auf der Untersuchung der Wirksamkeit von Systemaufstellungen. Im Folgenden gehen wir auf Aspekte der therapeutischen Beziehung, d. h. der Beziehung zwischen den Aufstellungsleitern und den aktiven Teilnehmern ein. Unser Ziel ist es, eine Aussage zu treffen, inwieweit die therapeutische Beziehung die Effekte von Systemaufstellungsseminaren auf die Zielkriterien moderierend verstärkt oder vermindert.

Dass die Beziehung zwischen Therapeut und Klient einen zentralen Wirkfaktor für den Erfolg einer Therapie oder Beratung darstellt, ist mittlerweile unumstritten. Erfolgreiche Therapieergebnisse sind im Wesentlichen auf vier Wirkfaktoren zurückzuführen: Faktoren außerhalb der Therapie, allgemeine Wirkfaktoren, Erwartungen und spezifische therapeutische Techniken (Lambert u. Barley 2002). Allgemeine Wirkfaktoren, wie die therapeutische Beziehung, scheinen mit ca. 30 % der erklärten Varianz einen sehr großen Einfluss auf den Therapieerfolg zu haben. Auch Metaanalysen deuten darauf hin, dass ein moderater, aber konsistenter Zusammenhang zwischen der therapeutischen Beziehung und dem Therapieergebnis besteht (Horvath u. Luborsky 1993; Martin, Garske u. Davis 2000). Für die systemische Therapie spielte die therapeutische Beziehung konzeptionell allerdings lange keine große Rolle (Simon et al. 1999). Erst im Zuge der kritischen Diskussionen aus verschiedenen Richtungen (sozialkonstruktivistisch, narrativ, kultursensitiv, feministisch u. a.) gewannen Transparenz, das Bemühen um gleichrangige Beziehungen mit den Ratsuchenden und damit auch die therapeutische Beziehung an Bedeutung (Flaskas, Mason u. Perlesz 2005; von Schlippe u. Schweitzer 2012).

Seitdem zeichnen sich erste Versuche der systemischen Therapie ab, das Konstrukt der therapeutischen Beziehung theoretisch näher zu erfassen und empirisch zu untersuchen (Pinsof u. Catherall 1986; Quinn, Dotson u. Jordan 1997; Rutan u. Smith 1985). Im Sinne einer konstruktiven Kooperation wird die therapeutische Beziehung aktuell in der systemischen Therapie als zentral gewichtet. Diese drückt sich in der Praxis sowohl in einer positiven affektiven Rahmung, die einer übergreifenden Metastabilität dient, als auch in einer kontraktorientierten Haltung aus, mit der das Ausgestalten der notwendigen Instabilität unterstützt wird, die mit signifikanten Veränderungen verbunden sind (Loth u. von Schlippe 2004).

Die therapeutische Beziehung speziell in der Aufstellungsarbeit wurde bisher jedoch kaum untersucht, was mit den Anfängen der Familienaufstellung zusammenhängen könnte. Bert Hellinger führte in Großveranstaltungen publikumswirksame Familienaufstellungen durch und vertrat die Meinung, dass es dabei keine therapeutische Beziehung gibt, folglich auch keine Übernahme von Verantwortung für den anderen (Hellinger 2003). In der Fachwelt steht er mit dieser Meinung allerdings stark in der Kritik (DGSF 2003). Unserem Verständnis nach spielt die therapeutische Beziehung gerade bei Aufstellungsarbeiten eine große Rolle, da diese überwiegend einmalig und im Rahmen eines stark leiterzentrierten Verfahrens praktiziert werden.

So widmen wir uns in diesem Kapitel der Zusammenfassung der Ergebnisse unserer Studie über die Beeinflussung der Wirksamkeit von Systemaufstellungen durch die therapeutische Beziehung (detaillierte Darstellung: Koch 2013). Wir gehen von einer positiven Beeinflussung aus, d. h., je besser die Beziehung zum Aufstellungsleiter ist, desto stärker sollte eine Verbesserung der psychischen Gesundheit und des Erlebens innerhalb eines subjektiv als wichtig erachteten Systems sein. Grundlage bilden die Einschätzungen der aktiven Teilnehmer, da nur sie ein eigenes Anliegen bearbeiteten, dabei in engem Kontakt mit dem Aufstellungsleiter standen und somit die Güte der therapeutischen Beziehung mit Fokus auf ihre Einzelaufstellung einschätzen konnten. Die teilnehmenden Beobachter wurden nicht untersucht. Wir befragten alle aktiven Teilnehmer sowohl in der Interventions- als auch in der Kontrollgruppe. Da der Erhebungszeitraum 4 Monate nach den Studienseminaren der Kontrollgruppe endete, beschränkten wir unsere Analysen auf den Zeitraum 2 Wochen und 4 Monate nach dem Systemaufstellungsseminar (Kapitel 5).

13.1 Methodik

13.1.1 Studiendesign

Grundlage der Erhebungen waren alle acht Studienseminare. Befragt wurden alle 128 aktiven Teilnehmer. Die therapeutische Beziehung wurde jeweils am Ende eines Seminartages bei den Teilnehmern erfragt, die an dem jeweiligen Tag eine Aufstellung gemacht hatten. Im statistischen Screening über alle Teilnehmer hinweg anhand einfacher Kovarianzanalysen fanden sich keine signifikanten Interaktionen für die Variablen der psychischen Gesundheit (psychische Befindlichkeit, psychische Belastung, motivationale Inkongruenz; Kapitel 5). Deshalb konzentriert sich die folgende Darstellung auf das Erleben innerhalb eines subjektiv als wichtig wahrgenommenen privaten Systems im Studienzeitraum von 2 Wochen und 4 Monaten nach den acht Studienseminaren (Tab. 32, Messzeitpunkte und Variablen grau markiert.).

13.1.2 Messinstrumente

Therapeutische Beziehung

Der Stundenbogen für die Allgemeine und Differenzielle Einzelpsychotherapie (STEP) von Krampen (2002) stützt sich auf Grawes integratives Modell der allgemeinen Psychotherapie (1999). Er beinhaltet die Dimension der motivationalen Klärung, Problemorientierung und therapeutischen Beziehung. Für diese Analyse konzentrieren wir uns auf die therapeutische Beziehung *(STEP-B)*, da uns diese im Vergleich zu den beiden anderen Dimensionen im Hinblick auf die Prozessevaluation von Systemaufstellungen am zutreffendsten erschien. Anhand von drei Items mit Antwortmöglichkeiten von 1 (»stimmt überhaupt nicht«) bis 7 (»stimmt ganz genau«) erhebt der STEP-B, wie sich die Teilnehmer in der Therapiesitzung bzw. Systemaufstellung verstanden und unterstützt fühlten und ob sie dem Prozess und den Anweisungen des Therapeuten bzw. Aufstellungsleiters in der Sitzung folgen konnten. Trotz der geringen Itemanzahl liegt die Reliabilität des STEP-B im zufriedenstellenden Bereich: Cronbachs $\alpha = 0{,}69$ bis 0,72 (Krampen u. Wald 2001). Auch konnte die Faktorenstruktur des STEP im Sinne faktorieller Validität weitgehend bestätigt werden. Bezüglich der konvergenten Validität konnten befriedigende Korrelationen zwischen Therapeuten- und Patienteneinschätzungen und zwischen der Zufriedenheit der Patienten mit der Behandlung und der fremdwahrgenommenen Zufriedenheit durch die Therapeuten ermittelt werden (Krampen 2002). Im Hinblick auf unsere Studie zeigte der STEP-B eine den Originalpublikationen vergleichbare zufriedenstellende Reliabilität (Cronbachs $\alpha = 0{,}75$).

Messzeitpunkt	t0	t1	t2	t3	t4	t5	t6
Ereignis	Rekrutierung und Einschluss in Studie	Basisdatenerhebung SAS der IG	2 Wo. nach den SAS der IG	4 Mon. nach den SAS der IG SAS der KG	2 Wo. nach den SAS der KG	8 Mon. nach den SAS der IG 4 Mon. nach den SAS der KG	12 Mon. nach den SAS der IG
Zeitraum (Monat/Jahr)	9/2010–2/2011	2–3/2011	3/2011	7/2011	7/2011	12/2011	3/2012
Interventionsgruppe	Informationsschreiben Einverständnis Demografischer Fragebogen	EB-45 FEP K-INK EXIS GAS/ZF STEP (nur AT)	EB-45 FEP K-INK EXIS GAS/ZE	EB-45 FEP K-INK EXIS GAS/ZE		EB-45 FEP K-INK EXIS GAS/ZE	EB-45 FEP K-INK EXIS GAS/ZE
Wartekontrollgruppe	Informationsschreiben Einverständnis Demografischer Fragebogen	EB-45 FEP K-INK EXIS GAS/ZF	EB-45 FEP K-INK EXIS GAS/ZE	EB-45 FEP K-INK EXIS GAS/ZE STEP (nur AT)	EB-45 FEP K-INK EXIS	EB-45 FEP K-INK EXIS	

SAS = Systemaufstellungsseminar; IG = Interventionsgruppe; KG = Wartekontrollgruppe; EB-45 = Ergebnisfragebogen-45; FEP = Fragebogen zur Evaluation von Psychotherapieverläufen; K-INK = Kurzform des Inkongruenzfragebogens; EXIS = Fragebogen zum Erleben in sozialen Systemen (Experience In Social Systems Questionnaire); GAS = Goal Attainment Scaling; ZF = Zielformulierung; ZE = Zielerreichung; STEP = Stundenbogen für die Allgemeine und Differenzielle Einzelpsychotherapie; AT = aktive Teilnehmer

Tab. 32: Studiendesign für die Analyse der therapeutischen Beziehung als Moderator der psychischen Gesundheit und des Erlebens innerhalb privater Systeme

Erleben in sozialen Systemen

Zur Untersuchung des Systemerlebens diente der in Kapitel 4 auch hinsichtlich seiner statistischen Güte beschriebene *Fragebogen zum Erleben in privaten sozialen Systemen (EXIS.pers)* (Hunger u. Schweitzer 2014). Dieser erfasst das Erleben der Teilnehmer in von ihnen subjektiv als wichtig wahrgenommenen privaten Systemen auf den vier Dimensionen der Zugehörigkeit und Autonomie, des Einklangs und der Zuversicht.

13.1.3 Datenauswertung und statistische Analyse

Um zu überprüfen, ob die therapeutische Beziehung die Wirksamkeit von Systemaufstellungen mit Fokus auf das Erleben innerhalb privater Systeme moderiert, wurde für die Gruppe der aktiven Teilnehmer eine Kovarianzanalyse durchgeführt. Hierfür wurde die therapeutische Beziehung als Kovariante aufgenommen und die drei Messzeitpunkte (Basisdatenerhebung, 2 Wochen und 4 Monate nach dem Systemaufstellungsseminar) als Innersubjektfaktor. Als abhängige Variable diente der EXIS.pers. Eine signifikante Interaktion zwischen Kovariante und Innersubjektfaktor zeigt an, dass eine Moderation besteht (Judd, Kenny u. McClelland 2001). Um eine derartige Interaktion zu lokalisieren, wurden wiederholte Kontraste berechnet. Bei diesen werden aufeinanderfolgende Faktorstufen miteinander verglichen. Kontrast A verglich die Basisdatenerhebung mit der Erhebung 2 Wochen nach dem Systemaufstellungsseminar. Kontrast B verglich die Erhebung nach 2 Wochen mit der nach 4 Monaten. Die Effektstärken dieser Analysen wurden anhand von Eta-Quadrat (η^2) bestimmt und gemäß Tab. 17 klassifiziert (Cohen 1988).

13.2 Ergebnisse

13.2.1 Stichprobe

Neben den in Kapitel 7 beschriebenen Protokollabweichungen (1) und (2) von 7 aktiven Studienteilnehmern füllten 2 Teilnehmer der Interventionsgruppe (2,6 %) und 3 Teilnehmer der Kontrollgruppe (3,8 %) den EXIS.pers 4 Monate nach den Studienseminaren nicht vollständig aus. Folglich wurden in die *Intention-to-treat-Analyse* alle 128 Studienteilnehmer und in die *Per-proctocol-Analyse* der Personen mit Teilnahme wie geplant 116 Teilnehmer aufgenommen (90,6 %; 58 Teilnehmer der Interventionsgruppe, 58 Teilnehmer der Kontrollgruppe). Die Teilnehmer waren hauptsächlich Frauen, verheiratete bzw. in Partnerschaft lebende Personen mittleren Alters mit hohem Bildungsniveau und aktueller Berufstätigkeit, von denen fast die Hälfte schon Erfahrungen mit Systemaufstellungen gemacht hatten (Kapitel 7).

13.2.2 Therapeutische Beziehung und das Erleben in privaten Systemen

Insgesamt berichteten die 128 aktiven Teilnehmer von einer sehr guten therapeutischen Beziehung mit nur geringer Varianz (M = 6,31, SD = 0,76). Folglich konnte die überwiegende Mehrheit der befragten Personen den Aussagen des Aufstellungsleiters bzw. der Aufstellungsleiterin gut folgen (Problemaktualisierung), erlebte Hilfe und Unterstützung durch diese (Ressourcenaktivierung) und fühlte sich von ihr verstanden (Ressourcenaktivierung). Für den Gesamtscore des EXIS.pers zeigte sich in der Kovarianzanalyse eine signifikante Interaktion zwischen der therapeutischen Beziehung und der Zeit mit hoher Effektstärke [$F(1{,}74;\ 199{,}61) = 1{,}93$; $p = 0{,}011$; $\eta^2 = 0{,}168$]. Eine Moderation des Systemerlebens durch die Güte der therapeutischen Beziehung konnte folglich bestätigt werden.

Beim Vergleich der Basisdatenerhebung mit der Erhebung nach 2 Wochen wurde die Interaktion zwischen den Messzeitpunkten und der therapeutischen Beziehung signifikant [$F(1;\ 115) = 2{,}03$; $p = 0{,}027$; $\eta^2 = 0{,}175$]. Gleiches zeigte sich beim Vergleich der Erhebungen 2 Wochen und 4 Monate nach den Studienseminaren [$F(1;\ 115) = 2{,}43$; $p = 0{,}007$; $\eta^2 = 0{,}202$]. Die *Per-protocol-Analysen* bestätigten diese Ergebnisse. Auch spiegelten sich die Ergebnisse in den explorativen Analysen für die Dimensionen des Einklangs und der Autonomie wider. Gegenteilig wurden über alle Zeitpunkte hinweg die Interaktionen und Kontrastanalysen auf den Dimensionen der Zugehörigkeit und Zuversicht nicht signifikant (für die statistischen Kennwerte: Koch 2013).

13.3 Diskussion

In diesem Beitrag haben wir die erstmalige statistische Untersuchung der Beeinflussung des individuellen Systemerlebens nach Teilnahme an einem Aufstellungsseminar durch die Beziehung zum Aufstellungsleiter beschrieben. Die therapeutische Beziehung erfassten wir durch die gleichnamige Dimension im Stundenbogen für die Allgemeine und Differenzielle Einzelpsychotherapie (Krampen 2002). Wir untersuchten moderierende Effekte 2 Wochen und 4 Monate nach der Teilnahme an einem Systemaufstellungsseminar.

Es ergaben sich keine signifikanten Interaktionen und damit auch keine Moderation im Hinblick auf Veränderungen der psychischen Befindlichkeit, der psychischen Belastung und der motivationalen Inkongruenz nach Teilnahme an den Studienseminaren. Eine mögliche Erklärung ist die geringe methodische Spezifität der Skalen, anhand derer wir in unserer Studie die psychische Gesundheit erfragten (Kapitel 5). Gepaart mit einer geringen Varianz in der Wahrnehmung der therapeutischen Beziehung hätte es hier möglicherweise einer größeren Stichprobe bedurft, um auch kleine Effekte aufzudecken. Hingegen wurde der Fragebogen zum Erleben in privaten sozialen Systemen (EXIS.pers) explizit zur Erfassung von Systemveränderungen entwickelt. Er ist in der Lage, zentrale Dimensionen von Systemaufstellungen reliabel, valide und veränderungssensitiv zu erfassen (Kapitel 4, 9 und 11).

Unsere Ergebnisse legen nahe, dass das Erleben innerhalb eines subjektiv als wichtig wahrgenommenen privaten Systems durch die Güte der therapeutischen Beziehung beeinflusst wird. So berichten Teilnehmer mit einer guten therapeutischen Beziehung nach dem Systemaufstellungsseminar von einem verbesserten Systemerleben im Vergleich zu Teilnehmern mit einer weniger guten Beziehung zum Aufstellungsleiter. Unsere Studie schließt damit an bisherige Ergebnisse aus der allgemeinen Psychotherapieforschung an, die einen moderaten Zusammenhang zwischen therapeutischer Beziehung und Therapieergebnis beschreiben (Horvath u. Luborsky 1993; Martin et al. 2000). Beachtenswert ist, dass der Einfluss der therapeutischen Beziehung auf das individuelle Systemerleben über die Zeit sogar zunimmt. So zeigte sich ein stärkerer Effekt nach 4 Monaten im Vergleich zum erzielten Effekt nach 2 Wochen. Der Einfluss der therapeutischen Beziehung auf das individuelle Systemerleben erscheint folglich nicht nur kurzfristig bedeutsam, sondern es gibt auch ein erstes Anzeichen für seine Nachhaltigkeit.

Die Ergebnisse sind in Anbetracht der sehr geringen Varianz in der Einschätzung der therapeutischen Beziehung bemerkenswert, aber auch kritisch zu diskutieren. Denn die vorliegenden Daten zur Güte der Beziehung zum Aufstellungsleiter zeigten keine Normalverteilung. Sie sind vielmehr äußerst rechtsschief, d. h., fast alle aktiven

Teilnehmer berichteten über eine gute therapeutische Beziehung und selbst bei Personen, die diese geringer einschätzten, lag die Güte derselben immer noch im zufriedenstellenden Bereich.

Ambivalent erscheint, dass die beschriebenen Effekte durch die Dimensionen des Einklangs und der Autonomie bestätigt, jedoch für die Dimensionen der Zugehörigkeit und Zuversicht nicht signifikant wurden. Bereits in Kapitel 9 wurde beschrieben, dass sich das Erleben von Zugehörigkeit und Zuversicht auch in unserer RCT-Studie mit kleinen bis mittleren, jedoch im Vergleich zum Erleben von Einklang und Autonomie geringeren bis nicht signifikanten Effekten vor allem über den 4-monatigen Studienzeitraum veränderte. Hier ist sicherlich eine Parallele zu den in diesem Kapitel beschriebenen Ergebnissen zu sehen. Insofern sei an dieser Stelle erneut auf die Notwendigkeit zukünftiger Forschungen mit klinischen Stichproben oder Stichproben mit weniger sozial eingebundenen Personen hingewiesen.

Soziale Ausgrenzung ist sowohl eine Ursache als auch eine Konsequenz psychischer Störungen. So verfügen psychisch kranke Menschen oftmals über weniger Beziehungserfahrungen, erleben sich stärker isoliert, haben häufiger keine berufliche Anstellung, verfügen über ein geringeres Einkommen und haben mehr finanzielle Probleme (Frayn 2012). Es ist davon auszugehen, dass für eine solche Klientel das Erleben von Zugehörigkeit und Zuversicht innerhalb subjektiv als wichtig wahrgenommener privater Systeme eine größere Rolle spielt als für die Gruppe der Teilnehmer unserer Studie, die überwiegend in einer Partnerschaft lebten und berufstätig waren.

Weiterhin ist für zukünftige Studien zu überlegen, einen Fragebogen zur Erfassung der therapeutischen Allianz auszuwählen, der diese spezifischer und mit mehr Items erfasst. Hierfür wäre das *Working Alliance Inventory* (WAI) denkbar (Horvath u. Greenberg 1989). Durch die Aufnahme der drei Dimensionen aus Bordins schulenübergreifender Theorie der therapeutischen Allianz (Bindung, Prozess, Ziele) ist der Fragebogen theoretisch gut fundiert. Die jüngste Entwicklung einer psychometrisch überzeugenden (deutschen) Kurzversion (WAI-SR) sichert dessen Ökonomie (Wilmers et al. 2008). Auch die Tatsache, dass dieses Erhebungsverfahren unabhängig von der therapeutischen Orientierung der Therapie einsetzbar ist, spricht für seine Verwendung im Kontext von Systemaufstellungen (Martin et al. 2000).

13.4 Schlussfolgerung

Die in diesem Kapitel dargestellten Ergebnisse weisen auf die Moderation des Erlebens innerhalb von subjektiv als wichtig wahrgenommenen privaten Systemen 2 Wochen und 4 Monate nach Teilnahme an einem 3-tägigen Systemaufstellungsseminar durch die Güte der Beziehung zum Aufstellungsleiter hin. In zukünftigen Forschungen sollte auf den Einsatz von schulenübergreifenden Erhebungsverfahren zur therapeutischen Beziehung geachtet werden, die sich im Kontext von Systemaufstellungsseminaren gut nutzen lassen.

14 Kritische Diskussion von Design und Methodik der Heidelberger Studie zu Systemaufstellungen

Jan Weinhold und Annette Bornhäuser

Bisher wurden alle Schritte der Studiendurchführung und Datenauswertung sowie zentrale Ergebnisse detailliert dargestellt. In diesem Kapitel werden Stärken der Studie und methodische Kritikpunkte beschrieben sowie Anregungen für weiterführende Forschungen gegeben.

14.1 Stärken der Studie

14.1.1 Kombination von RCT-Studie und Prä-post-Designs

Erstmals gelang es uns, mit einer Studie im prospektiven RCT-Design die Wirksamkeit von Systemaufstellungen auf verschiedene Variablen der psychischen Gesundheit, auf das Erleben in privaten Systemen und auf die Zielerreichung nachzuweisen. Mit diesem methodisch anspruchsvollen und ressourcenintensiven Studiendesign konnten einige der in Kapitel 3 beschriebenen methodischen Schwächen bisheriger Arbeiten ergänzt und kompensiert werden. Dazu zählen u. a. die randomisierte Zuweisung von Studienteilnehmern zu Interventions- oder Kontrollgruppe und der Vergleich von Basisdatenerhebung (vor der Intervention) mit mehreren Erhebungszeitpunkten im Zeitverlauf (nach der Intervention). Durch ein Wartekontrollgruppendesign und die Durchführung von acht Systemaufstellungsseminaren konnten – aufbauend auf dem RCT-Design – Interventions- und Wartekontrollgruppe kumuliert werden. Die Wirksamkeit der Intervention wurde somit an einer großen Stichprobe von 208 Personen im Prä-post-Design überprüft (Kapitel 11). Schließlich wurden die Ergebnisse in der Interventionsgruppe – ebenso im Prä-post-Vergleich – katamnestisch bis zu 1 Jahr nach der Teilnahme an einem Aufstellungsseminar nachgewiesen (Kapitel 12). Dadurch konnten die in den Kapiteln 8 bis 10 dargestellten Ergebnisse der RCT-Studie sowohl hinsichtlich der auftretenden Effekte im Zeitverlauf als auch hinsichtlich der klinischen Signifikanz konsistent bestätigt werden.

14.1.2 Varianz von Zielkriterien

Die von uns gewählten Zielkriterien zur *allgemeinen, interventionsspezifischen* und *subjektiven* Wirksamkeit bilden ein breites Spektrum zur Einschätzung der Wirksamkeit von Systemaufstellungen ab. Mit den in der Psychotherapieforschung etablierten Konstrukten und Messinstrumenten zur Erfassung der psychischen Gesundheit (psychische Befindlichkeit, EB-45; psychische Belastung, FEP; motivationale Inkongruenz, K-INK) konnten methodisch belastbare Ergebnisse erhoben werden. Durch die Angabe von Effektstärken und Werten zur klinischen Signifikanz erlauben unsere Ergebnisse den Vergleich mit den Wirkungen anderer Therapie- und Beratungsmethoden, z. B. anderen systemischen Verfahren (von Sydow et al. 2007). Der neu entwickelte Fragebogen zum Erleben in sozialen Systemen (Experience In Social Systems Questionnaire, EXIS) zeigte sich als ein psychometrisch zuverlässiges und valides Instrument für die Erfassung *interventionsspezifischer* Veränderungen in Form des Konstrukts Systemerleben. Für die Erfassung der *subjektiven* Wirksamkeit wurden erstmalig auch die Ziele und der Grad der Zielerreichung von Teilnehmern der Systemaufstellungsseminare mit einem Goal-Attainment-Scaling systematisch untersucht.

Je breiter und unspezifischer die eingesetzten Instrumente Veränderungen messen, desto geringer sind auch die Effektstärken der jeweiligen Intervention (Lipsey u. Wilson 1993). Deshalb zeigten sich für das Systemerleben und den Grad der Zielerreichung vermutlich höhere Effektstärken als für die Variablen der psychischen Gesundheit. Insgesamt lässt sich die Kombination der verwendeten Variablen und Messinstrumente als sehr gute Passung für die Veränderungsmessung von Systemaufstellungen im nichtklinischen Bereich einschätzen.

Interessant – wenngleich methodisch aufwendig – wäre die Erfassung der Wirksamkeit von Systemaufstellungen hinsichtlich der realen Familien und/oder Organisationen der Studienteilnehmer in zukünftigen Studien. Dies könnte beispielsweise umgesetzt werden, indem Systemmitglieder, die während des Aufstellungsseminars *nicht* anwesend sind, über die Studienteilnehmer, die Interaktionen mit diesen oder die Qualität der interpersonalen Beziehungen in den Familien befragt werden. Zu diesem Zweck könnten Methoden und Instrumente der systemischen Familien- oder Organisationsforschung eingesetzt werden (Ochs u. Schweitzer 2012).

14.1.3 Differenzielle Wirksamkeit

Erstmalig wurde statistisch analysiert, wie sich die seitens der Studienteilnehmer eingeschätzte Beziehungsqualität zu den Aufstellungsleitern auf die Studienergebnisse auswirkt. Die in Kapitel 13 dargestellten Ergebnisse verweisen auf die Relevanz dieser zentralen Variable in der Aufstellungsarbeit und bieten methodische Anregungen für Folgestudien.

Eine weitere Stärke der Studie stellen die Subgruppenanalysen dar, die entsprechend relevanter Teilnehmermerkmale durchgeführt wurden. In bisherigen Arbeiten wurde in der Stichprobenbeschreibung beispielsweise kaum zwischen aktiven Teilnehmern und teilnehmenden Beobachtern unterschieden. Weiterhin wurde oft nicht angegeben, ob Studienteilnehmer bereits Vorerfahrungen mit Systemaufstellungen oder psychotherapeutische Vorerfahrungen aufwiesen (Kapitel 3). In mehreren Subgruppenanalysen konnten wir die *differenzielle* Wirksamkeit der Aufstellungsseminare nachweisen, d. h. Unterschiede zwischen aktiven und beobachtenden Teilnehmern, zwischen denjenigen mit und ohne Aufstellungsvorerfahrung sowie zwischen denjenigen mit und ohne psychotherapeutische Vorerfahrungen.

Zu berücksichtigen ist, dass die Teilnehmergruppen post hoc analysiert wurden, die untersuchten Subgruppen nicht randomisiert waren und die Unterschiede zwischen den Gruppen teilweise schon vor der Intervention vorlagen. Deshalb erlauben unsere Analysen keine eindeutigen Interpretationen. Sie zeigen jedoch Tendenzen, dass z. B. aktive Teilnehmer, Teilnehmer mit Aufstellungsvorerfahrung sowie Teilnehmer mit psychotherapeutischer Vorerfahrung stärker von den Studienseminaren profitierten als Beobachter und Teilnehmer ohne solche Vorerfahrungen. In zukünftigen Studien sollten für eine prospektive Prüfung der differenziellen Wirksamkeit deshalb bestimmte Teilnehmergruppen vorab blockrandomisiert werden.

14.1.4 Naturalistische Studiendurchführung

Es gelang uns, acht 3-tägige Aufstellungsseminare im Forschungssetting durchzuführen und trotzdem eine naturalistische Durchführung dieser Studienseminare zu gewährleisten. Dies bildete sich zum einen in der offenen Rekrutierung von Studienteilnehmern mit weiten Ein- und Ausschlusskriterien ab. Weiterhin konnten die Studienteilnehmer analog zu Aufstellungsseminaren auf dem »freien Markt« eigenständig über ihren Status als entweder aktiver oder beobachtender

Teilnehmer entscheiden. Gleichzeitig sind damit aufgrund der für diese Variable nicht durchgeführten Randomisierung Grenzen der Interpretation der differenziellen Wirksamkeit gesetzt (Kapitel 11).

Durch eine zeitliche Trennung von den Forschungsaktivitäten konnten die Studienseminare weitergehend ungestört ablaufen. Die einzige Ausnahme stellten jeweils zwei Mitglieder des Forschungsteams dar, die pro Studienseminar zur Prüfung der Behandlungsintegrität anwesend waren. Inwiefern diese Tatsache, die aus unserer Sicht für eine sinnhafte Studiendurchführung jedoch nicht anders lösbar war, einen Einfluss auf die Teilnehmer darstellte, kann schwerlich beantwortet werden.

14.1.5 Manualentwicklung und Überprüfung der Behandlungsintegrität

Anders als dies bei vielen quantitativen Studien zur Aufstellungsarbeit gehandhabt wurde, bemühten wir uns, die Interventionen so präzise wie möglich zu beschreiben. Dies gelang uns mithilfe des in Kapitel 6 beschriebenen Manuals und des Nachweises einer hohen Behandlungsintegrität in allen acht Studienseminaren. Dieses Vorgehen ermöglicht die Replikation der von uns durchgeführten Intervention *Systemaufstellungsseminar* in Folgestudien.

14.1.6 Niedrige Abbruchrate der Studienteilnehmer

Positiv hervorzuheben ist die sehr niedrige Abbruchrate unserer Studie. Keiner der 208 Studienteilnehmer beendete seine Teilnahme vor dem offiziellen Studienende im März 2012. Die Anzahl von Protokollabweichungen war ebenfalls sehr gering, alle *Per-protocol-Analysen* konnten mit über 90 % der jeweiligen Stichproben durchgeführt werden (Kapitel 7).

14.1.7 Trennung von Forschung und Intervention/Praxis

Weiterhin positiv zu erwähnen ist die klare Trennung von Forschungsteam und Seminarleitern, was in bisherigen empirischen Studien häufig nicht gegeben war (Kapitel 3). Wenngleich keiner der Forschenden zur Zeit der Studie als Praktiker oder Weiterbildner in der Aufstellungsarbeit tätig war, haben alle Autoren einen systemischen Hintergrund und teilweise auch eigene Erfahrungen mit der Aufstellungsarbeit. Da – wie bei jeder sozialwissenschaftlichen Forschung – Objektivität nicht gegeben ist, können wir »Versuchsleitereffekte«

nicht ausschließen. Jedoch haben wir uns bemüht, in der gesamten Studiendurchführung und Datenauswertung eine so offene und hinreichend kritische Haltung einzunehmen wie möglich und nötig.

14.2 Methodenkritik

Die mit der naturalistischen Durchführung der Studienseminare verbundenen Stärken im Sinne einer hohen externen Validität geben gleichzeitig Anlass zu einer kritischen Bewertung der internen Validität (Hulley et al. 2000; Jacobi 2011).

14.2.1 Wartekontrollgruppendesign

Ein prinzipieller Nachteil von RCT-Studien mit einem Wartekontrollgruppendesign ist das Fehlen einer vergleichbaren Intervention für die Kontrollgruppe (Rifkin 2007). Obwohl sich die Unterschiede zwischen Interventions- und Kontrollgruppe in unserer Studie konsistent sowohl nach 2 Wochen als auch nach 4 Monaten zeigten, können diese Unterschiede streng genommen nicht ausschließlich auf die Intervention Aufstellungsseminar zurückgeführt werden. In der Planung der RCT-Studie war uns dieser Umstand bewusst. Gleichzeitig ließ sich keine mit einem 3-tägigen Aufstellungsseminar vergleichbare und attraktive Intervention finden, zu der sich Studienteilnehmer hätten randomisieren lassen. Auch lag die Entwicklung und Durchführung einer aktiven Intervention (anstatt einer Wartezeit) für die Kontrollgruppe außerhalb des finanziellen Rahmens unserer Studie. Schließlich ergab sich aus der Wahl einer Wartekontrollgruppe mit nachfolgender identischer Intervention die Möglichkeit der Überprüfung der Ergebnisse an der Gesamtstichprobe (Kapitel 11).

In zukünftigen Studien sollten deshalb mit Aufstellungsseminaren vergleichbare Kontrollinterventionen verwendet werden. Denkbar sind hier andere familienorientierte Verfahren, z. B. Multifamilientherapien (Asen 2002) oder Psychodramaseminare. Aufgrund der (im Vergleich zu längeren Therapien) kurzen Dauer und Kompaktheit eines Aufstellungsseminars und den zumeist kleinen bis mittleren Effektstärken in unserer Studie wäre es auch überlegenswert, die inkrementelle Wirksamkeit eines Aufstellungsseminars zu untersuchen. Beispielsweise könnten konventionelle ambulante Psychotherapien mit und ohne Aufstellungsseminar verglichen werden. Eine weitere Variante wäre der Vergleich einer stationären psychosomatischen Behandlung mit und ohne Aufstellungsseminar.

14.2.2 Klinische Diagnostik

Systemaufstellungsseminare werden in der üblichen Beratungspraxis außerhalb des kassenärztlichen Systems zumeist ohne formale psychologische Diagnostik durchgeführt. Im Bemühen um eine naturalistische Studiendurchführung mit weiten Einschlusskriterien verzichteten wir zugleich auf eine standardisierte klinische Diagnostik. Insofern kann aufgrund unserer Ergebnisse keine Aussage darüber gemacht werden, inwieweit Aufstellungsseminare bestimmte psychische Störungen lindern können. Dies bildet sich auch in den Ergebnissen zur klinischen Signifikanz ab (Kapitel 8, 11 und 12): Einerseits wurde eine Verbesserung im Sinne reliabler Veränderungen deutlich, andererseits lag die Mehrheit der Studienteilnehmer bereits vor Studienbeginn in einem *gesunden* bzw. *funktionalen* Bereich.

Weiterführende Forschungen sollten deshalb klinische Stichproben einschließen, zumal hier bereits vielversprechende, aber empirisch wenig geprüfte Einzelfalldarstellungen zur Wirksamkeit von Aufstellungen existieren, z. B. in der Zeitschrift *Praxis der Systemaufstellung*. Zudem wäre, außerhalb der klinisch-therapeutischen Logik, die Prüfung der Wirksamkeit von Aufstellungsarbeit hinsichtlich gesundheitspsychologischer bzw. salutogenetischer Variablen interessant.

14.2.3 Selektive Stichprobe

Alle Studienteilnehmer wurden anhand eigener Interessensbekundung aus der Allgemeinbevölkerung rekrutiert. Die Stichprobe bestand hauptsächlich aus Frauen mittleren Alters mit Abitur, die berufstätig waren und häufig in psychosozialen Bereichen arbeiteten. Ein hoher Anteil wies bereits Vorerfahrungen mit Systemaufstellungen auf. Insofern ist die Stichprobe nicht repräsentativ für die Allgemeinbevölkerung, was die Generalisierbarkeit der Studienergebnisse einschränkt.

In unserer Werbung (Flyer, Webseite) und im Informationsschreiben für die Teilnehmer wurde erwähnt, dass Systemaufstellungen positive Wirkungen auf die psychische Gesundheit haben können. Es kann vermutet werden, dass dadurch Erwartungseffekte an die Wirksamkeit der Aufstellungsmethode mitbedingt wurden. Diese dürften dadurch noch verstärkt worden sein, dass es sich bei den beiden Studientherapeuten um sehr renommierte Aufstellungsleiter handelte. Auch wiesen vermutlich besonders diejenigen Studienteilnehmer mit Aufstellungsvorerfahrungen positive Erwartungen an die Wirksamkeit der Aufstellungsarbeit auf. Schließlich ist anzunehmen, dass Personen in psychosozialen Berufsfeldern eine Neigung haben, sich mit eigenen familiären und psychischen Problemen aktiv auseinanderzusetzen und Beratungsformate wie die Aufstellungsarbeit als Ressource für die persönliche Entwicklung wahrnehmen. Somit können bei einem Großteil der Studienteilnehmer, von denen außerdem zwei Drittel bereits Psychotherapievorerfahrungen aufwiesen, Erwartungseffekte angenommen werden, welche die Ergebnisse in positiver Richtung veränderten.

14.2.4 Auswahl der Studientherapeuten

Aus pragmatischen Gründen entschieden wir uns bei der Durchführung der Studienseminare für zwei Aufstellungsleiter, die sich beide durch eine langjährige Erfahrung und eine hohe Reputation auszeichnen. Da die Aufstellungsarbeit ein sehr leiterzentriertes Verfahren ist, schränkt dies die Generalisierbarkeit der Ergebnisse ein. Beide Seminarleiter waren vom Verfahren der Systemaufstellung überzeugt, was wiederum die Wirkungen der Intervention beeinflusst haben könnte (»allegiance«; Leykin u. DeRubeis 2009). In zukünftigen Studien sollten deshalb verschiedene Seminarleiter mit unterschiedlichen beruflichen Hintergründen, Erfahrungen und Kompetenzen herangezogen werden.

14.3 Fazit

Bei unserer Studie zur Wirksamkeit von Aufstellungen handelt es sich um die erste methodisch fundierte Studie im RCT-Design, die gängigen Kriterien der Evaluation von Psychotherapie und Beratung entspricht. Neben der empirischen Prüfung der Methode Systemaufstellungen zeigt sich weiterhin ein allgemeiner Erkenntnisgewinn im Rahmen der Beratungs- und Psychotherapieforschung, in dem RCT-Studiendesigns üblicherweise für die Evaluation verwendet werden.

Schließlich konnte mit der erfolgreichen Durchführung der Studie gezeigt werden, dass auch umstrittene und aktuell nicht im Gesundheitssystem integrierte Methoden der Therapie/Beratung empirisch überprüft werden können. Dies scheint angesichts der zunehmenden Diversifizierung des Marktes anerkannter und nichtanerkannter psychologischer Therapie- und Beratungsmethoden in der heutigen pluralisierten Gesellschaft eine zunehmende Notwendigkeit. Nicht zuletzt, um Klienten und Hilfesuchenden fundierte Informationen über die Wirksamkeit auch kontrovers diskutierter Methoden zur Verfügung zu stellen.

15 Das Forschungsprojekt aus Sicht der Studientherapeuten: Interview mit Diana Drexler und Gunthard Weber

Ergänzend zu den bisher berichteten Ergebnissen kommen an dieser Stelle die beiden Studientherapeuten zu Wort. Jan Weinhold führte per E-Mail Interviews mit Gunthard Weber und Diana Drexler, in denen sowohl ihre Eindrücke über den konkreten Forschungskontext der Studienseminare als auch ihre Meinungen zum Verhältnis von Aufstellungsforschung und -praxis zur Sprache kommen.

Welche Wünsche und welche Befürchtungen gab es für Euch zu Beginn der DFG-geförderten Studie zur Wirksamkeit von Systemaufstellungen am Institut für Medizinische Psychologie in Heidelberg?

GUNTHARD WEBER: Mit der Studie ging für mich der lang gehegte Wunsch in Erfüllung, dass eine wissenschaftlich solide Studie zur Wirksamkeit der Aufstellungsarbeit möglich wurde. Natürlich wünschte ich mir, dass die Ergebnisse positiv ausfallen. Es war auch eine Überprüfung der eigenen Arbeit und leicht für mich, mich darauf einzulassen.

DIANA DREXLER: Ein großer Wunsch war, dass die Aufstellungsarbeit endlich auch in der Fachwelt als ernst zu nehmendes Verfahren wahrgenommen würde – schon allein das Vorhaben für eine solche Studie war ja diesbezüglich ein Anfang. »Befürchtungen« ist zu stark formuliert, aber gewisse »Ansteckungen« der Befürchtungen von außen gab es schon, obwohl sie aus den eigenen Erfahrungen heraus unbegründet waren. Jetzt jedenfalls wurde »gemessen« und im Nachhinein bricht mir da eher der Schweiß aus; Gunthard und ich waren ja auch ganz schön mutig.

Hat die Tatsache, dass die acht Aufstellungsseminare in einem Forschungskontext eingebunden waren, Eure Arbeit beeinflusst?

DIANA DREXLER: Im Vorfeld hatte ich mir kurz überlegt, mich mit dem Untersuchungsdesign und den Methoden vertraut zu machen, habe dann aber gemerkt, dass mich das eher verunsicherte – wie den Tausendfüßler, der übers Gehen nachdenkt. Ich habe dann gedacht: Ich mache das so gut ich kann und habe dann jede Vorbereitung gelassen. Ansonsten war nur »an den Rändern« spürbar, dass es nicht wie immer war. Sobald die Arbeit erst einmal angefangen hatte, merkte ich davon nichts mehr.

GUNTHARD WEBER: Das Heidelberger Forschungsteam hat es hervorragend hinbekommen, für die Seminare eine Atmosphäre zu schaffen, die der unserer Seminare im Wieslocher Institut für systemische Lösungen (WISL) sehr ähnlich war. Ich habe die Seminare ganz so geleitet wie die sonstigen und mich auch so gefühlt.

Wie war es für Euch, in anderen Räumlichkeiten als im vertrauten WISL zu arbeiten?

GUNTHARD WEBER: Auch hier habe ich keine Unterschiede vor allem deshalb gespürt, weil die Forschungsaktivitäten vorher und in einem anderen Raum stattfanden.

DIANA DREXLER: Es kommt ja immer mal vor, dass ich in anderen Räumen arbeiten muss und es ist immer eine Umstellung. Aber das geht ja allen Beteiligten so und es gehört zum Gruppenfindungsprozess dazu, dass man sich ans gemeinsame Sein und Arbeiten in einem Raum gewöhnt.

Gab es Unterschiede in der Arbeit mit »rekrutierten« Studienteilnehmern im Vergleich zu offenen Aufstellungsseminaren? Falls ja, welche?

DIANA DREXLER: Ich hatte öfter mal das Gefühl, dass jemand eher aus Interesse an der Aufstellungsarbeit und am Projekt dabei war als aus einem inneren Bedürfnis oder Anliegen heraus. Das war dann schwierig und mit einigen hätte ich unter »natürlichen« Bedingungen eigentlich (noch) nicht aufgestellt. Wenn ein »echtes« Problem bzw. Anliegen oder gar ein Symptom thematisiert wird, besteht eher die Chance auf einen Unterschied nach der Arbeit. Ich glaube, das war hier »weicher« als in sonstigen Seminaren.

GUNTHARD WEBER: Ich hatte den Eindruck, dass zu diesen Seminaren mehr TeilnehmerInnen kamen, die schon Vorerfahrungen mit Aufstellungen hatten, als in meinen sonstigen Aufstellungsseminaren. Es wirkte so, als seien einige TeilnehmerInnen mehr aus Neugier oder zur Unterstützung der Studie gekommen. Jedenfalls habe *ich* die Anliegen teilweise als »flau« erlebt. Zu meinen sonstigen Seminaren kommen mehr TeilnehmerInnen mit schwierigeren Fragestellungen und Störungen, z. B. Patienten mit Krebs, psychotischem Verhalten, Suizidalität und Ähnlichem.

Haben die in jedem Studienseminar anwesenden zwei Forschenden Eure Arbeit oder die Seminargruppe beeinflusst?

Diana Drexler: Ich habe sie nicht bemerkt.

Gunthard Weber: Ich wusste, dass sie da waren. Sie gehörten für mich aber wie zu der Gruppe der teilnehmenden Beobachter.

Was würdet Ihr Aufstellungspraktiker in Bezug auf die Teilnahme an Forschungsprojekten empfehlen?

Gunthard Weber: Wenn der Forschungsteil so kompetent ausgeführt wird und so unauffällig nebenher geschieht, wie es in Heidelberg war, sollten sie solche Möglichkeiten suchen. Überhaupt würde ich mich sehr freuen, wenn sich mehr Institute oder Gruppen für eine wissenschaftliche Erforschung der Aufstellungsarbeit interessierten und eventuell auch die Heidelberger Studie replizieren würden. Die Heidelberger Forschergruppe würde das ja sicherlich unterstützen und das Forschungsdesign wäre schon vorhanden.

Diana Drexler: Was soll ich da sagen? Ich bin ja nicht ständig an Forschungsprojekten beteiligt :-). Zunächst mal hatten wir einfach riesiges Glück mit Jochen Schweitzer und seinem Team: Das war ein Wahnsinnsaufwand und Einsatz von den Forschern – und das für die Aufstellungsarbeit, die ja gerade in fachlichen Kreisen bis heute immer noch zum Teil diskreditierend und unwissenschaftlich kommentiert wird. Ich kann mich nur von Herzen bedanken, dass von so renommierten Forschern wahrgenommen wurde, dass es tatsächlich eine Aufstellungsarbeit »nach Bert Hellinger« im zeitlichen Sinn gibt und dass es sich sehr wohl um einen – eventuell auch klinisch – ernst zu nehmenden Ansatz handelt. Das ist nicht selbstverständlich: Noch im Herbst 2013 fanden auf der 7. Kindertagung in Heidelberg zwei Podien über Bert Hellinger statt, u. a. darüber, ob er nun etwas »zur Psychotherapie beigetragen hat, das von Bestand sein wird«. Das mag durchaus diskutabel sein – wenn auch mal nachgefragt würde, was wir in den letzten 15 Jahren eigentlich gemacht haben, die wir diese Arbeit fast hauptberuflich kontinuierlich weiterentwickeln. Diese Rückgewandtheit meiner systemisch-hypnotherapeutischen »Elterngeneration« ist enttäuschend für mich. Da war das Forschungsangebot echter Aufwind. Ich kann mir nur im Traum vorstellen, dass sich bald noch einmal die Chance auf ein vergleichbares Projekt wiederholen wird. Mein Gefühl ist, dass Forschung – bzw. das Geld dafür zu bekommen – für solche außenständigen Verfahren immer unmöglicher wird. Wenn doch: Ich würde jederzeit mitmachen.

Wie seht Ihr das Verhältnis von empirischer Forschung und Praxis der Aufstellungsarbeit im Jahr 2014?

Gunthard Weber: Im Bereich des Familienstellens sehe ich da nicht viele Aktivitäten. Im Bereich Organisationsaufstellungen dagegen deutlich mehr. Es gibt – so ist mein Eindruck – auch aufseiten der AufstellerInnen tiefsitzende Vorbehalte gegenüber der empirischen Forschung (»Fliegenbeinzählerei«). Man traut der Forschung nicht zu, dass die zentralen Dimensionen und Phänomene der Aufstellungsarbeit, abgesehen von der Wirksamkeitsforschung, empirisch erfasst werden können. Auch böten meiner Meinung nach qualitative Studien bei vielen zentralen Fragestellungen der Aufstellungsarbeit adäquatere Zugangsweisen. Dazu kommt, dass im Rahmen einer Praxis als niedergelassener Therapeut bzw. Aufstellungsleiter die Durchführung längerer und anspruchsvollerer Studien kaum zu realisieren ist. Das habe ich schmerzlich erfahren müssen. Da braucht man doch eine institutionelle Unterstützung und finanzielle Ressourcen.

Diana Drexler: Es ist eine große Polarität zwischen Theorie und Praxis, zwischen Universität und therapeutischer »Wildbahn«. Ich habe da nicht so viel Hoffnung auf die Kombination von akademischem Verstand und Herz – das wäre Forschung, die wir für eine Weiterentwicklung echter Professionalität brauchen könnten. Wenn ich mir etwas wünschen dürfte, dann dass wir unser professionelles, therapeutisches Tun mit Forschern gemeinsam reflektieren könnten. RCT-Studien sind heutzutage wichtig, um überhaupt wahrgenommen zu werden in der wissenschaftlichen Welt. Zusätzlich würde es noch andere Projekte brauchen, eher dialogische Modelle zwischen Wissenschaftlern und Professionellen, um gemeinsam zu forschen, *was* wir da eigentlich genau machen.

16 Resümee und Ausblick

Jochen Schweitzer, Annette Bornhäuser, Christina Hunger und Jan Weinhold

16.1 Kurzzusammenfassung der Studienergebnisse

Wir haben in diesem Buch, nach einer Einführung in die Methode der Systemaufstellungen und einer Übersicht über die Forschung bis 2012, möglichst genau die von uns durchgeführte, unseres Wissens weltweit erste randomisiert-kontrollierte Wirksamkeitsstudie über Systemaufstellungen dargestellt. Was sind die Kernergebnisse diese Studie? Zusammenfassend können wir Folgendes sagen:

- 3-tägige Systemaufstellungsseminare mit zwei erfahrenen Aufstellungsleitern haben im Jahr 2011 bei einer Gesamtstichprobe von 208 Menschen aus der Allgemeinbevölkerung im Durchschnitt der Teilnehmer positive Veränderungen der psychischen Gesundheit, im Erleben der ihnen wichtigsten sozialen Systeme (Familie oder Paarbeziehung) und in der Erreichung ihrer wichtigsten persönlichen Ziele für diese Aufstellungsseminare gebracht.
- Diese positiven Veränderungen sind nicht kurzfristig, sondern relativ dauerhaft – sie sind nicht nur 2 Wochen nach dem Aufstellungsseminar, sondern auch 4, 8 und 12 Monate später noch nachweisbar. Sie zeigen sich als konsistent sowohl für die drei Teilaspekte (RCT-Studie, kumulative Studie, 8- und 12-Monats-Katamnese) als auch für die verwendeten Variablen bzw. Messinstrumente.
- Allerdings stellen diese positiven Veränderungen im Gruppendurchschnitt und in Abhängigkeit von den jeweiligen Messinstrumenten statistisch vorwiegend kleine, vereinzelt auch mittlere und nur hinsichtlich der individuellen Zielerreichung große Effekte dar. Kleine Effekte deuten darauf hin, dass ca. 60–70 % der Teilnehmer der Systemaufstellungsseminare bessere Werte zeigen als der statistische Durchschnitt derer, die noch auf ihr Seminar warteten. Bei mittleren Effekten zeigen ca. 70–80 %, bei großen Effekten über 80 % der Aufstellungsseminarteilnehmer bessere Werte (Coe 2002). Keinerlei Effekte lägen dann

vor, wenn 50 % der Teilnehmer sowohl schlechtere als auch bessere Werte zeigten, es also zufällig wäre, ob die Teilnahme an einem Systemaufstellungsseminar positive oder negative Veränderungen bewirkt. Die in diesem Buch dokumentierten Effekte sind kleiner als die von kontinuierlich über Monate hinweg stattfindenden Einzeltherapien berichteten. Sie sind in etwa vergleichbar mit denen von psychoedukativen Gruppen zur Paar- und Eheberatung (Hawkins et al. 2008). Schaut man genauer in diese Gruppenwerte hinein, zeigt sich für die klinische Signifikanz ein differenziertes Bild: Deutliche positive Veränderungen werden von einem guten Drittel der Teilnehmer erlebt. Bei gut der Hälfte bleibt die psychische Gesundheit unverändert. Für einen kleinen Teil (ca. 5–10 %) verschlechtert sich diese, allerdings nie in kritische Bereiche hinein.
- Für die von uns beforschten Systemaufstellungsseminare gilt: Psychotherapeutisch und speziell mit Systemaufstellungen erfahrene Teilnehmer profitieren tendenziell stärker von ihnen als unerfahrene Teilnehmer. Hingegen spielt der Teilnehmerstatus als entweder aktiver Teilnehmer mit Aufstellung eines eigenen Anliegens oder als teilnehmender Beobachter eine weniger bedeutsame Rolle als vermutet.

16.2 Gültigkeitsgrenzen unserer Ergebnisse

Auch wenn unsere Studienergebnisse vorwiegend positive psychologische Wirkungen der Aufstellungsarbeit zeigen, sollte der Gültigkeitsbereich dieser Aussagen eingeschränkt werden. Denn die beforschten Systemaufstellungsseminare fanden nur an einem Ort (dem Institut für Medizinische Psychologie in Heidelberg) statt und wurden von nur zwei unterschiedlichen Seminarleitern (Dr. Gunthard Weber und Dr. Diana Drexler) geleitet. Deshalb gelten unsere Ergebnisse zunächst einmal nur für einen überwiegend weiblichen, akademisch vorgebildeten, in Systemaufstellungen vorerfahrenen Teilnehmerkreis, der bei zwei sehr erfahrenen, approbierten, zugleich phänomenologisch und konstruktivistisch versierten Psychotherapeuten an Aufstellungsseminaren in deren Stil teilnahm. Ob ähnliche Resultate auch bei einem beispielsweise vorwiegend männlichen, aufstellungsunerfahrenen Teilnehmerkreis und in von jungen Aufstellern geleiteten Aufstellungsseminaren erreicht würden – das können erst künftige Forschungen zeigen. Reizvoll wäre auch zu untersuchen, ob Aufstellungsleiter mit sehr unterschiedlichen Leitungsstilen (z. B. sehr oder wenig direktiv, sehr »phänomenologisch« oder sehr »konstruktivistisch«) in einer systematischen Weise zu unterschiedlichen Wirkungen bei den Teilnehmern beitragen.

16.3 Weiterführende Forschungen

Die Chancen für weitere kontrollierte, auch klinische Studien sind freilich gut. Die in diesem Buch beschriebene Forschungsmethodik kann von anderen Gruppen in weiteren Studien bei anderen Teilnehmerkreisen, gegebenenfalls bei bestimmten Diagnosen und mit anderen Aufstellungsleitern mit entsprechenden Veränderungen wiederholt werden. Für Praktiker allein sind solche Studien vermutlich schwer durchzuführen, wohl aber in Kooperation mit praxisorientierten Forschergruppen. Es braucht dafür auch eine finanzielle Förderung, für ein Projekt unserer Größenordnung geschätzte 400.000 Euro (Stand 2013). Denkbar und in der Vergangenheit schon erfolgt ist solche finanzielle Förderung durch Stiftungen, deren Gründer oder Beiräte positive Erfahrungen mit Aufstellungsarbeit gemacht haben.

Nicht erforderlich scheint Wirksamkeitsforschung zur Aufstellungsarbeit auf absehbare Zeit in Arbeitsfeldern außerhalb des Gesundheitswesens. Klar ist, dass die Aufstellungsarbeit inzwischen mindestens genauso umfangreich außerhalb wie innerhalb der Psychotherapie genutzt wird – beispielsweise in der Organisationsberatung, in der Schulpädagogik und Erwachsenenbildung oder für die Sondierung komplexer Entscheidungsoptionen in unterschiedlichsten Lebensbereichen. Wirksamkeitsforschung ist in jenen Bereichen bislang nur selten gefordert worden, da dort erlebte Evidenz meist als hinreichend gilt und studiengestützte Evidenznachweise dort nicht verlangt werden.

16.4 Psychotherapeutisches Potenzial von Systemaufstellungen

Künftige Forschung hätte noch zu zeigen, ob Systemaufstellungen für Menschen mit einer diagnostizierten psychischen Störung therapeutisches Potenzial aufweisen. Aufgrund unserer Einschlusskriterien mussten Teilnehmer keine psychische Störung haben und wir haben keine klinische Diagnostik durchgeführt. Wir wissen daher auch nicht, ob und gegebenenfalls wie viele Teilnehmer unserer Studie eine diagnostizierbare psychische Störung aufwiesen.

Welches psychotherapeutische Potenzial kann man Systemaufstellungen zutrauen? Geht man von den vorwiegend kleinen Effektstärken der Systemaufstellungsseminare in unserer Studie aus, können sie im klinischen Setting vermutlich eher als ergänzender Teil einer umfassenderen psychotherapeutischen Behandlung (z. B. einer stationären oder teilstationären Psychotherapie oder als Ergänzung einer ambulanten Einzel-, Paar- oder Familientherapie) stehen als »für sich allein« psychische Erkrankungen zu therapieren.

Um dies zu untersuchen, könnte beispielsweise in einer psychosomatisch-psychotherapeutischen oder psychiatrisch-psychotherapeutischen Fachklinik der per Zufall ausgelosten Hälfte der stationären oder tagesklinischen Patienten die zusätzliche Teilnahme an einem Aufstellungsseminar in der Klinik ermöglicht werden, während die andere Hälfte der Patienten an einem ganz anderen, aber gleichermaßen umfangreichen und gut gemachten Gruppenangebot teilnimmt. Unterschiedliche Wirkungen beider Gruppenangebote bei gleicher Grundversorgung in der Klinik könnten sich dann in unterschiedlichen Ergebnissen in den von uns verwendeten Fragebogen inklusive Zielerreichungsskalierung und Systemerleben zeigen.

Wo könnten Systemaufstellungen künftig im Gesamtfeld von Psychotherapie und Beratung »ihren Platz« finden? Unsere Lieblingshypothese hierzu ist: als eine spezielle Methode im Rahmen des größeren Verfahrens Systemische Therapie und Beratung. Dann würde die Aufstellungsmethode dorthin zurückkehren, wo Bert Hellinger einige ihrer besten Grundlagen in den 1980er Jahren kennengelernt hatte.

Literatur

Antes, G., D. Bassler u. D. Galandi (1999): Systematische Übersichtsarbeiten: Ihre Rolle in einer Evidenz-basierten Gesundheitsversorgung. *Deutsches Ärzteblatt* 96 (10): 616–622.

Asen, E. (2002): Multiple family therapy: an overview. *Journal of Family Therapy* 24 (1): 3–16.

Bauer, S., M. J. Lambert a. S. L. Nielsen (2004): Clinical significance methods: A comparison of statistical techniques. *Journal of Personality Assessment* 82 (1): 60–70.

Baumann, U. u. C. Reinecker-Hecht (2011): Methodik der klinisch-psychologischen Interventionsforschung. In: M. Perrez u. U. Baumann (Hrsg.): Lehrbuch Klinische Psychologie – Psychotherapie. Bern (Huber), S. 378–397.

Baumeister, R. F. a. M. R. Leary (1995): The need to belong: Desire for interpersonal attachments as a fundamental human motivation. *Psychological Bulletin* 117 (3): 497–529.

Baumgartner, M. (2006): Gestaltung einer gemeinsamen Organisationswirklichkeit. Systemische Strukturaufstellungen und Mitarbeiterbefragungen zur Diagnose von Organisationskultur. Heidelberg (Carl-Auer).

Becvar, D. S. a. R. J. Becvar (2009): Family therapy. A systemic integration. Boston (Pearson).

van den Berg, P. a. J. Roevans (2007): Short term effects of systemic sets in organisations. *The Knowing Field. International Constellations Journal* 10: 31–36.

Berking, M., J. Dreesen u. C. Jacobi (2004): Was wollen Patienten wann und wo erreichen? Die Veränderungen von Therapiezielen während und nach einer stationären Verhaltenstherapie. *Verhaltenstherapie* 14 (4): 245–252.

Berking, M., M. Grosse Holtforth, C. Jacobi a. B. Kröner-Herwig (2005): Empirically based guidelines for goal-finding procedures in psychotherapy: Are some goals easier to attain than others? *Psychotherapy Research* 15 (3): 316–324.

Berking, M., C. Jacobi u. O. Masuhr (2001): Therapieziele in der psychosomatischen Rehabilitation. *Verhaltenstherapie und psychosoziale Praxis* 33 (2): 259–272.

Berne, E. (1967): Spiele der Erwachsenen. Psychologie der menschlichen Beziehungen. Reinbek bei Hamburg (Rowohlt).

Berreth, A. (2009): Organisationsaufstellung und Management. Lesarten einer beraterischen Praxis. Heidelberg (Carl-Auer).

Blomberg, J., A. Lazar a. R. Sandell (2001): Long-term outcome of long-term psychoanalytically oriented therapies: First findings of the Stockholm

Outcome of Psychotherapy and Psychoanalysis Study. *Psychotherapy Research* 11 (4): 361–382.
Borek, L. (2011): Der Einfluss von Systemischen Strukturaufstellungen auf Kohäsion, Kooperation, Koordination und Kommunikation in Teams. Eine Längsschnittstudie. *Gruppendynamik und Organisationsberatung* 42 (2): 173–185.
Bornhäuser, A., C. Hunger, L. Link, E. Wolff, J. Schweitzer a. J. Weinhold (2014): Randomized controlled trial on Family Constellation Seminars: Findings on goal content, goal incidence, and goal attainment. *Psychotherapy Integration (submitted.)*
Boszormenyi-Nagy, I. a. B. R. Krasner (1986): Between give and take: A clinical guide to contextual therapy. New York (Brunner-Routledge).
Boszormenyi-Nagy, I. u. G. M. Spark (1981): Unsichtbare Bindungen. Die Dynamik familiärer Systeme. Stuttgart (Klett-Cotta).
Boutron, I., D. Moher, D. G. Altman, K. F. Schulz a. P. Ravaud (2008): Extending the CONSORT statement to randomized trials of nonpharmacologic treatment: Explanation and elaboration. *Annals of Internal Medicine* 148 (4): 295–309.
Buchholz, M. (2003): Da sitzt das kalte Herz! *Die ZEIT* (35): 11–13.
Bühner, M. (2006): Einführung in die Test- und Fragebogenkonstruktion. München (Pearson Studium).
Burlingame, G. M., K. R. MacKenzie a. B. Strauss (2004): Small group treatment: Evidence for effectiveness and mechanisms of change. In: M. J. Lambert (ed.), Bergin & Garfield's handbook of psychotherapy and behavior change, 5th ed. New York (Wiley), pp. 647–696.
Chambless, D. L. a. T. H. Ollendick (2001): Empirically supported psychological interventions: Controversies and evidence. *Annual Review of Psychology* 52: 685–716.
Christman, J. (2004): Relational autonomy, liberal individualism, and the social constitution of selves. *Philosophical Studies* 117: 143–164.
Chu, V. (2008): Neugeburt einer Familie. Familienstellen in der Gestalttherapie. Wuppertal (Peter Hammer).
Coe, R. (2002): It's the effect size, stupid. What effect size is and why it is important. Paper presented at the Annual Conference of the British Educational Research Association, 12–14 September 2002, University of Exeter, Exeter, UK.
Cohen, D. B. (2008): Systemic family constellations and their use with prisoners serving long-term sentences for murder or rape. Saybrook University, San Francisco (unpublished dissertation).
Cohen, J. (1960): A coefficient of agreement for nominal scales. *Educational and Psychological Measurement* 20: 37–46.
Cohen, J. (1988): Statistical power analysis for the behavioral sciences. Hillsdale (Erlbaum).

Daimler, R. (2008): Basics der Systemischen Strukturaufstellungen. München (Kösel).

de Philipp, W. (2006): Systemaufstellungen im Einzelsetting: Platz lassen, Raum geben. Heidelberg (Carl-Auer), 3. Aufl. 2011.

DGSF (2003): Stellungnahme der DGSF zum Thema Familienaufstellungen. *Kontext* 34 (2): 194–196.

Dierbach, H. (2010): Die Seelenpfuscher. Pseudo-Therapien, die krank machen. Reinbeck (Rowohlt).

Duhl, F., D. Kantor a. B. Duhl (1973): Learning, space and action. A primer of family sculpture. In: D. Bloch (ed.), Techniques of family psychotherapy. New York (Grune & Stratton), pp. 47–63.

Dunkel, D., E. Antretter, S. Fröhlich-Walser u. C. Haring (2005): Evaluation der Kurzform des Fragebogens zur Sozialen Unterstützung (SOZU-K-22) in klinischen und nichtklinischen Stichproben. *Psychotherapie Psychosomatik Medizinische Psychologie* 55 (5): 266–277.

Durm, M. W. a. P. E. Glaze (2001): Relation of self-acceptance and acceptance of others. *Psychological Reports* 88 (2).

Eidmann, F. (1998): Erfahrungen mit der Nutzung der Konzepte Bert Hellingers als Psychotherapeutin in einer Arztpraxis mit onkologischem Schwerpunkt. In: G. Weber (Hrsg.): Praxis des Familienstellens. Beiträge zu systemischen Lösungen nach Bert Hellinger. Heidelberg (Carl-Auer), S. 288–293.

Erb, K. (2001): Die Ordnungen des Erfolgs. Einführung in die Organisationsaufstellung. München (Kösel).

Erickson, M. H., E. L. Rossi u. S. L. Rossi (1998): Hypnose. Induktion, psychotherapeutische Anwendung. München (Pfeiffer).

Faller, H. (2004): Intention-to-treat. *Rehabilitation* 43 (1): 52–55.

Faul, F., E. Erdfelder, A. Buchner a. A.-G. Lang (2009): Statistical power analyses using G*Power 3.1: Tests for correlation and regression analyses. *Behavior Research Methods* 41 (4): 1149–1160.

Field, A. P. (2009): Discovering statistics using SPSS. Los Angeles (Sage).

Flaskas, C., B. Mason a. A. Perlesz (eds.) (2005): The space between: Experience, context and process in the therapeutic relationship. London (Karnac).

Franke, U. (2004): Systemische Familienaufstellung. Eine Studie zu systemischer Verstrickung und unterbrochener Hinbewegung unter besonderer Berücksichtigung von Angstpatienten, 6. Aufl. München (Profil).

Frayn, E. (2012): Review of social inclusion and mental health. *International Journal of Social Psychiatry* 58 (5): 557–558.

Fydrich, T., G. Sommer u. E. Brähler (2007): F-SozU. Fragebogen zur Sozialen Unterstützung [Manual]. Göttingen (Hogrefe).

Gangamma, R., S. Bartle-Haring a. T. Glebova (2012): A study of contextual therapy theory's relational ethics in couples in therapy. *Family Relations* 6 (5): 825–835.

Geigges, J. (2013): Validierungsstudie der englischen Übersetzung des Experience in Social Systems Questionnaire (EXIS). Institut für Psychologie, Universität Heidelberg (Unveröffentlichte Qualifikationsarbeit zur Erlangung des Grades Bachelor of Science).

Gere, J. a. G. MacDonald (2010): An update of the empirical case for the need to belong. *Journal of Individual Psychology* 66 (1): 93–115.

Gleich, M. (2008): Organisationsaufstellungen als Beratungsinstrument für Führungskräfte. Eine empirische Analyse. Heidelberg (Carl-Auer).

Gminder, C. U. (2005): Nachhaltigkeitsstrategien systemisch umsetzen. Eine qualitative Exploration der Organisationsaufstellung als Managementmethode. Universität St. Gallen (Unveröffentlichte Dissertation).

Grawe, K. (1994): Psychotherapie im Wandel: Von der Konfession zur Profession. Göttingen (Hogrefe).

Grawe, K. (1999): Psychologische Therapie. Bern (Huber).

Grawe, K. (2004): Neuropsychotherapie. Göttingen (Hogrefe).

Greenhalgh, T. (2000): Einführung in die Evidence-based medicine. Kritische Beurteilung klinischer Studien als Basis einer rationalen Medizin. Bern (Huber).

Grochowiak, K. u. J. Castella (2001): Systemdynamische Organisationsberatung. Die Übertragung der Methode Hellingers auf Organisationen und Unternehmen. Ein Handlungsleitfaden für Unternehmensberater und Trainer. Heidelberg (Carl-Auer).

Grosse Holtforth, M. a. K. Grawe (2002): Bern inventory of treatment goals: Part 1. Development and first application of a taxonomy of treatment goal themes. *Psychotherapy Research* 12 (1): 79–99.

Grosse Holtforth, M. u. K. Grawe (2003): Der Inkongruenzfragebogen (INK). Ein Messinstrument zur Analyse motivationaler Inkongruenz. *Zeitschrift für Klinische Psychologie und Psychotherapie: Forschung und Praxis* 32 (4): 315–323.

Grosse Holtforth, M., Grawe, K. u. Tamcan, Ö. (2004): Inkongruenzfragebogen: INK. Göttingen (Hogrefe).

Grosse Holtforth, M., W. Lutz a. K. Grawe (2006): Structure and change of the IIP-D pre- and postpsychotherapy: A replication using a Swiss clinical sample. *European Journal of Psychological Assessment* 22 (2): 98–103.

Groth, T. u. F. B. Simon (2005): Organisationsaufstellung – jenseits von Zauberei und Mystik. *Personalführung* 38 (2): 56–63.

Groth, T. u. G. Stey (2007): Potenziale der Organisationsaufstellung. Innovative Ideen und Anwendungsbereiche. Heidelberg (Carl-Auer).

Guyatt, G., S. Walter a. G. Norman (1987): Measuring change over time: assessing the usefulness of evaluative instruments. *Journal of Chronic Disease* 40 (2): 171–178.

Haas, W. (2009): Das Hellinger-Virus. Zu Risiken und Nebenwirkungen von Aufstellungen. Kröning (Asanger).

Haug, S., B. Puschner, M. J. Lambert u. H. Kordy (2004): Veränderungsmessung in der Psychotherapie mit dem Ergebnisfragebogen (EB-45). *Zeitschrift für Differenzielle und Diagnostische Psychologie* 25 (3): 141–151.
Häuser, W., R. Klein u. B. Schmitt-Keller (1998): Familienaufstellen mit Bert Hellinger aus der Sicht teilnehmender KlientInnen und ihrer TherapeutInnen – Eine Einjahreskatamnese. In: G. Weber (Hrsg.): Praxis des Familienstellens. Beiträge zu systemischen Lösungen nach Bert Hellinger. Heidelberg (Carl-Auer), S. 478–487.
Hausner, S. (2008): Auch wenn es mich das Leben kostet! Systemaufstellungen bei chronischen Krankheiten und lang anhaltenden Symptomen. Heidelberg (Carl-Auer).
Hautzinger, M., M. Bailer, H. Worrall u. F. Keller (2000): Beck-Depressions-Inventar (BDI) Testhandbuch, 3. Aufl. Bern (Huber).
Hawkins, A. J., V. L. Blanchard, S. A. Baldwin a. E. B. Fawcett (2008): Does marriage and relationship education work? A meta-analytic study. *Journal of Consulting and Clinical Psychology* 76 (5): 723–734.
Hellinger, B. (1995): Ordungen der Liebe. Heidelberg (Carl-Auer).
Hellinger, B. (2003): Ordnungen des Helfens. Ein Schulungsbuch. Heidelberg (Carl-Auer).
Hellinger, B. (2007): Die Quelle braucht nicht nach dem Weg zu fragen. Ein Nachlesebuch, 5. Aufl. Heidelberg (Carl-Auer).
Heuft, G. u. W. Senf (1998): Praxis der Qualitätssicherung in der Psychotherapie: Das Manual zur Psy-BaDo. Stuttgart (Thieme).
Höppner, G. (2001): Heilt Demut – wo Schicksal wirkt? Evaluationsstudie zu Effekten des Familien-Stellens nach Bert Hellinger. München (Profil).
Horowitz, L. M., S. E. Rosenberg, B. A. Baer, G. Ureño a. V. S. Villasenor (1988): Inventory of interpersonal problems: Psychometric properties and clinical applications. *Journal of Consulting and Clinical Psychology* 56: 885–892.
Horvath, A. O. a. Greenberg, L. S. (1989): Development and validation of the Working Alliance Inventory. *Journal of Counseling Psychology* 36: 223–233.
Horvath, A. O. a. L. Luborsky (1993): The role of the therapeutic alliance in psychotherapy. *Journal of Consulting and Clinical Psychology* 61 (4): 561–573.
Howard, K. I., R. J. Lueger, M. S. Maling a. Z. Martinovich (1993): A phase model of psychotherapy outcome: Causal mediation of change. *Journal of Consulting and Clinical Psychology* 61 (4): 678–685.
Howell, D. C. (2002): Statistical methods for psychology. Pacific Grove, Cal. (Duxbury Thomson Learning).
Hulley, S. B., S. R. Cummings, W. S. Browner, D. Grady, N. Hearst a. T. B. Newman (2000): Designing clinical research. An epidemiologic approach. Baltimore (Williams & Wilkins).
Hunger, C. u. L. Link (2011): Erleben in sozialen Systemen (EXIS). Rational für die Facetten Zugehörigkeit, Autonomie, Einklang und Zuversicht.

Sektion Medizinische Organisationspsychologie, Institut für Medizinische Psychologie, Universitätsklinikum Heidelberg (Unveröffentlichtes Manuskript).

Hunger, C., A. Bornhäuser, L. Link, J. Schweitzer a. J. Weinhold (2014): Improving experience in personal social systems through family constellation seminars: Results of a randomized controlled trial. *Family Process* 53: 288–306.

Hunger, C., A. Bornhäuser, L. Link, A. Voss, J. Schweitzer a. J. Weinhold (2014): Experience in social systems (EXIS): Development of a new questionnaire. (submitted).

Hunger, C. u. J. Schweitzer (2014): Erleben in sozialen Systemen (EXIS). In: C. J. Kemper, E. Brähler u. M. Zenger (Hrsg.): Psychologische und sozialwissenschaftliche Kurzskalen. Standardisierte Erhebungsinstrumente für Wissenschaft und Praxis. Berlin (Medizinisch Wissenschaftliche Verlagsgesellschaft), S. 76–79.

Hunger, C., J. Weinhold, A. Bornhäuser, L. Link a. J. Schweitzer (2014): Mid- and long-term effects of family constellation seminars in a general population sample: 8- and 12-month follow up. *Family Process (in press)*.

Hutter, C. (Hrsg.) (2009): J. L. Morenos Werk in Schlüsselbegriffen. Wiesbaden (VS Verlag für Sozialwissenschaften).

Ioannidis, J. P. A., S. J. W. Evans, P. C. Gotzsche, R. T. O'Neill, D. G. Altman, K. Schulz et al. (2004): Better reporting of harms in randomized trials: An extension of the CONSORT statement. *Annals of Internal Medicine* 141 (10): 781–788.

Jacobi, F. (2011): Entwicklung und Beurteilung therapeutischer Interventionen. In: H. U. Wittchen u. J. Hoyer (Hrsg.): Klinische Psychologie und Psychotherapie. Berlin (Springer), S. 609–640.

Jacobson, N. S. a. P. Truax (1991): Clinical significance: A statistical approach to defining meaningful change in psychotherapy research. *Journal of Consulting and Clinical Psychology* 59 (1): 12–19.

Jost, R. (2007): Familienaufstellungen im Urteil der Klienten. Eine retrospektive Befragung. *Blickpunkt EFL-Beratung* 4 (18): 56–59.

Judd, C. M., D. A. Kenny a. G. H. McClelland (2001): Estimating and testing mediation and moderation in within-subject designs. *Psychological Methods* 6 (2): 115–134.

Junge, G. (1998): Familienaufstellung nach Bert Hellinger. Eine qualitative Untersuchung anhand einer Nachbefragung von Klienten. Universität Hamburg (Unveröffentlichte Diplomarbeit).

Jurg, W. (2010): Unravelling branding systems. The perceived usefulness of branding constellations. Groningen (Het Noorderlicht).

Kalb, R. (2007): Organisationsaufstellungen – eine Ressource der lernenden Organisation. Heidelberg (Carl-Auer).

Kazis, L. E., J. J. Anderson a. R. F. Meenan (1989): Effect sizes for interpreting changes in health status. *Medical Care* 27 (3): 178–189.

Koch, T. (2013): Veränderungen der Erlebnisqualität in sozialen Systemen nach Aufstellungsseminaren: Ergebnisse der Wartelistenkontrollgruppe mit nachheriger Intervention. Institut für Psychologie, Universität Heidelberg (Unveröffentlichte Qualifikationsarbeit zur Erlangung des Grades Bachelor of Science).

Knierim, J. (2013): Wie wirksam sind Systemaufstellungen? Ergebnisse einer Prä-Post-Studie zu den Wirkungen von Systemaufstellungsseminaren auf die psychische Gesundheit. Institut für Psychologie, Universität Heidelberg (Unveröffentlichte Qualifikationsarbeit zur Erlangung des Grades Master of Science).

Kohlhauser, M. u. F. Assländer (2005): Organisationsaufstellungen evaluiert. Studie zur Wirksamkeit von Systemaufstellungen in Management und Beratung. Heidelberg (Carl-Auer).

König, O. (2004): Familienwelten. Theorie und Praxis von Familienaufstellungen. Stuttgart (Klett-Cotta).

Köth, A. (2007): Zur Wirkungsweise von »Standort-Aufstellungen« als pädagogisch-therapeutische Interventionstechnik. Eine katamnestische Studie aus einer ambulanten Psychotherapiegruppe (Bd. 123). Hamburg (Dr. Kovac).

Krampen, G. (2002): Stundenbogen für die Allgemeine und Differentielle Einzelpsychotherapie (STEP) – Manual. Göttingen (Hogrefe).

Krampen, G. u. P. Hank (2004): Die Vertrauens-Trias: interpersonales Vertrauen, Selbstvertrauen und Zukunftsvertrauen in der psychologischen Theoriebildung und Forschung. *Report Psychologie* 29: 666–677.

Krampen, G. u. B. Wald (2001): Kurzinstrumente für die Prozessevaluation und adaptive Indikation in der Allgemeinen und Differentiellen Psychotherapie und Beratung: Stundenbogen für die Einzel-Psychotherapie und -Beratung (STEP). *Diagnostica* 47 (1): 43–50.

Kreft, I. a. J. de Leeuw (1998): Introducing multilevel modeling. Thousand Oaks, Cal. (Sage).

Kriz, J. (2000): Perspektiven zur »Wissenschaftlichkeit« von Psychotherapie. In: M. Hermer (Hrsg.): Psychotherapeutische Perspektiven am Beginn des 21. Jahrhunderts. Tübingen (DGVT), S. 43–66.

Krüger, M. u. P. O. Schmidt-Michel (2003): Familienaufstellungen in der Psychiatrischen Tagesklinik. *Krankenhauspsychiatrie* 14 (3): 90–94.

Kumbruck, C., H. Gnosa u. W. Nickel (2005): Organisationsaufstellung – eine Methode der Explizierung von verborgenem Wissen. *Journal für Psychologie* 13 (4): 403–419.

Laireiter, A.-R. u. J. Mitterhuemer (2011): Die Beurteilung von Familienaufstellungen – Eine Konsumenten-Studie. *Psychologie in Österreich* 31 (2–3): 136–147.

Lambert, M. J. (2013): The efficacy and effectiveness of psychotherapy. In: M. J. Lambert (ed.), Bergin and Garfield's handbook of psychotherapy and behavior change, 6th ed. Hoboken, N. J. (Wiley), pp. 169–218.

Lambert, M. J. a. D. E. Barley (2002): Research summary on the therapeutic relationship and psychotherapy outcome. In: J. C. Norcross (ed.), Psychotherapy relationships that work. Oxford (Oxford University Press), pp. 17–32.

Lambert, M. J., W. Hannöver, K. Nisslmüller, M. Richard u. H. Kordy (2002): Fragebogen zum Ergebnis von Psychotherapie. Zur Reliabilität und Validität der deutschen Übersetzung des Outcome Questionnaire 45.2 (OQ-45.2). *Zeitschrift für Klinische Psychologie und Psychotherapie: Forschung und Praxis* 31 (1): 40–46.

Lambert, M. J., J. J. Morton, D. Hatfield, S. C. Harmon, S. Hamilton, R. C. Reid et al. (2004): Administration and scoring manual for the OQ-45.2 (Outcome Questionnaire) [Manual]. Salt Lake City (American Professional Credentialing Services).

Lambert, M. J. a. B. M. Ogles (2004): The efficacy and effectiveness of Psychotherapy. In: M. J. Lambert (ed.), Bergin and Garfield's handbook of psychotherapy and behavior change. New York (Wiley), S. 139–193.

Landis, J. R. a. G. G. Koch (1977): The measurement of observer agreement for categorical data. *Biometrics* 33: 159–174.

Langlotz, E. R. (2005): Zur Effizienz des Familienstellens. *Praxis der Systemaufstellung* (1): 91–97.

Langlotz, E. R. (2006): Effizienzforschung »prozessorientiertes« Familienstellen – Neue Ergebnisse mit dem SCL-90-R. Online verfügbar unter: http://www.e-r-langlotz.de/systemische_familientherapie/public_effizienzforschung.php [12.03.2012].

Lehmann, K. (2006): Umgang mit komplexen Situationen. Perspektivenerweiterung durch Organisationsaufstellungen. Eine empirische Studie. Heidelberg (Carl-Auer).

Leykin, Y. a. R. J. DeRubeis (2009): Allegiance in psychotherapy outcome research: Separating association from bias. *Clinical Psychology-Science and Practice* 16 (1): 54–65.

Liang, M. H., A. H. Fossel a. M. G. Larson (1990): Comparisons of five health status instruments for orthopedic evaluation. *Medical Care* 28 (7): 632–642.

Lipsey, M. W. a. D. B. Wilson (1993): The efficacy of psychological, educational, and behavioral treatment: Confirmation from meta-analysis. *American Psychologist* 48 (12): 1181–1209.

Loewenthal, D. (2012): On becoming a psychotherapist: Technologies (manualisation and e-learning) versus communities of practice. *European Journal of Psychotherapy & Counselling* 14 (4): 313–316.

Loth, W. u. A. von Schlippe (2004): Die therapeutische Beziehung aus systemischer Sicht. *Psychotherapie im Dialog* 5 (4): 341–347.

Lutz, W. u. J. Böhnke (2008): Der »Fragebogen zur Evaluation von Psychotherapieverläufen« (FEP-2): Validierung und Manual. *Trierer Psychologische Berichte* 35 (3): 1–19.

Lutz, W., E. Schürch, N. Stulz, J. Böhnke, H. Schöttke, J. Rogner et al. (2009): Entwicklung und psychometrische Kennwerte des Fragebogens zur Evaluation von Psychotherapieverläufen (FEP). *Diagnostica* 55 (2): 106–116.

Madelung, E. (1996): Kurztherapien. Neue Wege zur Lebensgestaltung. München (Kösel).

Madelung, E. (1997): Beitrag zu Diskussion über Bert Hellinger. *Hypnose und Kognition* 14 (1): 107–112.

Madelung, E. (1998): Die Stellung der systembezogenen Psychotherapie Bert Hellingers im Spektrum der Kurztherapien. In: G. Weber (Hrsg.): Praxis des Familienstellens. Beiträge zu Systemischen Lösungen nach Bert Hellinger. Heidelberg (Carl-Auer), S. 40–50.

Madelung, E. u. B. Innecken (2010): Im Bilde sein. Vom kreativen Umgang mit Aufstellungen in Einzeltherapie, Beratung, Gruppen und Selbsthilfe. Heidelberg (Carl-Auer).

Mahr, A. (1998): Die Weisheit kommt nicht zu den Faulen. Vom Geführtwerden und von der Technik in Familienaufstellungen. In: G. Weber (Hrsg.): Praxis des Familien-Stellens. Beiträge zu Systemischen Lösungen nach Bert Hellinger. Heidelberg (Carl-Auer), S. 30–39.

Mahr, A. u. H. Brömer (2008): Aufstellungen in der Suchtrehabilitation – Erfahrungen und Ergebnisse. *Praxis der Systemaufstellung* (2): 66–74.

Malessa, M. (2007): Familien-Stellen nach Bert Hellinger. Verstrickungen und Lösung bei sexuellem Mißbrauch. Saarbrücken (Dr. Müller).

Maric, B. (2007): Welche Wirkungen haben Aufstellungen? Supervisionsaufstellungen aus Sicht der Aufstellenden. Katholische Stiftungsfachhochschule München (Unveröffentlichte Diplomarbeit).

Martin, D. J., J. P. Garske a. M. K. Davis (2000): Relation of the therapeutic alliance with outcome and other variables: A meta-analytic review. *Journal of Consulting and Clinical Psychology* 68 (3): 438–450.

Mason Boring, F. (2009): Botschaften aus dem indigenen Feld: Rituelle Elemente und Zeremonien in Systemaufstellungen. Heidelberg (Carl-Auer).

Minami, T., D. R. Davies, S. C. Tierney, J. E. Bettmann, S. M. McAward, L. A. Averill et al. (2009): Preliminary evidence on the effectiveness of psychological treatments delivered at a university counseling center. *Journal of Counseling Psychology* 56 (2): 309–320.

Mraz, R. (2006): Nachgeprüft. Ergebnisse einer 10-Jahres-Katamnese aus über 850 Aufstellungen. *Praxis der Systemaufstellung* (2): 94–101.

Mücke, K. (1998): Systemische Beratung und Psychotherapie. Ein pragmatischer Ansatz. Berlin (Mücke, Ökosysteme-Verlag).

Ochs, M. u. J. Schweitzer (Hrsg.) (2012): Handbuch Forschung für Systemiker. Göttingen (Vandenhoeck & Ruprecht).

Pacher, B. (2006): Organisationsaufstellungen im Rahmen von Veränderungsprozessen. In: P. Heimerl, K. Brunnmayr-Grüneis, K. Huber u. B. Pacher (Hrsg.): Expedition statt Organisation. Organisationszukunft ermöglichen mittels Lernräumen, Organisationsaufstellungen und Großgruppenveranstaltungen. Bern (Haupt), S. 122–247.

Pedhazur, E. J. a. L. Pedhazur Schmelkin (1991): Measurement, design, and analysis: An integrated approach. Hillsdale (Erlbaum).

Perepletchikova, F. (2011): On the topic of treatment integrity. *Clinical Psychology-Science and Practice* 18 (2): 148–153.

Pinsof, W. M. a. D. R. Catherall (1986): The integrative Psychotherapy alliance: Family, couple and individual therapy scales. *Journal of Marital and Family Therapy* 12: 137–151.

Quinn, W. H., D. Dotson a. K. Jordan (1997): Dimensions of therapeutic alliance and their associations with outcome in family therapy. *Psychotherapy Research* 7: 429–438.

Raich, K. (2009): Nachhaltigkeitsfördernde Faktoren bei systemischen Aufstellungsverfahren. Online verfügbar unter: http://www.karin-raich.at/tl_files/PDFs/Diss_Karin_Raich.pdf [12.02.2012].

Reese, R. J., M. D. Toland a. N. B. Hopkins (2011): Replicating and extending the good-enough level model of change: Considering session frequency. *Psychotherapy Research* 21 (5): 608–619.

Reinhard, A. (2012): Systematische Übersichtsarbeit über die Wirksamkeit von Systemaufstellungen. Institut für Psychologie, Universität Heidelberg (Unveröffentlichte Qualifikationsarbeit zur Erlangung des Grades Master of Science).

Ressing, M., M. Blettner u. S. J. Klug (2009): Systematische Übersichtsarbeiten und Metaanalysen. *Deutsches Ärzteblatt* 100 (27): 456–463.

Richter, M., G. Schmid-Ott u. F. A. Muthny (2011): Ziele, Zielerreichung und Patientenzufriedenheit in der psychosomatischen Rehabilitation. *Zeitschrift für Psychosomatische Medizin und Psychotherapie* 57 (1): 91–99.

Rieger, D. u. L. Stückemann (1999): »Finden, was wirkt« (Hellinger 1993). Eine explorative Untersuchung zur Wirkungsweise der systemischen Familienaufstellung nach Bert Hellinger. Universität Freiburg (Unveröffentlichte Diplomarbeit).

Rifkin, A. (2007): Randomized controlled trials and psychotherapy research. *American Journal of Psychiatry* 164 (1): 7–8.

Rogers, D. E. (2010): The role of place in personal and systemic transformation. Online verfügbar unter: http://www.powersofplace.com/pdfs/RoleofPlace.pdf [12.10.2013].

Rudick, R. A. (2012): MS clinical trials: What can subgroup analyses teach us? *Lancet Neurology* 11 (5): 386–388.

Ruppert, F. (2002): Das Aufstellen von Arbeitsbeziehungen in Wirtschaftsunternehmen – Erfahrungen und Ergebnisse empirischer Untersuchungen. In: G. Weber (Hrsg.): Praxis der Organisationsaufstellungen. Grundlagen, Prinzipien, Anwendungsbereiche. Heidelberg (Carl-Auer), S. 279–304.

Ruppert, F. (2007): Wie zuverlässig sind Aufstellungen? *Praxis der Systemaufstellung* (2): 76–92.

Rutan, S. J. a. J. W. Smith (1985): Building therapeutic relationships with couples. *Psychotherapy* 22: 194–200.

Sackett, D. L., W. M. Rosenberg, J. A. Gray, R. B. Haynes a. W. S. Richardson (1996): Evidence based medicine. What it is and what it isn't. *British Medical Journal* 312 (7023): 71–72.

Satir, V., J. Banmen, J. Gerber u. M. Gomori (1995): Das Satir-Modell. Familientherapie und ihre Erweiterung. Paderborn (Junfermann).

Sax, W., J. Weinhold a. J. Schweitzer (2010): Ritual healing east and west: A comparison of ritual healing in the Garwhal Himalayas and »Family constellation« in Germany. *Journal of Ritual Studies* 24 (1): 61–77.

Schaarschmidt, U. a. A. Fischer (1997): AVEM – a diagnostic measure for the differentiation of types of health-relevant work-related behavior and experience. *Zeitschrift für Differentielle und Diagnostische Psychologie* 18 (3): 151–163.

Schlippe, A. von u. J. Schweitzer (2007): Lehrbuch der systemischen Therapie und Beratung, 10. Aufl. Göttingen (Vandenhoek & Ruprecht).

Schlippe, A. von u. J. Schweitzer (2012): Lehrbuch der systemischen Therapie und Beratung I: Das Grundlagenwissen. Göttingen (Vandenhoek & Ruprecht).

Schlötter, P. (2005): Vertraute Sprache und ihre Entdeckung: Systemaufstellungen sind kein Zufallsprodukt – der empirische Nachweis, 2. Aufl. Heidelberg (Carl-Auer).

Schmacke, N. (2006): Evidenzbasierte Medizin und Psychotherapie. Die Frage nach den angemessenen Erkenntnismethoden. *Psychotherapie Psychosomatik Medizinische Psychologie* 56 (5): 202–209.

Schneider, J. R. (2006): Das Familienaufstellen – Grundlagen und Vorgehensweisen. Heidelberg (Carl-Auer).

Schoettke, H., A. Sembill, J. Eversmann, M. Waldorf u. J. Lange (2011): Therapieziele in der ambulanten kognitiv-verhaltenstherapeutischen oder psychodynamischen Psychotherapie – notwendig oder irrelevant? *Zeitschrift für Klinische Psychologie und Psychotherapie* 40 (4): 257–266.

Schuck, P. (2000): Designs und Kennziffern zur Ermittlung der Änderungssensitivität von Fragebogen in der gesundheitsbezogenen Lebensqualitätsforschung. *Zeitschrift für Medizinische Psychologie* 9 (3): 125–130.

Schulz, K. F. u. D. A. Grimes (2007): Reihe Epidemiologie 6: Generierung von Randomisierungslisten in randomisierten Studien: Zufall, nicht Auswahl. *Zeitschrift für ärztliche Fortbildung und Qualität im Gesundheitswesen* 101: 419–426.

Schumacher, T. (2000): Systemische Beziehungsmuster in Familien und Organisationen. Ergebnisse einer Pilotstudie. Bonn (Rheintal).

Schweitzer, J., A. Bornhäuser, C. Hunger u. J. Weinhold (2012): Wie wirksam sind Systemaufstellungen? Bericht über ein laufendes Forschungsprojekt. *Praxis der Systemaufstellung* (1): 66–69.
Schweitzer, J. u. Weber, G. (1982): Beziehung als Metapher: Die Familienskulptur als diagnostische, therapeutische und Ausbildungstechnik. *Familiendynamik* 7 (2): 113–128.
Sethi, Y. (2009): Does the process of family constellations improve relationships and wellbeing? Online verfügbar unter: http://www.familyconstellations.com.au/research_Dec_2010_doc.pdf [12.03.2012].
SG (2004): Systemische Gesellschaft: Potsdamer Erklärung zur Systemischen Aufstellungsarbeit. Online verfügbar unter: http://systemische-gesellschaft.de/wp-content/uploads/2014/01/potsdamer_erklaerg_aufstellarbeit.pdf [10.02.2014].
Shadish, W. R., L. M. Montgomery, P. Wilson, M. R. Wilson, I. Bright a. T. Okwumabua (1993): Effects of family and marital psychotherapies: A meta-analysis. *Journal of Consulting and Clinical Psychology* 61: 992–1002.
Sheldrake, R. (2001): Das morphische Feld sozialer Systeme. In: G. Weber (Hrsg.): Derselbe Wind lässt viele Drachen steigen. Systemische Lösungen im Einklang. Heidelberg (Carl-Auer), S. 29–42.
Simon, F. B., U. Clement u. H. Stierlin (1999): Die Sprache der Familientherapie: ein Vokabular; kritischer Überblick und Integration systemtherapeutischer Begriffe, Konzepte und Methoden, 5. Aufl. Stuttgart (Klett-Cotta).
Simon, F. B. u. A. Retzer (1995): Das Hellinger-Phänomen. *Psychologie Heute* 22 (6): 28–31.
Snell, M. N., B. Mallinckrodt, R. D. Hill a. M. J. Lambert (2001): Predicting counseling center clients' response to counseling: A 1-year follow-up. *Journal of Counseling Psychology* 48 (4): 463–473.
Sparrer, I. (2006): Systemische Strukturaufstellungen. Theorie und Praxis. Heidelberg (Carl-Auer).
Sparrer, I. u. M. Varga von Kibéd (2008): Die systemischen Grundsätze als Basis für eine Systemische Strukturaufstellung. In: R. Daimler (Hrsg.): Basics der Systemischen Strukturaufstellungen. Eine Anleitung für Einsteiger und Fortgeschrittene. München (Kösel), S. 39–62.
Sparrer, I. u. M. Varga von Kibéd (2010): Klare Sicht im Blindflug. Schriften zur Systemischen Strukturaufstellung. Heidelberg (Carl-Auer).
Stierlin, H. (1971): Das Tun des Einen ist das Tun des Anderen. Berlin (Suhrkamp).
Stratford, P. W., J. M. Binkley a. D. L. Riddle (1996): Health status measures: Strategies and analytic methods for assessing change scores. *Physical Therapy* 76: 1109–1123.
von Sydow, K. (2007): Psychotherapie (mit Familien, Paaren und Einzelnen). In: C. Reimer, J. Eckert, M. Hautzinger u. E. Wilke (Hrsg.): Psycho-

therapie. Ein Lehrbuch für Ärzte und Psychologen. Berlin (Springer), S. 289–315.
von Sydow, K., S. Beher, R. Retzlaff u. J. Schweitzer (2007): Die Wirksamkeit der Systemischen Therapie/Familientherapie. Göttingen (Hogrefe).
Thomas, G. K. (2010): Therapy in the new millenium: New sciences and their application to therapy. Effectiveness of systemic family constellations. Online verfügbar unter: http://www.constellationwisdomgroup.com/articles/research_2010.pdf [14.03.2012].
Timmer, A. u. B. Richter (2008a): Systematische Übersichtsarbeiten zu Fragen der Therapie und Prävention. Eine Einführung in Frage und Antwort. Teil 1 – Was ist eine systematische Übersichtsarbeit? *Arzneimitteltherapie* 26 (4): 137–139.
Timmer, A. u. B. Richter (2008b): Systematische Übersichtsarbeiten zu Fragen der Therapie und Prävention. Eine Einführung in Frage und Antwort. Teil 2 – Was macht eine gute Übersichtsarbeit aus? *Arzneimitteltherapie* 26 (7): 252–255.
Trachsel, M., S. Itten, B. Stauffer, M. Grosse Holtforth u. D. Hofer (2008): Erreichung störungsübergreifender Therapieziele in einer störungsspezifischen ambulanten Gruppenpsychotherapie phobischer Patienten. *Psychotherapie Psychosomatik Medizinische Psychologie* 58 (9–10): 359–365.
Tschuschke, V. (2005): Die Psychotherapie in Zeiten evidenzbasierter Medizin. Fehlentwicklungen und Korrekturvorschläge. *Psychotherapeutenjournal* 2: 2005.
Ulsamer, B. (1999): Ohne Wurzeln keine Flügel. Die systemische Therapie von Bert Hellinger. München (Goldmann).
Varga von Kibéd, M. (2008): Repräsentierende Wahrnehmung. In: R. Daimler (Hrsg.): Basics der Systemischen Strukturaufstellungen. Eine Anleitung für Einsteiger und Fortgeschrittene. München (Kösel), S. 27–33.
Varga von Kibéd, M. u. I. Sparrer (2005): Ganz im Gegenteil. Tetralemmaarbeit und andere Grundformen systemischer Strukturaufstellungen – für Querdenker und solche, die es werden wollen, 5. Aufl. Heidelberg (Carl-Auer).
Vermeersch, D. A., J. L. Whipple, M. J. Lambert, E. J. Hawkins, C. M. Burchfield a. J. C. Okiishi (2004): Outcome Questionnaire: Is it sensitive to changes in counseling center clients? *Journal of Counseling Psychology* 51 (1): 38–49.
WBP (2010): Methodenpapier des Wissenschaftlichen Beirats Psychotherapie nach § 11 PsychThG. Version 2.8. Online verfügbar unter: http://wbpsychotherapie.de/downloads/Methodenpapier28.pdf [12.04.2012].
Weber, G. (Hrsg.) (1993): Zweierlei Glück. Die systemische Psychotherapie Bert Hellingers. Heidelberg (Carl-Auer).
Weber, G. (Hrsg.) (2002): Praxis der Organisationsaufstellungen. Grundlagen, Prinzipien, Anwendungsbereiche. Heidelberg (Carl-Auer).

Weber, G., G. Schmidt u. F. B. Simon (2005): Aufstellungsarbeit revisited … nach Hellinger? Mit einem Metakommentar von Matthias Varga von Kibéd. Heidelberg (Carl-Auer).

Weinhold, J. (2013): Zusammenfassung der Ergebnisse der »Heidelberger Studie«. *Praxis der Systemaufstellung* (1): 87–88.

Weinhold, J. (2014): Family constellation therapy: body memory and the sense of space. In: A. Michaels a. C. Wulf (eds.): Exploring the senses: South asian and european perspectives on rituals and performativity. London/New Delhi (Routledge), pp 265–279.

Weinhold, J., C. Hunger, A. Bornhäuser, L. Link, J. Rochon, B. Wild et al. (2013): Family constellation seminars improve psychological functioning in a general population sample: Results of a randomized controlled trial. *Journal of Counseling Psychology* 60 (4): 601–609.

Weinhold, J., C. Hunger, A. Bornhäuser u. J. Schweitzer (2013): Wirksamkeit von Systemaufstellungen: explorative Ergebnisse der Heidelberger RCT-Studie. *Familiendynamik* 38 (1): 42–51.

Weinhold, J. a. J. Schweitzer (2012): Induction and control of emotions within family constellation workshops. In: A. Michaels a. C. Wulf (eds.): Emotions in rituals and performance. London/New Delhi (Routledge), pp. 320–329.

Wesseler, M., A. Fink-Keßler, H. Boland, T. Michaelis u. I. Göbel (2003): Systemaufstellungen als innovatives Beratungsinstrument im ökologischen Landbau. Online verfügbar unter: http://orgprints.org/1936/1/1936-02OE602-ISOS-2003-systemaufstellung.pdf [14.04.2012].

Wilmers, F., T. Munder, R. Leonhart, T. Herzog, R. Plassmann, J. Barth et al. (2008): Die deutschsprachige Version des Working Alliance Inventory – short revised (WAI-SR). Ein schulenübergreifendes, ökonomisches und empirisch validiertes Instrument zur Erfassung der therapeutischen Allianz. *Klinische Diagnostik und Evaluation* 1 (3): 343–358.

Windeler, J. (2007): Bias, Confounding, Chance. In: R. Kunz, G. Ollenschläger, H. Raspe, G. Jonitz u. N. Donner-Banzhoff (Hrsg.): Lehrbuch Evidenzbasierte Medizin in Klinik und Praxis. Köln (Deutscher Ärzte Verlag), S. 483–490.

Wirtz, M. u. F. Caspar (2002): Beurteilerübereinstimmung und Beurteilerreliabilität: Methoden zur Bestimmung und Verbesserung der Zuverlässigkeit von Einschätzungen mittels Kategoriensystemen und Ratingskalen. Göttingen (Hogrefe).

Zurhorst, G. (2003): Eminenz-basierte, evidenz-basierte oder ökologisch-basierte Psychotherapie? *Psychotherapeutenjournal* 2 (2): 97–104.

Verzeichnis der Tabellen

Verzeichnis der Abbildungen

Über die Beitragsautoren

Julia Knierim, M. Sc. Psych., Psychologische Psychotherapeutin i. A., studierte Psychologie in Heidelberg, schrieb ihre Masterarbeit über die Wirksamkeit von Systemaufstellungen und unterstützte das Projekt als wissenschaftliche Hilfskraft.

Theresa Koch, B. Sc., Systemische Therapeutin (i. A., MAGST), studiert Psychologie an der Universität Heidelberg. Sie schrieb ihre Bachelorarbeit u. a. über die therapeutische Beziehung bei Familienaufstellungen. Momentan arbeitet sie in einem Forschungsprojekt zum Vergleich von systemischer Therapie mit kognitiver Verhaltenstherapie bei sozialen Angststörungen mit.

Leoni Link, Dipl.-Psych., Psychologische Psychotherapeutin i. A., Systemische Therapeutin i. A., tätig in einer ambulanten Praxis für Kinder- und Jugendpsychiatrie im Rhein-Sieg-Kreis.

Andreas Reinhard, M. Sc. Psych., Systemischer Therapeut i. A., derzeit tätig als Psychologe beim ambulanten psychiatrischen Krisendienst NiG-Pinel gGmbH, Berlin.

Julia Thom, Dipl.-Psych., Stipendiatin des Evangelischen Studienwerkes, Psychologische Psychotherapeutin i. A., Studentin des Masterstudienganges Psychotherapie (M. Sc.) an der Psychologischen Hochschule Berlin.

Julia-Elisabeth Wolff, M. Sc. Psych., schrieb ihre Bachelorarbeit über Zielsetzungen und Zielerreichung der TeilnehmerInnen von Systemaufstellungen und unterstützte das Projekt als wissenschaftliche Hilfskraft.

Jelena Zwingmann, Dipl.-Psych., Psychologische Psychotherapeutin in Weiterbildung; mehrjährige wissenschaftliche Tätigkeit in der Psychoonkologie und der Medizinischen Psychologie am Zentrum für Psychosoziale Medizin

Über die Autoren

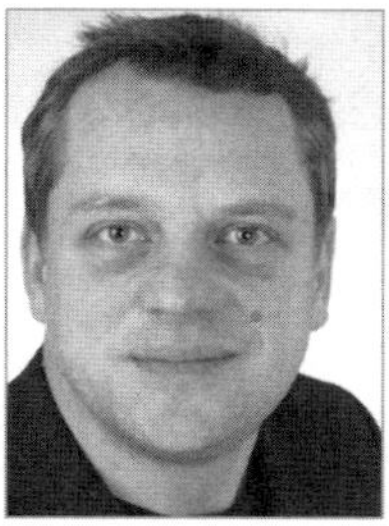

Jan Weinhold, Dr., Diplom-Psychologe; 2002 bis 2013 wissenschaftlicher Mitarbeiter am Institut für Medizinische Psychologie und im Sonderforschungsbereich 619 »Ritualdynamik«, Universität Heidelberg.

Arbeitsgebiete: systemische Therapie/Beratung und Organisationsberatung. Forschungsschwerpunkte: Psychotherapie- und Beratungsforschung, Organisationsforschung, Gesundheitspsychologie/Suchtprävention, Ritual Studies.

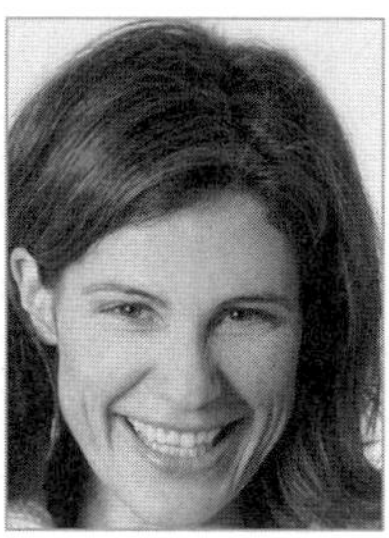

Annette Bornhäuser, Dr., Dipl.-Psych., Gesundheitswissenschaftlerin; Weiterbildung in Aufstellungsarbeit. 2009–2013 wissenschaftliche Mitarbeiterin am Institut für Medizinische Psychologie des Universitätsklinikums Heidelberg; freiberuflich als Trainerin tätig. Schwerpunkte: Tabakprävention, Burn-out-Prävention, Gelassenheitstraining.

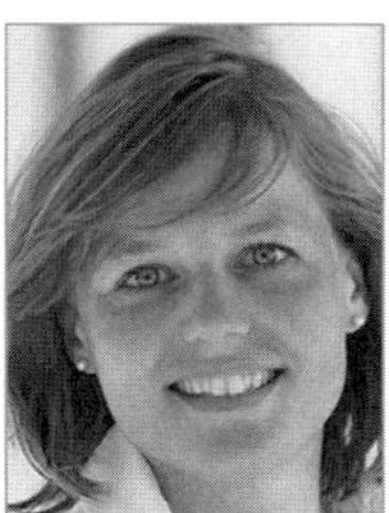

Christina Hunger, Dr., Dipl.-Psych., Psychologische Psychotherapeutin i. A., Systemische Beraterin/Therapeutin; Wissenschaftliche Mitarbeiterin am Institut für Medizinische Psychologie am Universitätsklinikum Heidelberg; Arbeitsschwerpunkte: Wirksamkeitsforschung, interkulturelle Psychologie.

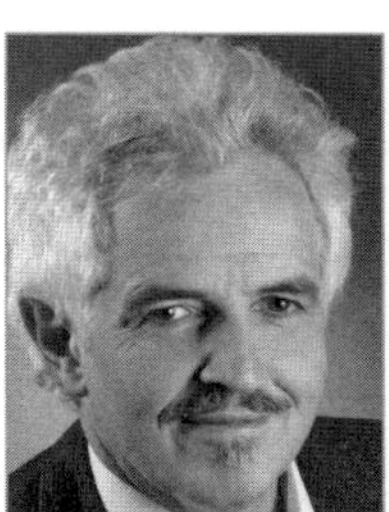

Jochen Schweitzer, Prof. Dr. rer. soc., Dipl.-Psych.; Professor für Medizinische Psychologie und Psychotherapie an der Universität Heidelberg; Psychologischer Psychotherapeut, Kinder- und Jugendlichenpsychotherapeut. Schwerpunkte: kreative Therapiemethoden, Dialog mit anderen Therapieschulen, Familientherapie in Jugendhilfe, Psychiatrie und Psychosomatik, Organisationsentwicklung im Gesundheits-, Sozial- und Bildungswesen.